药物学基础与临床应用

主编 李敏 陈芳 门闯 姚家春 张国联 韩晶晶

YAOWUXUE JICHU
YU LINCHUANG YINGYONG

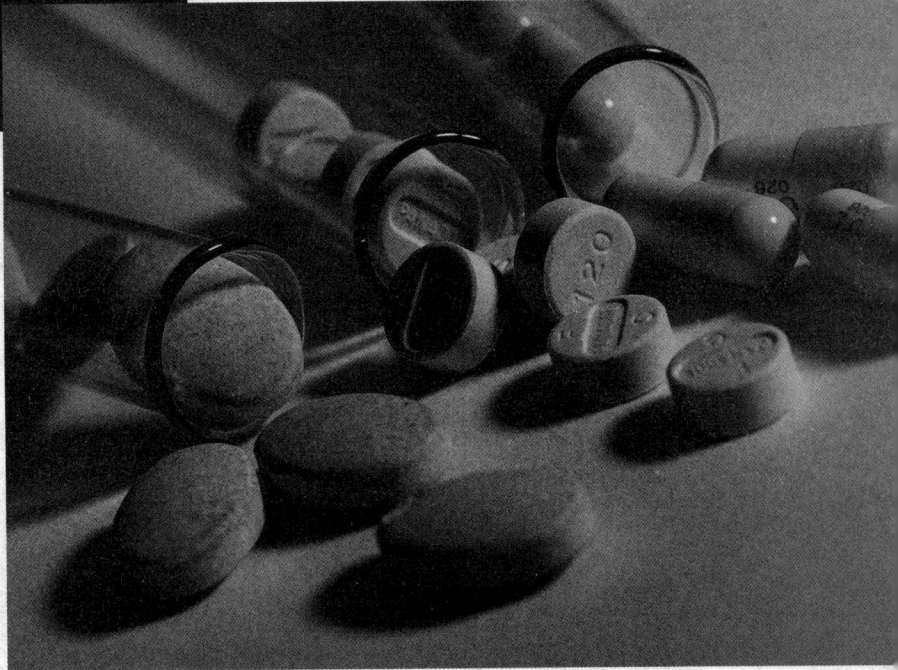

黑龙江科学技术出版社

图书在版编目（CIP）数据

药物学基础与临床应用 / 李敏等主编. -- 哈尔滨：
黑龙江科学技术出版社, 2018.2
ISBN 978-7-5388-9755-5

Ⅰ.①药… Ⅱ.①李… Ⅲ.①药物学 Ⅳ.①R9

中国版本图书馆CIP数据核字(2018)第115017号

药物学基础与临床应用
YAOWUXUE JICHU YU LINCHUANG YINGYONG

主　　编	李　敏	陈　芳	门　闯	姚家春	张国联	韩晶晶
副 主 编	詹凌青	贾亚泉	刘丽芳	王永杰		
	薛　强	李云霞	艾现印	郑　英		

责任编辑　李欣育
装帧设计　雅卓图书
出　　版　黑龙江科学技术出版社
　　　　　地址：哈尔滨市南岗区公安街70-2号　邮编：150001
　　　　　电话：（0451）53642106　传真：（0451）53642143
　　　　　网址：www.lkcbs.cn www.lkpub.cn
发　　行　全国新华书店
印　　刷　济南大地图文快印有限公司
开　　本　880 mm×1 230 mm　1/16
印　　张　11
字　　数　347千字
版　　次　2018年2月第1版
印　　次　2018年2月第1次印刷
书　　号　ISBN 978-7-5388-9755-5
定　　价　88.00元

前 言

  随着药物研发在安全应用、提交疗效、方便使用等方面的不断创新，越来越多的药物被广泛应用于临床，为临床医师、药师和患者提供了越来越多的选择，如何安全合理地应用药物，已经成为备受关注的焦点。目前，实施全程化药学服务已成为临床药学发展的必然趋势，我们参考了大量国内外相关最新文献，并结合临床用药现状和实践经验，倾力合著此书，以期与广大同仁与时俱进共同进步。

  本书首先简要介绍了药物学的基础理论知识，然后重点讲解了应用于各个科室的临床药品名称、药理作用、适应证、用法用量、不良反应、禁忌、注意事项、规格等内容，对中药的调剂、性能及医疗机构的药事管理也进行了相关介绍。全书内容紧扣临床，资料新颖，科学实用，适合各级药学专业同仁、临床医生阅读参考。

  由于编写内容较多、时间紧促，尽管在编写的过程中我们反复校对、多次审核，但书中难免有不足和疏漏之处，望各位读者不吝赐教，提出宝贵意见和建议，以便再版时修订，谢谢。

编 者
2018 年 2 月

目　录

第一章

引 论

第一节　药物学总论

药物学是一门综合性学科。它包含药学许多方面的内容，并且与一些专门学科如药物治疗学、药理学、药剂学、药物化学等在内容上有一定程度的交叉，因此它涉足的领域具有相当的广度，但深度往往不如各有关专门学科。尽管如此，药物学仍是一门实用性很强的学科，也在与时俱进和不断提高。虽然现在各级医药院校一般都没有开设药物学课程，但药物学类的书籍却大量出版，而且历久不衰，这表明作为信息，药物学仍具有强大的生命力，它拥有广大的医药专业读者，在获取基本医药知识、提高医疗和用药水平上发挥着不容忽视的作用。其所以能如此，是由于它的内容实用性强，能指导医疗、药学等方面的实际工作，满足广大医药人员学习、参考的需要。

一、我国药物学史

药物学是一门古老的学科，在西方是如此，在我国也是如此。我华夏之邦素称文明古国，向来以历史悠久、文化发达著称于世。我国医药起源很早，古代典籍有"伏羲氏尝味百草""神农尝百草"之说，虽然伏羲、神农是否实有其人尚待确定，但肯定有人将前人的发现、经验进行归纳、总结和提高。这也表明我国早在原始社会，人们通过长期的生产、生活实践，已逐渐认识了某些植物、动物、矿物药的治疗作用。

根据现有史料，远在公元前11世纪以前的夏代和商代，我国就已有了酒和汤液的发明。周代的《诗经》《山海》等著作中已收载许多种药物。长沙马王堆三号汉墓出土帛书《五十二病方》（据考证是公元前3世纪的写本）记载的药物达242种。秦汉之际，新的药物品种更不断增加。西汉初年已有药物著作在民间流传。汉平帝元始五年（公元5年）曾征集天下通晓方术本草者来京师，"本草"已成为药物学的通称。《神农本草经》成书于公元1~2世纪，它总结了东汉以前的药物知识，是我国现存最早的药物学专书，收载药物365种。以后许多朝代都曾编修过本草。南北朝时陶弘景将《神农本草经》加以整理补充，汇编成《本草经集注》，药物由365种增加到730种，这是《神农本草经》以后药物学的又一次整理提高。显庆二年（公元657年）唐政府组织长孙无忌、苏敬等20余人编撰本草，并向各地征集药物标本，绘制成图，于显庆四年编成，收载药物850种，取名《新修本草》。这是我国第一部由国家颁行的药物学权威著作，有人认为它是世界上最早的一部国家药典。宋代官方与私人均从事本草的编修。宋初，政府曾组织编修《开宝本草》《嘉祐本草》和《图经本草》，并颁行全国。四川名医唐慎微独力编成《经史证类备急本草》（简称《证类本草》），收载药物达1 558种，附单方验方3 000余首，为保存我国古代本草史料做出了贡献。明代李时珍所编《本草纲目》，集历代本草之大成，收载药物1 892种，附方11 000余首，共有插图1 160幅，内容非常丰富。1596年出版以后，不仅在国内广为流传，而且还陆续译成德、日、英、法文等文字，传播海外，成为国际上研究药学和生物学的宝贵参考资料。清代赵学敏编著《本草纲目拾遗》，收《本草纲目》未收载之药700余种，同时还博采国外及民间医药资料，内容很有参考价值。

鸦片战争（1840年）以后，我国海禁大开，西方医药大量传入，从而于传统医药之外逐渐形成另一西方医药体系。反映在药物学著作方面，既有传统本草著述（如吴其浚的《植物名实图考》、屠道和的《本草汇纂》）和中西结合的生药学（如赵黄等的《现代本草－生药学》）的编撰，又有单纯介绍西方药物的著译作品，如傅约翰（亦译为傅兰雅）的《西药大成》及洪士提反的译作《万国药方》等。

以后，药物学著作的编撰出版逐渐增多，至新中国成立以前，陆续出版的有戴虹溥的《新体实用药物学》、梁心的《新纂药物学》、吴建瀛的《实用药物学》、顾学裘的《现代药物学》等，对普及西方药物知识起了有益作用。新中国成立以后，特别是改革开放之后，药物学书籍更如雨后春笋和百花争艳般地大量呈现。有的内容丰富，各具特色，对我国医药事业的发展起到重要的作用。

二、药物的来源及植物药的成分

（一）药物的来源

来源有二，一是自然界，二是人工制备（包括仿生药）。来自自然界的药物为天然药物，包括中药及一部分西药；来自人工制备的药物为化学药物，包括大部分西药。

天然药物，特别是中药，大都已经过长期的临床使用，其疗效多已肯定，使用安全性较高，因此近年来受到各国医药界的重视。相比之下，化学药物则由于某些品种不良反应较大，有的不良反应还需要较长期使用后才能发现，其潜在的不安全性使人们转而注意天然药物。但习惯上认为中药较为安全的看法也被近来发生的某些"木通"类的肾毒性所改变。

植物性天然药物（植物药）在天然药物（包括中药）中占较大比例，它的化学成分一直受到人们的注意。经过近百年来的研究，其成分现已大体为人们所了解。

（二）较重要的植物药化学成分

1）生物碱（赝碱）：是一类含氮的碱性有机物质，大多数是无色或白色的结晶性粉末或细小结晶，味苦，少数是液体（如槟榔碱）或有颜色（如小檗碱）。在水内多数难溶，比较易溶于有机溶剂如醚、氯仿、醇等（但与酸化合成盐后，就易溶于水，能溶或稍溶于醇，而难溶于醚、氯仿等）。这类成分一般都具有相当强烈的生理作用。重要的生物碱如：吗啡、可待因（含于阿片）、奎宁（含于金鸡纳皮）、咖啡因（含于茶叶、咖啡豆）、阿托品（含于颠茄等）、东莨菪碱（含于洋金花）、士的宁（含于番木鳖）、依来丁（含于吐根）、麻黄碱（含于麻黄）、可卡因（含于古柯叶）、毒扁豆碱（含于毒扁豆）、毛果芸香碱（含于毛果芸香）、麦角新碱、麦角胺（含于麦角）、小檗碱（含于黄连、黄柏、三颗针等）、四氢帕马丁（含于元胡）、粉防己碱（含于粉防己）等。

2）多聚糖：（简称多糖）是由十个以上的单糖基通过苷键连接而成的，一般多聚糖常由几百甚至几千个单糖组成。许多中草药中含有的多糖具有免疫促进作用，如黄芪多糖。从香菇分离出的香菇多糖具有明显的抑制实验动物肿瘤生长的作用。鹿茸多糖则可抗溃疡。

3）苷（配糖体；糖杂体）：是糖或糖的衍生物与另一称为苷元（甙元或配基）的非糖物质，通过糖端的碳原子连接而成的化合物。苷的共性在糖的部分，而苷元部分几乎包罗各种类型的天然成分，故其性质各异。苷大多数是无色无臭的结晶或粉末，味苦或无味；多能溶于水与稀醇，亦能溶于其他溶剂；遇湿气及酶或酸、碱时即能被分解，生成苷元和糖。苷类可根据苷键原子不同而分为氧苷、硫苷、氮苷和碳苷，其中氧苷为最常见。

氧苷以苷元不同，又可分为醇苷、酚苷、氰苷、酯苷、吲哚苷等，现简述如下。

（1）醇苷：如具有适应原样作用的红景天苷和具有解痉止痛作用的獐牙菜苦苷均属醇苷。醇苷苷元中不少属于萜类和甾醇类化合物，其中强心苷和皂苷是重要的类型。含有强心苷的药物有洋地黄、羊角拗、夹竹桃、铃兰等。皂苷是一类比较复杂的苷类化合物，广泛存在于植物界，它大多可以溶于水，振摇后可生成胶体溶液，并具有持久性、似肥皂溶液的泡沫。皂苷是由皂苷元和糖、糖醛酸或其他有机酸所组成。按照皂苷被水解后所生成的苷元的结构，皂苷可分为两大类：甾体皂苷和三萜皂苷。薯蓣科薯蓣属许多植物所含的薯蓣皂苷元属于甾体皂苷；三萜皂苷在自然界的分布也很广泛，种类很多，如桔梗、人参、三七、甘草、远志、柴胡等均含有三萜皂苷。

（2）酚苷：黄酮、蒽醌类化合物通过酚羟基而形成黄酮苷、蒽醌苷。如芦丁、橙皮苷均属黄酮苷，分解后可产生具有药理活性的黄酮；大黄、芦荟、白番泻叶等含有蒽醌苷分解后产生的蒽醌具有导泻作用。

（3）氰苷：氰苷易水解而产生羟腈，后者很不稳定，可迅速分解为醛和氢氰酸。如苦杏仁苷属于芳香族氰苷，分解所释出的少量氢氰酸具有镇咳作用。

（4）酯苷：如土槿皮中的抗真菌成分属酯苷。

（5）吲哚苷：如中药所含的靛苷是一种吲哚苷，其苷元吲哚醇氧化成靛蓝，具有抗病毒作用。

4）黄酮：为广泛存在于植物界中的一类黄色素，大都与糖类结合为苷状结构存在。多具有降血脂、扩张冠脉、止血、镇咳、祛痰、减低血管脆性等作用。银杏、毛冬青、黄芩、陈皮、枳实、紫菀、满山红、紫花杜鹃、小叶枇杷、芫花、槐米、蒲黄等都含有此成分。

5）内酯和香豆素（精）：内酯属含氧的杂环化合物。香豆素系邻羟基桂皮酸的内酯，为内酯中的一大类，单独存在或与糖结合成苷，可有镇咳、祛痰、平喘、抑菌、扩张冠脉、抗辐射等作用，含存于秦皮、矮地茶、补骨脂、蛇床子、白芷、前胡等。其他内酯含存于穿心莲、白头翁、当归、银杏叶等，具有各自的特殊作用。

6）甾醇：常与油脂类共存于种子和花粉粒中，也可能与糖结合成苷。β-谷甾醇（黄柏、黄芩、人参、附子、天门冬、铁包金等含有）、豆甾醇（柴胡、汉防己、人参、款冬、黄柏等含有）、麦角甾醇（麦角、灵芝、猪苓等含有）及胆甾醇（即胆固醇，含于牛黄、蟾酥等）都属本类成分。

7）木脂素：多存在于植物的木部和树脂中，因此而得名。多数为游离状态，也有一些结合成苷。五味子、细辛、红花、连翘、牛蒡子含此成分。

8）萜类：为具有 $(C_5H_8)_n$ 通式的化合物以及其含氧与饱和程度不等的衍生物。中草药的一些挥发油、树脂、苦味素、色素等成分，大多属于萜类或含有萜类成分。

9）挥发油（精油）：挥发油是一类混合物，其中常含数种乃至十数种化合物，主要成分是萜类及其含氧衍生物，具有挥发性，大多是无色或微黄色透明液体，具有特殊的香味，多比水轻，在水内稍溶或不溶，能溶于醇、醚等。其主要用途是调味、祛风、防腐、镇痛、通经、祛痰、镇咳、平喘等。含挥发油的中药很多，如：陈皮、丁香、薄荷、茴香、八角茴香、桂皮、豆蔻、姜、桉叶、细辛、白芷、当归、川芎、芸香草等。

10）树脂：均为混合物，主要的组成成分是二萜和三萜类衍生物，有的还包括木脂素类。多由挥发油经化学变化后生成，不溶于水，能溶于醇及醚。如松香就是一种树脂。树脂溶解于挥发油，即为"油树脂"。油树脂内如含有芳香酸（如苯甲酸、桂皮酸等），则称为"香胶"或"树香"，也称作"香树脂"。

11）树胶：是由树干渗出的一种固胶体，为糖类的衍生物。能溶于水，但不溶于醇，例如阿拉伯胶、西黄芪胶等。

12）鞣质：从音译又名"单宁"。中药中含此成分较多的是五倍子、茶、大黄、石榴皮，其他树皮、叶、果实也常含有。鞣质多具收敛涩味，遇三氯化铁液变黑色，遇蛋白质、胶质、生物碱等能产生沉淀，氧化后变为赤色或褐色。常见的五倍子鞣质亦称鞣酸，用酸水解时，分解出糖与五倍子酸，因此也可看作是苷。临床上用于止血和解毒。

13）有机酸：本成分广泛存在于植物中，未熟的果实内尤多，往往和钙、钾等结合成盐，常见的有枸橼酸、苹果酸、蚁酸、乳酸、琥珀酸、酒石酸、草酸、罂粟酸等。

（李　敏）

第二节　合理使用药物

合理使用药物一直是全世界都关注的问题，因为药物的不合理使用（严格地说不应称为药物滥用）不但是惊人的药物资源的浪费，而且更关键的是引发因药物不良反应而带来的严重危害。

为此，世界卫生组织建议将合理使用药物作为国家药物政策的组成部分之一，并且科学地和较全面地提出合理使用药物的定义："患者能得到适合于他们的临床需要和符合他们个体需要的药品以及正确的用药方法（剂量、给药间隔时间和疗程）；这些药物必须质量可靠，可获得，而且可负担得起，对患者和社会的费用最低"。

因此，合理使用药物不仅需要以药理学的基本为理论指导，为患者选择最佳的药品及其制剂，以及制定和调整适当的治疗方案，还需要按遵守照国家的有关规定（例如国家基本药物目录、国家处方集、标准治疗指南和临床路径等）。

一、选择最佳药物及其制剂

（一）对症治疗、对因治疗及其结合

选择药物时，除了应该针对患者疾病的病理生理学选用药物做对症治疗，或对因治疗，或两者结合起来考虑外（如对于过敏性休克宜采用具有收缩血管作用和舒张支气管作用的肾上腺素抢救，而对由于微循环障碍引起的感染中毒性休克，除解除休克状态外，还应选用相应的抗菌药进行对因治疗），还应该考虑患者所属特殊人群（如老人、妊娠期妇女等）或其机体功能（如肝、肾等）状态。

（二）避免不良反应

选择药物时还应考虑药物的不良反应或禁忌证。例如对哮喘患者应用药物时宜选用对 β 受体有选择作用的异丙肾上腺素，而不宜选用既作用于支气管上的 β 受体又作用于血管上的 α 受体（可使血管收缩）的肾上腺素，尤其是对伴有高血压的哮喘患者更不宜选用，但由于异丙肾上腺素对支气管上的 β_2 受体和心脏上的 β_1 受体无选择性，最好应用对 β_2 受体具有选择作用的沙丁胺醇，这样可以避免心率加快和心悸的不良反应。又如在心律失常患者可选用普萘洛尔，但由于它对 β_1 和及 β_2 受体的拮抗无选择性，如用于伴有哮喘的心律失常患者时，则可因发生支气管痉挛而死亡。

（三）联合用药

应尽量利用有利的药物相互作用，避免有害的药物相互作用。详见下文"药物相互作用"。

（四）制剂

有关各种药物制剂的特点，详见"第三节　药物的制剂和贮存"。

同一药物的不同制剂在给药途径、吸收速度、药物稳定性等方面各有特点，在选用时需根据疾病的情况和需要方面考虑和选择，如在止喘时可选用氨茶碱片剂或注射液、异丙肾上腺素注射液或喷雾剂。

药物的制剂可因其制造工艺不同而影响其生物利用度，片剂的崩解度、溶解度等，也是重要的因素，它们均可影响疗效。

二、制订或调整最佳治疗方案

在选择了最合适的药物之后，就要根据药物代谢动力学的特点以及患者的机体情况制定给药方案，它包括给药剂量、给药途径、给药间隔时间及疗程等；有时还需根据药物代谢动力学参数来制订。在用药过程中需根据患者的情况进行调整。

（一）药物的剂量

药物的剂量是指用药量。剂量不同，机体对药物的反应程度，即药物的效应也不一样。如果剂量过小，就不会产生任何效应。将剂量加大至药物效应开始出现时，这一剂量称为阈剂量或最小有效量。比最小有效量大，并对机体产生明显效应，但不引起毒性反应的剂量，称为有效量或治疗量。引起毒性反应的剂量，称为中毒量。引起毒性反应的最小剂量称为最小中毒量。比中毒量大、能引起死亡的剂量称为致死量。

药物的治疗量或常用量，在国家有关文件中都有明确规定（如药品说明书等）。极量虽比治疗量大，但比最小中毒量要小。因此，极量对于大多数人并不引起毒性反应，但由于个体差异或对药物的敏感性不同，对个别患者也有引起毒性反应的可能。因此，除非在必要情况下，一般不采用极量，更不应该超过极量。

1. 60 岁以上的老人 一般可用成人剂量的 3/4。

2. 小儿用药剂量 比成人小，一般可根据年龄按成人剂量折算；对毒性较大的药物，应按体重计算，有的按体表面积计算。

1）根据年龄折算：见表 1-1。

表 1-1 小儿剂量及体重的计算

年龄	按年龄折算剂量（折合成人剂量）	按年龄推算体重/kg
新生儿	1/10 ~ 1/8	2 ~ 4
6 个月	1/8 ~ 1/6	4 ~ 7
1 岁	1/6 ~ 1/4	7 ~ 10
4 岁	1/3	1 周岁以上体重可按下式计算：实足年龄×2＋8＝体重（kg）
8 岁	1/2	
12 岁	2/3	

2）小儿剂量还可按年龄用下列公式求得

1 岁以内用量 = 0.01 ×（月龄 +3）×成人剂量

1 岁以上用量 = 0.05 ×（年龄 +2）×成人剂量

3）根据体重计算：小儿用量 = 小儿体重×成人剂量 +60。小儿体重的推算见表 1-1。此法简便易行，但年幼者求得的剂量偏低，年长儿求得的剂量偏高，应根据临床经验作适当增减。

4）根据体表面积计算：根据体表面积计算用量比较合理，可避免按体重计算的缺点。用体表每平方米表达药量，能适合于各年龄小儿，同样也适合于成人。

（1）体重 30kg 以下的小儿：小儿体表面积 = 体重×0.035 +0.1，小儿用量 = 成人剂量×某体重小儿体表面积÷1.7，其中 1.7 为成人（70kg）的体表面积。

（2）体重 30kg 以上的儿童的体表面积，按下法推算，即体重每增 5kg，体表面积增加 0.1m^2，如：35kg 体表面积为 1.1 + 0.1 = 1.2，40kg 为 1.3m^2，45kg 为 1.4m^2……但 60kg 则为 1.6m^2，70kg 为 1.7m^2。

（二）给药途径

给药途径不同，可因其吸收、分布、代谢、排泄的不同而使药物的效应强弱不同，甚至可改变效应的质，如硫酸镁，肌肉注射可产生中枢抑制，而口服则导泻。临床上主要依据病情和药物的特点决定给药途径。各种给药途径的特点如下：

1. 口服 药物口服后，可经过胃肠吸收而作用于全身，或留在胃肠道行效于胃肠局部。

口服是最安全方便的用药法，也是最常用的方法，但遇有下列情形时不便采用：患者昏迷不醒或不能咽下；因胃肠有病，不能吸收；由于药物的本身性质不容易在胃肠中吸收或能被胃肠的酸性、碱性所破坏（如青霉素、胰岛素等）；口服不能达到药物的某种作用（例如用硫酸镁口服，只能引起泻下，如需镇痉、镇静必须注射）。在这些情况下，都须采用其他用药方法。对胃有刺激或容易被胃酸所破坏的药品，如必须采用口服，应加以特殊处理，一般是把药品制成肠溶片（如胰酶），或盛在肠用胶囊内，或制成一种不溶于胃酸而到碱性肠液内能溶的化合物（如把鞣酸制成鞣酸蛋白），入肠后发生作用。

2. 注射 注射也是一种重要的给药途径。注射方法主要有皮下、肌肉、静脉、鞘内等数种。皮下注射，即将药液注射在皮下结缔组织内，只适用于少量药液（一般为 1~2ml），同时可能引起一定程度的疼痛及刺激，故应用受到一定限制。肌肉注射系将药液注射于肌肉内（多在臀部肌肉），由于肌肉的血管丰富，药物吸收较皮下快，疼痛程度亦较皮下注射轻。注射量一般为 1~2ml，但可用至 10ml。油剂及混悬剂均以采用肌内注射为宜，刺激性药物亦宜用肌肉注射，因肌肉对疼痛刺激敏感性小。至于静脉注射，一次注射量可较大，且奏效迅速，常用于某些急救情况。但危险性也较大，有可能引起剧烈反应甚至形成血栓，而且药液如漏出静脉血管之外，常可引起肿痛，因此须加注意。静脉注射液一般要求澄明，无浑浊、沉淀、无异物及致热源；凡混悬溶液、油溶液及不能与血液混合的其他溶液，能引起溶血或凝血的物质，均不可采用静脉注射。某些有刺激性的药物溶液以及高渗溶液，因血液可使之稀释，不大可能引起刺激反应，则可用静脉注射。药液量如果更大，可采用输液法，使药液缓缓流入静脉内或皮下组织内。如果静脉输入很缓慢，可以用滴数计数时，就为静脉滴注或静脉点滴。在药物不能进入脊髓液或不能很快达到所需浓度时，可采用鞘内注射，其法为：注射前先抽出适量的脊髓液，然后将药液徐徐注入蛛网膜下隙的脊髓液中。药物过敏试验时则做皮内注射。

3. 局部用药　目的主要是引起局部作用，例如涂擦、撒粉、喷雾、含漱、湿敷、洗涤、滴入等都属于此类。其他尚有灌肠、吸入、植入（埋藏）、离子透入、舌下给药、肛门塞入、阴道给药等方法，虽用于局部，目的多在于引起吸收作用。

（三）给药间隔时间、疗程及用药时间

给药间隔时间对于维持稳定的有效血浓度甚为重要，如不按规定的间隔时间用药，可使血药浓度发生很大的波动，过高时可发生毒性反应，过低时则无效。尤其是在应用抗菌药治疗传染性疾病时更为重要，因为血药浓度在有效和无效浓度之间的波动，可导致细菌产生抗药性。按照药物代谢动力学的规律，给药间隔时间、药物剂量和稳态血药浓度之间有一定的关系，因此，在实际应用药物时需按规定的间隔时间给药。

给药持续时间（疗程）可根据疾病及病情而定。一般情况下，在症状消失后即可停止用药，但在应用抗菌药治疗某些感染性疾病时，为了巩固疗效和避免耐药性的产生，在症状消失后尚需再应用一段时间的药物。对于某些慢性疾病需长期用药，为了减少不良反应的发生，需按疗程规定用药。有的药物（如肾上腺皮质激素）在长期用药后需要停药时，不得突然停止，否则可导致症状加剧，又称"反跳"。

至于餐前还是餐后服药，则需从药物的性质和吸收、药物对胃的刺激、患者的耐受能力和需要药物发挥作用的时间等方面来考虑。易受胃酸影响的药物宜餐前服，对胃有刺激者则宜餐后服；又如糖尿病患者应用短效胰岛素则应在餐前15min注射，而用中效胰岛素时可在餐前30min注射。

对于一些受昼夜节律影响的药物则应按其节律规定用药时间，例如长期应用肾上腺皮质激素时可于早晨给药。

三、影响药物药效学和药动学的因素

药物有其固有的药效学或药动学特点，但也可因患者的个体、病原体，甚至环境条件、联合用药等因素而影响其效应，或使效应增强，或使效应减弱，甚至发生质的改变而使不良反应、毒性增强。因此，在用药时除根据药物的药理作用考虑以外，还应掌握诸多影响因素，以便更全面地合理使用药物。

这些因素可来自机体和药物两个方面，前者可表现为药物效应在量的方面，甚至质的方面的差异，后者主要表现为药物效应的增强或减弱。

（一）机体方面的因素

机体方面的诸因素，如年龄、性别、精神状态、病理状态、遗传等可使药物效应发生差异，效应的差异可表现在不同的个体或同一个体的不同状态。这种差异可能由于作用部位的药物浓度不同所引起，也可能由于浓度相同但生理反应性不同所致。前者常称为药物代谢动力学性（吸收、分布、代谢、排泄）差异，后者称为药效学性差异。发生差异的原因是多方面的。效应的差异在大多数情况下表现为效应的强弱或久暂的不同，少数情况下，也可表现为质的不同，通常称为特异质反应。

1. 年龄　许多生理功能、体液与体重的比例、血浆蛋白质的含量等可因年龄而异，主要表现在小儿和老人方面。

（1）小儿：小儿正处在全身各器官发育期间，如肝、肾、中枢神经系统的发育尚未完全，而使通过肝灭活、肾排泄的药物受影响，以致产生不良反应或毒性。如早产儿及新生儿对氯霉素的生物转化缓慢而易产生灰婴综合征的毒性；婴儿的血脑屏障发育尚未尽完善，所以对吗啡特别敏感而致呼吸抑制，

或对氨茶碱易致过度兴奋。小儿体液占体重比例大，其水盐代谢转换率较快，而调节能力较差，故对利尿药特别敏感，易致水盐代谢障碍或中毒。另外，有些药物对小儿生长发育可有较大影响，如激素可致发育异常和障碍；四环素可影响钙代谢，以致发生牙齿黄染或骨骼发育停滞。在小儿，许多药物有其特定的剂量。

（2）老年人：因器官功能日益衰退，可影响药物的代谢动力学，如应用经肝灭活的药物或经肾排泄的药物，则可产生血药浓度过高或作用持续时间过久，以致出现不良反应或毒性。由于老年人的某些器官功能衰退，如中枢神经系统及心血管系统，而对作用于这些系统的药物的耐受性降低，故对 60 岁以上的老年人用药，一般均应按成人剂量酌减 1/4。另外，老年人由于记忆力减退而对药物应用的依从性较差，故对老人用药种类宜少，并须交代清楚用药方法。

2. 性别 性别对药物的敏感方面差异并不显著，但由于男女的生理功能不同，如女性患者在月经、妊娠、分娩、哺乳期，用药就应注意。一般认为，月经期和妊娠期子宫对泻药和其他强烈刺激性药物比较敏感，有引起月经过多、流产、早产的危险。对妊娠和哺乳期的妇女，有些药物有可能通过胎盘进入胎儿，或经乳汁排出被乳儿摄入体内，引起中毒。还有一些药物可致畸胎或影响胎儿发育，故在妊娠期间用药应更慎重。详见下文"药物对胎儿发育的影响"。

3. 精神因素 医护人员的语言、态度及患者的乐观或悲观情绪均可影响药物的疗效。

安慰剂（指无药理活性的物质）对一些慢性疾病，如高血压、心绞痛、神经官能症等能产生一定的疗效，就是精神因素的影响。这方面的因素影响甚大，不可忽视。

4. 病理状态 疾病可通过机体对于药物的敏感性的改变，以及通过药物在体内过程的改变，而影响药物的效应。如中枢神经受抑制时，可耐受较大剂量的中枢兴奋药，中枢神经兴奋时也可耐受较大剂量的中枢抑制药，如巴比妥类中毒时虽用大量中枢兴奋药也不易引起惊厥；而处于惊厥状态时则需要较大剂量的苯巴比妥才能对抗。

在药物的体内过程方面，某些慢性疾病引起的低蛋白血症会使奎尼丁、地高辛、苯妥英钠的自由型药物增多而作用加强或不良反应增多；肝功能不全可能使药物消除减少、血浆 $t_{1/2}$ 延长，如可使地西泮的 $t_{1/2}$ 由 46h 延长到 106h；肾功能不全时，经肾排泄的药物，如青霉素、四环素、氯霉素等的排泄速率减慢，$t_{1/2}$ 延长。

5. 遗传因素 药物效应的差异有些是由遗传因素对药物代谢动力学或药效学的影响所致。遗传的基因组成差别构成了人对药物反应性的差异。遗传药理学就是研究机体遗传因素对药物反应的影响的学科。

（1）遗传因素对药物代谢动力学的影响：药物代谢动力学个体差异的主要原因来自遗传因素，遗传因素对药物代谢动力学的影响必然表现在药物作用强度和不良反应的差异。如双香豆素的血浆 $t_{1/2}$，在一卵双生个体之间相差无几，而在二卵双生个体之间可相差几倍。许多药物通过各种酶如 P450、过氧化氢酶、单胺氧化酶、假胆碱酯酶、肝乙酰基转移酶等的转化而消除，因而遗传因素可影响这些酶对药物的转化。如在人群中有快乙酰化型和慢乙酰化型，在服用同样剂量的异烟肼后，前者的血药浓度较低、$t_{1/2}$ 较短，因而其多发性外周神经炎的发生率也较少；遗传性伪胆碱酯酶缺陷的患者，应用常量的琥珀胆碱后作用持续时间可延长数十倍，且易中毒。

（2）遗传因素对药效学的影响遗传因素：在不影响血药浓度的条件下也可因受体异常、组织细胞代谢障碍、解剖学异常而影响机体对药物起反应的差异。如华法林耐受者肝中维生素 K 环氧化物还原酶的受体与华法林亲和力降低而使药效降低；葡萄糖 - 6 - 磷酸脱氢酶（G6PD）缺陷者由于酶的缺乏以致在服用伯氨奎、阿司匹林、对乙酰氨基酚及磺胺类时易致变性血红蛋白性或溶血性贫血。

6. 昼夜节律 以一定时间周期进行节律性活动是生物界的一种普遍现象。在生物活动的时间节律周期中研究最多的是昼夜节律，即生物活动以近似 24h 为周期的节律性变化。如体温、血压、肾上腺皮质激素的分泌及尿钾的排泄等。

时辰药理学就是研究药物作用和体内过程的昼夜节律。例如人的肾上腺皮质激素分泌高峰出现在清晨；血浆皮质激素浓度在上午 8 时左右最高，其后血浆浓度逐渐下降，直到午夜零点降到最低值。因此，临床上根据这种节律应用皮质激素，可提高疗效，减少不良反应。再如高血压的治疗要根据患者的夜间高负荷血压或凌晨血压增高的不同而在不同时间给药。排泄速度也有昼夜节律，例如，水杨酸钠在上午给药排泄最慢，下午给药排泄最快。

（二）药物方面的因素

药物的剂量、剂型、药物的相互作用、长期应用药物等均可影响药物的效应。前两者在"制剂""药物的剂量"已有叙述；药物的相互作用详见下文"药物相互作用"。此处仅就长期用药的影响进行讨论。

1. 习惯性与成瘾性　均为连续用药引起的机体对药物的依赖性，连续用药后患者对药物产生精神上的依赖，称为习惯性，如果已经产生了躯体性依赖，一旦停药会产生戒断综合征，则称为成瘾性。

2. 耐受性　连续用药后产生的药物反应性降低，叫作耐受性。药物长期用药后产生的耐受现象，是为后天耐受性；而某些人在第一次用药时就出现耐受现象，是为先天耐受性。在长期应用化疗药物后病原体（微生物或原虫）对药物产生的耐受性称为耐药性或抗药性。这是化学治疗中普遍存在的严重问题，应予重视。

3. 增敏性及撤药症状　某些药物长期用药后，机体对药物的敏感性增强，例如普萘洛尔治疗高血压，突然停药可出现撤药症状。

四、老年人用药

据国外资料报道，老年人（指65岁以上）约占总人口的10%，而且有日益增多的趋势，而用于老年人的医药费用却占总医药费用的23%；老年人的病床占用率约33%，且占用时间也较长；老年人因多病，治疗时应用药物的品种也较多，约有1/4老年患者同时用药4~6种，因此其不良反应发生率也较大（约15%），且其发生率与用药品种数成正比。我国人口也日趋老龄化。因此，老年人用药问题值得注意。不少药物在老年人比在青年人（指30岁以下）更易引起不良反应。经临床研究表明，其不良反应的发生大多属于药物代谢动力学方面的原因（表1-2），只有少数药物的不良反应属于药效学方面的原因。因此，给老年人用药时，需了解老年人的药物代谢动力学特点，就能合理用药以避免发生不良反应。

表1-2　不同年龄的药物代谢动力学参数

药物	年龄/岁	血浆峰浓度/ （μg/ml）	表观分布容积 [V_d/（L/kg）]	半衰期 [$t_{1/2}$/（h）]	肾清除率/ [ml/（min·kg）]
抗菌药					
青霉素, iv	25			0.55	
	77			1.0	
普鲁卡因青霉素, im	25			10	
	77			18	
双氯西林	<30	2.6		0.88	
	>65	2.3		3.97	
苯氧丙基西林	20~30		0.43	0.57	
	60~80		0.26	0.66	
羟氨苄西林, iv	青年			1.0~1.5	
	89			2.67	
头孢唑啉	24~33			1.57	1.11
	70~88			3.15	0.57
头孢拉定	24~33			0.53	5.04
	70~88			1.2	2.03

药物	年龄/岁	血浆峰浓度/ ($\mu g/ml$)	表观分布容积 [$V_d/$ (L/kg)]	半衰期 [$t_{1/2}/$ (h)]	肾清除率/ [ml/ (min·kg)]
双氢链霉素	27			5.2	
	75			8.4	
卡那霉素	25～50			1.78	
	50～70			2.48	
	70～90			4.70	
四环素	27			3.5	
	75			4.5	
多西环素, iv	20～28		0.73	11.9	
	42～55		0.70	17.7	
奈替米星, iv	54			3.3	
	74			5.0	
磺胺甲噻二唑	24		0.345	1.75	
	81		0.338	3.02	
抗精神失常药					
地西泮	30		0.85	32	
	65		1.4	70	
硝西泮, 不活动	21～38	0.039	2.4	28.9	
	66～89	0.022	4.8	40.4	
硝西泮, 健康者	25		2.9	33.0	
	75		2.7	32.5	
奥沙西泮	25		0.64	5.1	1.54
	53		0.76	5.6	1.70
氯氮䓬	25	0.86	0.42	10.1	0.61
	69	0.69	0.52	16.2	0.34
氯甲噻唑	27	0.55		6.15	22.2
	70	2.9		6.34	35
心血管系统药物					
普萘洛尔, po	29	0.048		3.58	
	80	0.11		3.61	
普萘洛尔, iv	29		3.0	2.53	13.2
	80		2.7	4.23	7.8
普拉洛尔	27			7.1	
	80			8.6	
美托洛尔	23			3.5	
	67			5.0	
地高辛	27			51	1.11
	72			73	0.83
	34～61		5.3	36.8	1.7
	72～91		4.1	69.6	0.8
奎尼丁	24～34		2.39	7.25	4.04

药物	年龄/岁	血浆峰浓度/（μg/ml）	表观分布容积 [V_d/（L/kg）]	半衰期 [$t_{1/2}$/（h）]	肾清除率/ [ml/（min·kg）]
	60～69		2.18	7.7	2.64
利多卡因	24		0.65	1.34	7.6
	65		1.13	2.33	8.1
镇痛药和解热镇痛药					
吗啡，iv	26～32		3.2	2.9	14.7
	61～80		4.7	4.5	12.4
阿司匹林	20～40	35.0	0.08		0.4
	>65	40.5	0.11		0.28
氨基比林	25～33			3.85	
	65～85			8.25	
对乙酰氨基酚	24		1.03	1.82	6.36
	81		1.05	3.03	5.05
吲哚美辛	20～50			1.53	
	71～83			1.73	
保泰松	24	0.172		87	
	81	0.165		110	
其他					
苯巴比妥	20～40			71	
	50～60			77	
	>70			107	
异戊巴比妥	20～40			22.8	
	>65			86.6	
甘珀酸钠	<40		0.1	16.3	0.078
	>65		0.1	22.9	0.055
异烟肼，快乙酰化型	<35			1.4	
	>65			1.5	
异烟肼，慢乙酰化型	<35			3.7	
	>65			4.2	
华法林	31		0.19	37	0.063
	76		0.20	44	0.054
维生素K					
单独应用	青年			3.29	
	老年			3.51	
与华法林合用	青年			3.74	
	老年			7.8	
奎宁	24～40	1.1	3.2		3.22
	>65	1.74	2.3		6.22
丙米嗪	<65			19.0	
	>65			23.8	

（一）老年人药物代谢动力学特点

1. 吸收 口服药物经胃肠道的吸收多属被动转运，非解离型药物易被吸收而解离型者不易被吸收，由于胃液的 pH 值对弱酸或弱碱药物的解离度有一定的影响，因而可影响其吸收。在肠道吸收的药物，可受胃排空速度及肠蠕动的影响。此外，肠道血流量也可影响药物的吸收。

老年人与青年人相比，其胃酸分泌减少，胃排空时间延长，肠蠕动减弱，血流量减少。老年人的这些变化，虽可影响药物的吸收，但经研究表明，大多数药物在老年人无论其吸收速率或吸收量方面，与青年人并无显著差异。

需在胃的酸性环境水解而生效的前体药物，在老年人缺乏胃酸时，则其生物利用度大大降低。

老年人常用泻药，它可使药物在肠道的吸收减少。

2. 分布 影响药物在体内分布的因素有：血流量、机体的组分、体液的 pH 值、药物与血浆蛋白的结合及药物与组织的结合等。

在血流量方面，人的心输出量在 30 岁以后每年递减 1%，血流量的减少可影响药物到达组织器官的浓度，因而有可能影响药物的效应，但这一因素与其他因素相比，不居重要地位。

体液总量随年龄增大而减少，但减少的是细胞内液（它反映了功能细胞的减少），而细胞外液量并无改变，因而对药物的分布影响不大。

30 岁时，机体的非脂肪成分体重达峰值，随后则依年龄的增长而降低。在男性，30~50 岁每年递减 0.12kg，50 岁以后，每年递减 0.45kg，但脂肪成分体重在 30 岁以后则逐年递增。在女性，非脂肪成分体重的变化不像男性那么大，30 岁以后每年递减 0.2kg，但脂肪成分体重的增加却比男性明显。故在脂肪分布的药物，在女性老年人有特殊的意义，如地西泮在老年人的分布与性别就有很大的关系。

体液的 pH 值，青年人（20~29 岁）为 7.40，而 80~89 岁者为 7.368，这微小的变化不致影响药物的分布。

老年人血浆蛋白含量随年龄增长而有所降低，青年人为 49%，而 65~70 岁者可减至 39% 左右（视营养状态、膳食及疾病状态而定），但在老年人，药物与血浆蛋白的结合率变化不大（表 1-3）。因此，在老年人单独应用血浆蛋白结合率高的药物时，血浆蛋白含量的降低对于该药在血浆中自由药物浓度的影响并不明显，而在同时应用几种药物时，由于竞争性结合，则对自由药物的血浆浓度影响较大。虽然在青年人也会有这种影响，但在老年人这种变化更大。例如未结合的水杨酸盐浓度，在未服用其他药物的老年人，占血浆总浓度的 30%，而在同服其他药物的老年人则可增高至 50%，用药时应加注意。

药物在老年人的表观分布容积（V_d）可能因上述各因素而稍有变化（表 1-3）。

表 1-3 不同年龄的药物血浆蛋白结合率

药物	年龄/岁	血浆蛋白含量/%	最大血浆蛋白结合率/%	肾清除率/[ml/(min·kg)]
青霉素	<50	3.9	42.4	
	>50	3.8	45.1	
磺胺嘧啶	27	4.2	50	
	79	3.6	45	
苯巴比妥	<50	4.1	41.8	
	>50	3.4	41.9	
氯甲噻唑	27	4.0	45.4	
	70	3.7	44.4	
水杨酸盐	27	4.2	72	
	79	3.6	73	
保泰松	27	4.2	96	
	79	3.6	94	
苯妥英钠	<50	4.0	82.4	0.44

药　物	年龄/岁	血浆蛋白含量/%	最大血浆蛋白结合率/%	肾清除率/［ml/（min·kg）］
	>50	3.4	83.6	0.70
奎尼丁	29		75	4.04
	66		72	2.64
华法林	31		98.6	
	79		98.5	

3. 排泄　肾脏是药物排泄的重要器官，老年人的肾脏组织、肾血流量、肾小球滤过率、肾小管分泌功能等变化均可影响药物的排泄，从而影响药物在体内的浓度和机体消除药物的时间。药物代谢动力学在老年人用药的影响方面，排泄是较重要的因素。

肾脏的重量在 40～80 岁要减少 10%～20%，主要是由于肾单位的数量和大小减少了，如肾小球表面积减少，近曲小管长度及容量均下降。

肾血流量，在 40 岁前无大变化，40 岁以后每年递减 1.5%～1.9%，65 岁老年人的肾血流量仅及青年人的 40%～50%。

肾小球滤过率在 50～90 岁可下降 50%。

肾小管分泌功能，以碘奥酮测定的结果表明，在 30 岁时为每分钟 360mg/1.73m²，而 90 岁则为每分钟 220mg/1.73m²。

老年人肾脏发生的上述巨大变化，大大地影响药物自肾脏的排泄，使药物的血浆浓度增高或延缓药物自机体的消除，$t_{1/2}$ 延长（表 1-2），从而老年人更易发生不良反应。因此，给老年人用药时，要根据其肾功能（肾清除率）调整用药剂量或调整给药的间隔时间。

4. 代谢　肝脏对药物的代谢具有重要的作用。

老年人肝血流量减少，是使药物代谢降低的一个因素。25 岁以后，肝血流量每年递减 0.5%～1.5%，65 岁老年人的肝血流量仅及青年人的 40%～50%，90 岁者则仅及 30%。也有报道，20 岁以后肝血流量每 10 年减少 6%～7%。

至于肝药酶（P450）活性的变化，实验研究表明，在老年动物其活性随年龄的增长而下降，但在人尚缺乏直接的资料。

在临床用药中，发现有些药物（特别是具有首关效应的药物）在肝脏的代谢受年龄的影响较大，但是，要提出它与年龄的关系却十分困难，因为对于肝脏代谢药物的功能，缺乏像肾功能那样（如肌酐清除率或碘奥酮分泌量等）的指标。虽然有人以安替比林的代谢（它可分布于全身体液，不与血浆蛋白结合，而完全经肝氧化清除）来反映肝药酶的活性，但影响安替比林代谢的因素很多，因此用它作为指标说明肝功能，其可靠性稍差。

另外，老年人的功能性肝细胞减少，对药物的代谢也有一定影响。由上所述，给老年人应用被肝代谢的药物如氯霉素、利多卡因、普萘洛尔、洋地黄毒苷、氯氮䓬等时，可导致血药浓度增高或消除延缓而出现更多的不良反应，故需适当调整剂量。

在给老年人应用某些需经肝脏代谢后才具有活性的药物时（如泼尼松在肝转化为氢化可的松而起作用），更应考虑上述特点而选用适当的药物（应使用氢化可的松而不用可的松）。

（二）某些药物对老年患者的影响

现将老年人用以下药易出现的问题及处理原则简介如下。

（1）对乙酰氨基酚：虽无明显的不良反应，但由于在老年人的血浆半衰期明显延长，仍应加以注意。

（2）肝素：60 岁以上患者用药后出血发生率增加，特别是女性患者。其原因不明。在用药期间应密切观察出血迹象，并避免同时应用抗血小板功能的药物（如阿司匹林）。

（3）华法林：老年人用后作用及不良反应均增强，可能因老年人血浆蛋白含量降低所致，也可能与老年人对华法林的作用较敏感有关。在用药过程中除观察出血迹象（血尿、大便潜血）外，尚应常测凝血时间。

（4）苯妥英钠：对患有低蛋白血症或肾功能低下的老年患者，可增加神经或血液方面的不良反应。其原因是苯妥英钠的血浆蛋白结合率较高，应根据年龄适当减少剂量。

（5）阿米替林、丙米嗪：大多数老年人服用后易出现不安、失眠、健忘、激动、定向障碍、妄想等症状，可能与老年人神经系统功能有关，似与剂量关系不大。发现后应停药。

（6）庆大霉素、卡那霉素：由于庆大霉素主要由肾排泄，老年人肾功能减低，其半衰期延长而增加药物的毒性（耳及肾毒性）。可参考老年人的肌酐清除率调整剂量或给药间隔时间。

（7）青霉素：老年人肾脏分泌功能衰退，以致排泄减慢，血药浓度增高，易出现中枢神经的毒性反应，如诱发癫痫及昏迷等。如老年患者需用大剂量青霉素时可考虑其肾功能而减少剂量或延长给药间隔时间。

（8）四环素：在老年人肾小球滤过率降低的情况下可导致半衰期延长。宜减少剂量或延长给药间隔时间以减少不良反应的发生。

（9）博来霉素：对老年人易产生肺毒性反应（如肺纤维化），原因不明，故在应用过程中注意检查肺功能，特别在总剂量超过 400mg 时更应检查。

（10）地高辛：由于老年人肾清除功能衰退而延长其半衰期，或由于老年人肥胖，剂量相对地较大，易出现中枢性毒性（恶心、呕吐）或心脏毒性。应按老年人的非脂肪性体重计算剂量或按其肾功能调整剂量。

（11）普萘洛尔：可能因老年人的肝功能变化、血浆蛋白含量降低等原因，其不良反应增加，如头痛、眩晕、嗜睡、心动过缓、低血压、心脏传导阻滞等。剂量宜个体化并严密观察不良反应的发生。

（12）铁制剂：老年人应用时可因胃酸分泌减少而致吸收量不足，故疗效不明显。宜同服稀盐酸或增加剂量。

（13）左旋多巴：易发生严重的不良反应，如低血压、晕厥、恶心、呕吐，有时产生抑郁症加重、定向性障碍、妄想等，原因不明。宜减少剂量及严密观察不良反应的发生。

（14）哌替啶：在老年人可能因在血浆中的蛋白结合率降低而有更多的自由型药物分布到受体部位，从而增加其不良反应（恶心、低血压及呼吸抑制等）。宜开始时应用小剂量，且需剂量个体化。

（15）巴比妥类药物：可延长其中枢抑制作用或出现兴奋激动等，可能由于排泄或代谢功能变化所致。老年人应慎用巴比妥类药物。

（16）氯氮䓬、地西泮：老年人长期服用后，其中枢神经抑制性不良反应的发生率增加。原因不明。宜减少剂量。

（17）锂盐：老年人用后易产生锂中毒症状，原因不明。宜用小剂量并监测血浆浓度。

（18）吩噻嗪类：震颤性麻痹的发生率在老年人较高，且常为永久性的。原因不明。宜在开始时应用小剂量，并严格注意震颤性麻痹不良反应的发生。

五、药物对胎儿的影响

妊娠期妇女服药率较高，据统计，妊娠期妇女在妊娠期间曾服用过至少一种药物者占90%，至少10种者占40%，某些药物可以通过胎盘屏障，即胎儿经胎盘从母体吸收和排泄药物，大多数均属被动转运。因此，妊娠期妇女用药不当则有可能影响胎儿发育甚至发生畸形。

（一）药物对胎儿发育的影响

妊娠期妇女患病可以危及胎儿，应用药物治疗可间接地对胎儿生长发育有益，但有些药物也可对胎儿产生不利的影响。

1. 药物对胚胎期的不良影响　药物的致畸作用大多发生在胚胎期，既可使婴儿出生时已经畸形，具有形态上的缺损，如外形、体内器官以及某种组织因素或生化产物的缺损；也可使婴儿在出生后的发育过程中产生畸形。

妊娠头 3 个月中胎儿生长发育极其活跃：受精后 20d 胚胎头尾部开始分体节（骨骼肌肉的前身）；30d 发生感官和肢芽，初步建立胚胎血液循环；60d 肢芽伸长，颜面形成，心、肝、消化管和生殖器官形成和发育。因此，在妊娠头 3 个月中给妊娠期妇女用药不当就有可能致畸，例如应用雌激素、孕激素、糖皮质激素、抗癫痫药、抗肿瘤药等。对于某些在实验动物具有致畸作用的药物，虽尚无临床致畸报道，但也以避免应用为宜。有些药物的致畸，如抗甲状腺药、降血糖药等，可能与其疾病本身有关。

2. 药物对胎儿的不良影响　从妊娠 3 个月后至出生前，已经形成的胎儿器官继续迅速生长发育。妊娠期妇女用药后，如通过胎盘进入胎儿体内，可能影响胎儿组织器官的发育和功能。实验研究表明胎儿在药效学方面，即胎儿对药物的反应，与新生儿或儿童并无差异，但在药物代谢动力学方面有其特点（见下述），因而容易受到药物的影响。如四环素可积蓄于骨和牙齿，使胎儿骨生成延迟及牙釉质发育不全；链霉素可使听神经功能减退；抗癫痫药及地西泮可使胎儿慢性中毒，产生中枢抑制、凝血功能障碍等。

（二）胎儿的药物代谢动力学特点

（1）吸收：大多数药物经胎盘转运进入胎儿体内；也有一些药物经羊膜转运进入羊水后而被胎儿吞饮，随羊水进入胃肠道被吸收入胎儿体内；从胎儿尿中排出的药物又可因胎儿吞饮羊水重新进入胎儿体内。形成羊水 - 肠道循环。经胎盘转运的药物进入脐静脉，脐静脉血在未进入全身循环前大部分先经过肝脏，故亦有首关效应。

（2）分布：胎儿的肝、脑等与体重比与成人者相比相对较大、血流多。药物进入脐静脉后，有 60% 血流进入肝脏，故肝内药物分布较多。胎儿的血脑屏障功能较差，药物易进入其中枢神经系统而较易受影响。胎儿血浆蛋白含量较母体为低。可使进入组织的自由型药物增多。

（3）代谢：胎儿的肝脏是代谢药物的主要器官，在肝中有催化氧化、还原和水解反应的酶类，以催化氧化反应较活跃，但与成人相比，其代谢能力甚低。胎儿的将药物与葡萄糖醛酸的结合能力阙如，故对某些通过这一结合而解毒的药物，如水杨酸盐，易产生中毒。

（4）排泄：胎儿的肾小球滤过率甚低，肾脏排泄药物的功能甚差，更易延长药物及其代谢产物在胎儿体内的停滞时间。某些经过代谢后降低了原有脂溶性的药物（如地西泮）不易通过胎盘屏障而使转运到母体血中的速度，以致在胎儿体内积蓄。

（三）某些药物对胎儿的影响

现将某些药物对胎儿的作用列于表 1 - 4，供参考。

表 1 - 4　某些对胎儿有影响的药物

药物种类及名称	对胎儿的影响
抗微生物药及消毒防腐药	
磺胺类药物	定氧血红蛋白，出血，贫血，黄疸
呋喃妥因	出血，贫血
氯霉素	"灰婴"综合征的危险性增加，唇裂，腭裂
四环素	牙齿染黄，釉质发育不全，骨生长迟缓
新霉素	干扰胆红素结合
灰黄霉素	骨骼畸形△，眼缺陷，中枢功能障碍△
金刚烷胺	单心室，肺闭锁，骨骼畸形△
碘苷	眼球突出△，畸形足
聚维酮碘	甲状腺肿大，甲状腺功能低下
抗寄生虫药	
奎宁	智力迟钝，耳毒性，先天性青光眼，生殖泌尿道畸形，胎儿死亡，贫血
氯喹	耳毒性

药物种类及名称	对胎儿的影响
中枢神经兴奋药	
咖啡因	新生儿兴奋,缺肢性畸形△,产仔体重减轻△,成骨作用降低△,心动过速
镇痛药及其他成瘾性药物	
可待因、喷他佐辛、美沙酮、吗啡、海洛因、哌替啶	新生儿戒断症状,婴儿突然死亡,呼吸及中枢抑制,血小板增多症,宫内生长迟缓,新生儿依赖性
苯环利啶	面部畸形,髋脱位,大脑性麻痹
麦角酰二乙胺	神经行为异常,致畸形成△
印度大麻	神经管胚缺陷△,胎仔死亡△,宫内生长缓,产仔行为异常
苯丙胺类	宫内生长迟缓,心血管畸形,胆道闭锁,早熟,新生儿昏睡戒断症状
麦司卡林	吸收率增加△,中枢神经缺陷△,宫内生长迟缓△
解热、镇痛、抗炎药	
对乙酰氨基酚	胎儿肾损伤,肾衰竭,先天性白内障,羊水过多症
吲哚美辛	新生儿肺高压症,心肺适应性障碍,唇裂,腭裂,婴儿死亡
水杨酸盐	消化道出血,新生儿瘀点,头水肿,出血倾向,体重减轻,围生期儿死亡率增加,新生儿肺高压
抗精神失常药	
氯丙嗪、氟哌啶醇、阿利马嗪	锥体外系功能不全,新生儿中枢抑制,先天性畸形,胃肠道功能不全,卷曲趾△,宫内生长迟缓△
氯氮䓬	新生儿戒断症状
地西泮	Floppy 婴儿综合征,新生儿行为异常,唇裂及腭裂
锂盐	先天性心脏病,甲状腺肿大,张力降低,体温降低,新生儿发绀,吸吮困难
丙米嗪	呼吸困难,兴奋,喂养困难,尿潴留,肢体畸形,露脑畸形多汗,骨骼畸形
抗癫痫药	
苯妥英钠	胎儿苯妥英钠综合征:①颅面畸形。②肢体畸形。③智力及生长发育不足。④先天性心脏病及疝症。凝血障碍,新生儿出血
三甲双酮	特殊脸型（V形眉及低位耳）,心脏畸形及眼畸形,发育迟缓,智力低下,生长迟缓,传导性听力消失
镇静、催眠药	
溴化物	出生后生长迟缓,神经行为性异常,痤疮样疹
副醛	宫外生活适应性降低
甲喹酮	脊椎及肋缺陷
甲丙氨酯	先天性心脏病,戒断症状,膈畸形,行为异常△
格罗米特	戒断症状,吸收率增加
全身麻醉药及局部麻醉药	
氟烷	新生儿不能熟悉声觉刺激
甲氟烷	中枢神经抑制,骨骼畸形
甲哌卡因	胎儿心动过缓
利多卡因	癫痫
丁哌卡因	兴奋性增强,哭闹,胎粪色素斑,代谢性酸中毒,张力降低,呼吸暂停,定氧血红蛋白
抗胆碱药	
阿托品	心动过速,无反应性瞳孔散大,骨骼畸形△,脑溶细胞性反应

药物种类及名称	对胎儿的影响
东莨菪碱	昏睡，心动过速，发烧，呼吸抑制
降压药	
普萘洛尔	低血糖，心动过缓，呼吸暂停，产程延长，低钙血症，宫内生长延缓，分娩期窒息
利舍平	鼻充血及流涕，嗜睡，体温降低，心动过缓
二氮嗪	高血糖，胎毛过多，秃顶
抗凝血药	
华法林	胚胎病，如鼻发育不全，骨彩点；眼异常，如视神经萎缩性内障及小眼；发育迟缓，癫痫，胎儿死亡
肝素	围生期儿及新生儿死亡率高于华法林
平喘药及镇咳药	
茶碱	心动过速，呕吐，畸胎形成△
氨茶碱	心动过速，张口，呕吐，神经质，角弓反张，肢端缺陷
非诺特罗、特布他林、沙丁胺醇异克舒令	胎儿心率增加，胎儿心律失常，胎儿高血糖，低血压
右美沙芬	呼吸抑制，戒断症状
可待因	唇裂，腭裂，戒断症状，骨化迟缓
抗酸药	
碳酸氢钠	代谢性碱中毒，循环性超负荷，水肿，充血性心力衰竭
三硅酸镁	肾损伤
子宫药物	
麦角	自然流产，中枢性症状，Poland 综合征
缩宫素	高胆红素血症，宫外生活适应性延缓，惊厥
硫酸镁	张力降低，反射性降低，中枢神经及呼吸抑制，宫外生活适应力下降
利尿药	
氢氯噻嗪	血小板减少症，低血糖，电解质紊乱
乙酰唑胺	电解质紊乱，血象变化，上肢缺陷△
抗组胺药	
苯海拉明	震颤，腹泻，呼吸抑制，戒断症状
赛可利嗪	唇裂△，小颌△，小口△
美可洛嗪	脐突出，缺肢畸形，胎儿死亡，腭裂△，成骨不全△，颊横裂△
羟嗪	张力降低，神经质，肌阵挛性反射，喂养困难
西咪替丁	性功能异常
激素类药物	
皮质激素类	
泼尼松、地塞米松、倍他米松	小异位肾，产儿体重减轻，出生前死亡率增加，电解质紊乱，肺成熟增加，感染的危险性增加，腭裂△，骨畸形△
雄激素类	
甲睾酮	雌性胎儿假两性畸形
孕激素类	
炔诺酮	雌性胎儿雄性化
甲羟孕酮	阴蒂增大

药物种类及名称	对胎儿的影响
炔孕酮	腰骶联合，VACTEL 畸形（脊椎、肛门、心脏、气管、食管、肢体畸形）
口服避孕药	先天性心脏缺陷
雌激素	
炔雌二醇	VACTEL 畸形，先天性心脏缺陷，雄性胎儿雌性化，大血管畸形
己烯雌酚	阴道腺瘤，阴道腺病，阴茎畸形，附睾囊肿，睾丸生长不全，子宫发育不全，宫颈畸形
氯米芬	脊髓脊膜突出，出生儿体重减轻
胰岛素	生长迟缓△，骨骼畸形△，低血糖
口服降血糖药	
氯磺丙脲	低血糖
甲苯磺丁脲	胎儿死亡，难以喂胖，呼吸暂停
抗甲状腺药	
放射性碘	甲状腺功能低下，智力发育迟缓，眼球突出，甲状腺肿大
甲硫氧嘧啶	甲状腺功能低下，甲状腺肿大
丙硫氧嘧啶	甲状腺肿大，胎儿死亡，甲状腺功能低下
卡比马唑	甲状腺功能低下，甲状腺肿大
维生素类	
维生素 A	自然流产，脑积水，心脏畸形，形成畸形，行为及学习能力低下，出生后生长迟缓
维生素 D	瓣上性主动脉狭窄，鬼样面容，智力低下，胎儿死亡率增加，骨骼畸形
维生素 B_6	惊厥
抗肿瘤药	
环磷酰胺	肢端缺陷，平鼻梁，缺趾畸形，腭畸形，单冠状动脉，骨髓抑制
苯丁酸氮芥	肾发育不全，各种胎儿畸形
氮芥	小异位肾，骨髓抑制
白消安	子宫内及出生后生长迟缓
甲氨蝶呤	额骨发育不全，颅骨联结，流产，面容异常，出生后生长迟缓
氨基蝶呤	多巨畸形，胎儿死亡，出生前或出生后生长迟缓，肾畸形，颅面畸形
巯嘌呤、氟尿嘧啶	流产，颅面畸形
硫唑嘌呤	出生时淋巴细胞线粒体异常
阿糖胞苷	先天性畸形△，腭裂△，畸形足△
羟基脲	小眼△，脑积水△，出生后学习能力下降△，腭及骨畸形△
丝裂霉素	腭、骨、脑畸形
丙卡巴肼	小异位肾△，无脑畸形△，先天性畸形△，中枢神经缺陷
长春新碱	小异位肾△，眼缺陷△，颅畸形△，骨畸形△

注：△为动物实验结果。

六、药物的不良反应

药物的不良反应是指与治疗目的无关的药物作用，给患者带来痛楚不适的反应，统称为不良反应。包括不良反应、变态反应、毒性反应、药物的"三致"（致畸、致癌、致突）、菌群失调、药物依赖性等，均属药物不良反应。分 A、B 两种类型。①A 型不良反应：是由药物固有作用的增强和继续发展的结果，具有可预测的特点，亦即一种药物在通常剂量下已知药理效应的表现。A 型反应与剂量有关，发生率高，但病死率低，而且时间关系明确。②B 型不良反应：这是与药物固有的药理作用完全无关的异常反应，而与人体的特异体质有关。常为免疫学或遗传学的反应，与剂量无关，且难预测；发生率低而病死率高。如过敏反应（如休克）等。

医生处方用药，既要考虑治疗效果，又要注意保证患者用药的安全，绝对不可不合理使用。

大多数药物都或多或少地有一些不良反应，特别是在长期使用以后或用量较大时，更容易在患者身上出现不良反应。即使像阿司匹林这样一般公认为比较安全的常用药物，倘若大量服用，也能引起中毒甚至死亡：曾有服 30~40g 而致死的文献报道；久服可引起胃肠出血及牙龈出血；还能诱发胃溃疡，使胃溃疡恶化，导致胃溃疡出血和穿孔；长期服用还可引起缺铁性贫血，在少数患者可引起巨幼红细胞性贫血以及粒细胞减少、血小板减少；国内曾有 1 例因服用后引起血小板减少性紫癜而致死的报道；阿司匹林和其他水杨酸类药物偶可产生耳鸣、耳聋或眩晕以及急性肾小球坏死、肾乳头坏死、肾炎、血尿、蛋白尿、管型尿等；对特异质患者，小剂量亦可引起荨麻疹、血管神经性水肿、哮喘等反应。又如枸橼酸哌嗪是一种家庭普遍应用、毒性较小的驱虫药，但据报道，服量稍大也会产生头昏、头痛、恶心、呕吐、腹泻等症状。抗疟药乙胺嘧啶在常用剂量比较安全，但如以每日 25mg 的剂量用至 1 个月以上时，可引起巨幼红细胞性贫血；服用过量能产生中毒甚至死亡。小儿用时更须特别注意，因为此药有香味，很容易服用过量。

一些新药，由于临床应用经验不够，对其毒性不良反应观察及了解不够，加以早期新药管理不严，曾发生过严重不良后果。例如 20 世纪 50 年代在西欧市场上出售的新药沙利度胺作为镇吐药广泛应用于妊娠反应，以引起 8 000 多例畸形胎儿的悲惨后果，它至今仍用于预防和缓解麻风反应症状，与抗麻风药合用以减少反应或减轻反应程度，但禁用于妊娠早期。在日本，由于长期连续服用氯碘羟喹（加入成药中广泛出售），造成万余人患亚急性脊髓视神经炎的严重药害。国内一度曾应用呋喃西林内服治疗细菌性痢疾，后来各临床单位陆续发现其毒性反应颇为严重，特别是多发性周围神经炎，在一组 200 例的报告中竟有 6 例出现，且此种中毒症状长久不易消除，因此禁用于内服。特别是新药的上市及上市后的管理问题值得注意，例如某些选择性环氧酶抑制药和抗糖尿病药的新药上市后发生过的一些争论，要求医生在使用新药时必须充分掌握有关资料，十分慎重地用药，并应密切观察患者用药以后的情况，尽量避免引起不良后果。对于宣传、推广新药，也必须持慎重的态度。

七、药物相互作用

（一）药物相互作用的发生

各种药物单独作用于人体，可产生各自的药理效应。当多种药物联合应用时，由于它们的相互作用（interactions），可使药效加强或不良反应减轻，也可使药效减弱或出现不应有的不良反应，甚至可出现一些奇特的不良反应，危害用药者。因此，必须重视药物相互作用问题。

药物相互作用主要是探讨两种或多种药物不论通过什么途径给予（相同或不同途径，同时或先后）在体内所起的联合效应。但从目前水平来看，多数情况下只能探讨两种药物间的相互作用。超过两种以上的药物所发生的相互作用比较复杂，目前研究工作尚不多，此处主要探讨两种药物间的相互作用。

临床上常将一些药物合并给予，如在输液中添加多种注射药物。此时，除发生药物相互作用外，还可能发生理化配伍变化（配伍禁忌）。

（二）药物相互作用对临床治疗的影响

药物相互作用，根据对治疗的影响，可分为有益的和有害的，尚有一些属争议性的。

（1）有益的相互作用：联合用药时若得到治疗作用适度增强或不良反应减轻的效果，则此种相互作用是有益的。例如：①多巴脱羧酶抑制剂（卡比多巴或苄丝肼）可抑制左旋多巴在外周的脱羧。两者合用可增加药物进入中枢而提高疗效，并减少外周部位的不良反应。②甲氧苄啶（TMP）使磺胺药增效。③阿托品和吗啡联用，可减轻后者所引起的平滑肌痉挛而加强镇痛作用等。

（2）不良的药物相互作用分下面几种类型：①药物治疗作用的减弱，可导致治疗失败。②不良反应或毒性增强。③治疗作用的过度增强，如果超出了机体的耐受能力，也可引起不良反应，乃至危害患者。有关内容在后面进一步讨论。

（3）有争议性的相互作用：有一些相互作用在一定条件下是有益的，可为医疗所利用，但在其他时候也可以是有害的，常引起争议。如钙盐可增强洋地黄类的作用，一般认为应禁止联用。在很少数的特殊情况下，却需要联用，但必须在严密监护条件下进行。类似的情况不是很多。此时，应根据实际情况进行判定。

（4）重点注意问题：实际上对于药物相互作用中，有益的相互作用是很少的，而不良的相互作用和有争议性的相互作用是较普遍的，即大多数的药物相互作用中包含了不安全因素，可能引起不良反应和意外。因此，不良的相互作用和有争议性的相互作用是应该重点注意的问题。

（三）药物相互作用的分类

药物相互作用，按照发生的原理，可分为药效学相互作用和药物代谢动力学相互作用两大类。这两类相互作用都可引起药物作用性质或强度的变化。此外，还有掩盖不良反应的相互作用，它不涉及药物的正常治疗作用，只涉及某些药物不良反应或毒性，掩盖不良反应的表现。

（四）药效学相互作用

药物作用的发挥，可视为它和机体的效应器官、特定的组织、细胞受体或某种生理活性物质（如酶等）相作用的结果。如不同性质的药物对"受体"可起激动（兴奋）或阻滞（拮抗、抑制）作用。两种药物作用于同一"受体"或同一生化过程中，就可发生相互作用，产生效应的变化。

一般地说，作用性质相同药物的联合应用，可产生效应增强（相加、协同），作用性质相反药物的联合，其结果是药效减弱（拮抗）。因此，可将药效学相互作用分成"相加""协同"和"拮抗"三种情况。

1）相加：相加是指两种性质相同的药物联合应用，所产生的效应相等或接近两药分别应用所产生的效应之和。可用下式来表示（设 A 药和 B 药的效应各为 1）：

A（1）+B（1）=2

2）协同：又称增效，即两药联合应用所显示的效应明显超过两者之和，可表示为：

A（1）+B（1）>2

3）拮抗：即降效，即两药联合应用所产生的效应小于单独应用一种药物的效应，可表示为（如 A 药和 B 药的效应各为 1）：

A（1）+B（1）<1

4）药效学不良反应示例

（1）丙吡胺加 β 受体拮抗药：这是一个药效增强的例子。两药均有负性肌力作用，均可减慢心率和传导，合用时效应过强，可致窦性心动过缓和传导阻滞，及致心脏停搏。只有严密监护下方可联合应用，以保安全。

（2）红霉素加阿司匹林：两者均有一定的耳毒性，各自单独应用毒性不显著（阿司匹林可偶致耳鸣）。联合应用则毒性增强，易致耳鸣、听觉减弱等。具有耳毒性的药物尚有氨某苷类抗生素、呋塞米等。

（3）氯丙嗪与肾上腺素：氯丙嗪具有 α 受体拮抗作用，可改变肾上腺素的升压作用为降压作用。使用氯丙嗪过量而致血压过低的患者，若误用肾上腺素以升压，则反导致血压剧降。

（4）氯丙嗪与苯海索：较大剂量的氯丙嗪用于精神病治疗常可引起锥体外系反应（不良反应）。苯海索具有中枢抗胆碱作用，可减轻锥体外系反应。但氯丙嗪也具一定的抗胆碱作用。联合应用时可显示较强的外周抗胆碱作用，不利于治疗。本例既是拮抗某一不良反应，又是另一不良反应加强的一个例子。

（5）应用降糖药常因引起低血糖而产生心悸、出汗反应，使用普萘洛尔可掩盖这些反应，但由于 β 受体拮抗药可阻抑肝糖的代偿性分解，而使血糖更加降低，增加了发生虚脱反应的危险性。心脏选择型 β 受体拮抗药（阿替洛尔、美托洛尔等）抑制肝糖分解的作用较轻，但仍有掩盖低血糖反应的作用，均应避免联合应用。这是一个使不良反应加剧并掩盖不良反应的相互作用例子。

（五）药物代谢动力学相互作用

一种药物的吸收、分布、代谢、排泄、清除速率等常可受联合应用的其他药物的影响而有所改变，因而使体内药量或血药浓度增减而致药效增强或减少，这就是药物代谢动力学的相互作用。

这种相互作用可以是单向的，也可以是双向的。药物 A 与药物 B 联合应用，A 使 B 的吸收、分布、代谢或消除起变化，而 B 则对 A 无作用，这是单向的。而当 A 作用于 B 的同时，B 也对 A 有作用，这就是双向的。以下式表示：

单向相互作用：A→B（↓或↑）

双向相互作用：A（↓或↑）B（↓或↑）

上式中，横向箭头示作用方向；括号中的箭头示效应的增强或降低。

药物代谢动力学相互作用，根据发生机制的不同，可进一步分为：①影响药物吸收的相互作用。②影响药物血浆蛋白结合的相互作用。③药酶诱导作用。④药酶抑制作用。⑤竞争排泌。⑥影响药物的重吸收等。

1. 影响药物吸收的相互作用　本类相互作用发生于消化道中。经口给予的药物，其吸收可受到种种因素的影响。本类相互作用尚可进一步分为：

（1）加速或延缓胃排空：加强胃肠蠕动的药物如西沙必利等可使胃中的其他药物迅速入肠，使其在肠道的吸收提前。反之，抗胆碱药则抑制胃肠蠕动，使同服药物在胃内滞留而延迟肠中的吸收。

（2）影响药物与吸收部位的接触：某些药物在消化道内有固定的吸收部位。如核黄素和地高辛只能在十二指肠和小肠的某一部位吸收，甲氧氯普胺等能增强胃肠蠕动，使肠内容物加速移行，由于药物迅速离开吸收部位而降低疗效。相反，抗胆碱药减弱胃肠蠕动，使这些药物在吸收部位潴留的时间延长，由于增加吸收而增效，而左旋多巴则可因并用抗胆碱药延迟而入肠减缓吸收，因之降效。

（3）消化液分泌及其 pH 值改变：消化液是某些药物吸收的重要条件。如硝酸甘油片（舌下含服）需要充分的唾液帮助其崩解和吸收。若使用抗胆碱药，由于唾液分泌减少而使之降效。许多药物在 pH 值较低的条件下吸收较好，并用制酸药则妨碍吸收。抗胆碱药、H_2 受体拮抗药及奥美拉唑等均减少胃酸分泌，也起阻滞吸收作用。大环内酯类抗生素在 pH 值较高的肠液中吸收差。麦迪霉素肠溶片，虽然可减少在胃中被胃液破坏，但实际上进入肠道崩解后，在 pH 值≥6.5 时吸收极差。故现已不再生产肠溶片而改成胃溶片。

2. 影响药物与血浆蛋白结合的相互作用　具体如下。

（1）药物与血浆蛋白的结合：许多药物在血浆内可与血浆清蛋白结合。通常，药物（D）是有活性的，与蛋白（P）形成的结合物（D－P）为大分子不能透膜进入作用部位，就变为无活性的。但这种结合是可逆的，D－P 可逐渐分解，重新释出有活性的药物，可用下式表示：

D＋P→D－P

各种药物与蛋白结合有其特定的比率，如氨基比林为 15%，保泰松为 98%，苯巴比妥为 20%，吲哚美辛为 90%，磺胺二甲嘧啶为 30%，华法林为 95%，磺胺多辛为 95%，甲苯磺丁脲为 95%。

如果由于某些原因（如清蛋白低下，药物不能充分与之结合或由于药物相互作用）使结合率降低，则体内未结合型药物的比率相应增多，而药物的组织分布也随之增多，因之药物效应增强，药物的消除也往往加快。

（2）竞争血浆蛋白的药物相互作用：不同的药物分子与血浆蛋白的结合能力有差别。两种药物联合应用时，结合力强的药物分子（以 D1 表示）占据了血浆蛋白分子，使结合力较弱的药物分子（以 D2 表示）失去（或减少）了与血浆蛋白结合的机会。或者，结合力强者使弱者自结合物中置换出来。致使结合力较弱的药物未结合型的体内浓度升高而显示比率相应增多，因之药物较强的效应。竞争结合和置换反应可用下式表示：

D1＋D2＋P→D1－P＋D2

D2－P＋D1→D1－P＋D2

竞争血浆蛋白发生在那些蛋白结合率较高的药物分子间才有临床意义。如甲苯磺丁脲的正常结合率为95%，未结合型者为5%。若结合率降为90%，未结合型者即为10%，即血中未结合型者浓度增加1倍，药效可明显增强。又如磺胺二甲嘧啶，其正常结合率为30%，未结合型者为70%，其结合率即使由30%降为15%，则未结合型者增至85%，即只增高约20%，药效变化不如前者显著。

在实际工作中，水合氯醛、氯贝丁酯、依他尼酸、萘啶酸、甲芬那酸、吲哚美辛、二氮嗪、阿司匹林、保泰松等均有较强的蛋白结合能力。它们与口服降糖药、口服抗凝药、抗肿瘤药（如 MTX）等联合应用，可使后面一些药物的未结合型者血药浓度升高。如不注意，可致意外。

3. 影响药物代谢的相互作用　药物在体内的代谢一般是经酶的催化，使药物由有活性者转化为无活性的代谢物（或低活性物）。也有少数药物（前体药物）在体内转化为有活性的药物而起作用。体内酶活性的变化必然会对药物代谢产物发生影响，而使其疗效相应改变。

（1）酶抑药物：有些药物具有抑制药物代谢酶活性的作用，可使其他药物的代谢受阻，消除减慢，血药浓度高于正常，药效增强，同时也有引起中毒的危险。举例如表1-5。

表1-5　某些药物的酶抑相互作用

酶抑药物（A）	联用药物（B）	相互作用及后果
氯霉素	双香豆素类	B代谢受阻，可引起出血
环丙沙星	茶碱	B代谢受阻，血药浓度升高，出现不良应，甚至可死
红霉素	茶碱	同上
呋喃唑酮	麻黄碱，间羟胺	B血药浓度上升。血压异常升高
别嘌醇	巯嘌呤，硫唑嘌呤	A抑制黄嘌呤氧化酶，使B的代谢受阻，效应增强，有危险性

以下是一些具有较强酶抑作用的常见药物：别嘌醇、胺碘酮、氯霉素、氯丙嗪、西咪替丁、环丙沙星、右丙氧芬、地尔硫䓬、乙醇（急性中毒时）、红霉素、丙米嗪、异烟肼、酮康唑、美托洛尔、甲硝唑、咪康唑、去甲替林、口服避孕药、羟布宗、奋乃静、保泰松、伯氨喹、普萘洛尔、奎尼丁、丙戊酸钠、磺吡酮、磺胺药、硫利达嗪、甲氧苄啶、维拉帕米等。遇有这些药物时应警惕酶抑相互作用的发生。

（2）酶促药物：和酶抑作用相反，某些药物具有诱导药物代谢酶、促使酶活性加强，可使其他药物代谢加速，而失效亦加快。对于前体药物，则酶促药物可使其加速转化为活性物而加强作用。举例见表1-6。

表1-6　某些酶促药物相互作用

酶促作用（A）	联用药物（B）	相互作用及后果
苯巴比妥	口服抗凝药	B加速失效
苯巴比妥	多西环素	B的抗菌作用减效
苯巴比妥	维生素K	B减效可引起出血
利福平	口服避孕药	B加速代谢失效，可引起意外怀孕或突破性出血
苯巴比妥	环磷酰胺	B为前体药物，在体内代谢为醛磷酰胺而作用，加速代谢可加强细胞毒性

具有酶诱导作用的常见药物有：巴比妥类（苯巴比妥为最）、卡马西平、乙醇（嗜酒慢性中毒者）、氨鲁米特、灰黄霉素、氨甲丙酯、苯妥英、格鲁米特、利福平、磺吡酮（某些情况下起酶抑作用）等。

4. 影响药物排泄的相互作用　具体如下。

1）竞争排泄：许多药物（或其代谢产物）通过肾脏随尿排泄。其中有些是通过肾小球滤过而进入原尿的。也有的则通过肾小管分泌而排入原尿（排泄）。在某些情况下也可兼而有之。进入原尿的药物，有一部分可由肾小管重新吸收进入血液，有相当多的部分则随尿液排出体外。两种或两种以上通过相同机制排泄的药物联合应用，就可以在排泄部位上发生竞争。易于排泄的药物占据了孔道，使那些相对较不易排泄的药物的排出量减少而潴留，使之效应加强。例如丙磺舒可减少青霉素、头孢菌素类的排泄而使之增效；丙磺舒减少甲氨蝶呤（MTX）的排泄而加剧其毒性反应，保泰松使氯磺丙脲潴留而作用加强等。

2）药物的重吸收：药物进入原尿后，随尿液的浓缩，相当多的水分、溶质（包括部分药物）能透膜重新进入血流。多数药物是以被动转运方式透膜重吸收的。被动透膜与药物分子的电离状态有关。离子态的药物因其脂溶性差且易为细胞膜所吸附而不能以被动转运方式透膜，只有分子态的药物才能透膜重吸收。

人体血浆的 pH 值为 7.4，此值相对稳定。当有外来的酸或碱进入血液，血浆缓冲系统即加以调节。多余的酸或碱可排泄进入尿液而影响其 pH 值（可由 5 至 8 不等）。某些食物也可影响尿的 pH 值。

（1）尿液 pH 值变化对弱电解质类药物透膜重吸收的影响：酸类药物在溶液中有下列平衡：

$$HA \rightarrow H^+ + A^-$$

H^+ 浓度对这一平衡起重要作用。在 pH 值较低（H^+ 较多）时，这一平衡向左移动，即其中弱酸的分子增多而离子（盐）减少。反之，在 pH 值较高（即 H^+ 较少）的溶液中，平衡向右移动，弱酸较多以盐的形式存在，而游离酸（分子）相对减少。

弱碱在溶液中有如下平衡：

$$BH^+ \rightarrow B + H^+$$

上式中，BH^+ 为弱碱盐（离子）；B 为弱碱（分子）。

即随 H^+ 增多（pH 值下降）弱碱的离子态部分相应增多，而 H^+ 减少（pH 值上升）则分子态部分相应增多。

弱电解质类药物的透膜取决于膜两侧体液的 pH 差。当尿液 pH 值 > 血液 pH 值时：弱酸加速排出，弱碱重吸收增多而潴留。当尿液 pH 值 < 血液 pH 值时：弱碱加速排出，而弱酸潴留。

（2）示例：盐酸、氯化铵是酸化尿液的标准药物，可使尿液的 pH 值降为 5 左右，有利于有机碱类药物的排泄，而使有机酸类潴留。碳酸氢钠可使尿液 pH 值上升为 8 左右，使有机酸类药物加速排泄，而有机碱则潴留。

其他对尿液 pH 值有影响的药物也有同样作用。

（六）掩盖不良反应

掩盖不良反应并不是真正的药物相互作用，而是当使用某种药物出现不良反应时，同时使用的其他药物掩盖了不良反应的症状。

掩盖不良反应不是对不良反应的对症治疗措施。它只给患者以虚假的自我良好感觉，而不减轻不良反应严重性。

实例：如 β 受体拮抗药掩盖降糖药引起的低血糖反应（出汗、心悸等），而不改善血糖水平。又如抗组胺药物可掩盖氨基苷类抗生素所引起的眩晕，而不减轻其耳毒性。

掩盖不良反应可加重不良反应的危害性，造成更严重的后果。

（李　敏）

第三节　药物的制剂和贮存

一、药物的制剂

制剂即剂型，是指药物根据医疗需要经过加工制成便于保藏与使用的一切制品。制剂约有几十种，今简介如下：

（一）液体制剂及半液体制剂

（1）水剂（芳香水剂）（water）：一般是指挥发油或其他挥发性芳香物质的饱和或近饱和水溶液，如薄荷水。

（2）溶液剂（liquor；solution）：一般为非挥发性药物的澄明水溶液，供内服或外用，如亚砷酸钾溶液。一些由中药复方提制而得的口服溶液，称为"口服液"（oral liquid）。

（3）注射剂（injection）：也称"注射液"，俗称"针剂"，是指供注射用药物的灭菌的溶液、混悬剂或乳剂。还有供临时制配溶液的注射用灭菌粉末，有时称"粉针"，如青霉素钠粉针。供输注用的大型注射剂俗称"大输液"。

（4）煎剂（decoction）：是生药（中草药）加水煮沸所得的水溶液，如槟榔煎。中药汤剂也是一种煎剂。

（5）糖浆剂（syrup）：为含有药物或芳香物质的近饱和浓度的蔗糖水溶液，如远志糖浆。

（6）合剂（mixture）：是含有可溶性或不溶性固体粉末药物的透明液或悬浊液，一般用水作溶媒，多供内服，如复方甘草合剂。

（7）乳剂（emulsion）：是油脂或树脂质与水的乳状悬浊液。若油为分散相（不连续相），水为分散媒（连续相），水包油滴之外，称"水包油乳剂"（油/水），反之则为"油包水乳剂"（水/油）。水包油乳剂可用水稀释，多供内服；油包水乳剂可用油稀释，多供外用。

（8）醑剂（spirit）：是挥发性物质的醇溶液，如樟脑醑。

（9）酊剂（tincture）：是指生药或化学药物用不同浓度的乙醇浸出或溶解而得的醇性溶液，如橙皮酊。

（10）流浸膏（liquid extract）：将生药的醇或水浸出液浓缩（低温）而得，通常每1ml相当于原生药1g，如甘草流浸膏。

（11）洗剂（lotion）：是一种悬浊液，常含有不溶性药物，专供外用（如洗涤创面、涂抹皮肤等），如炉甘石洗剂。

（12）搽剂（liniment）：专供揉搽皮肤的液体药剂，有溶液型、混悬型、乳化型等，如松节油搽剂。

（13）其他：浸剂（infusion）、凝胶剂（gel）、胶浆剂（mucilage）、含漱剂（gargarism）、灌肠剂（enema）、喷雾剂（spray）、气雾剂（aerosol）、吸入剂（inhalation）、甘油剂（glycerin）、滴眼剂（eye drops）、滴鼻剂（nasal drops）、滴耳剂（ear drops）等。

（二）固体制剂及半固体制剂

（1）散剂（powder）：为一种或一种以上的药物均匀混合而成的干燥粉末状剂型，供内服或外用，如痱子粉。

（2）颗粒剂：或称"冲剂"，系将生药以水煎煮或以其他方法进行提取，再将提取液浓缩成稠膏，以适量原药粉或蔗糖与之混合成为颗粒状，服时用开水或温开水冲服，如抗感冒颗粒。

（3）浸膏（extract）：将生药的浸出液浓缩（低温）使成固体或半固体状后，加入固体稀释剂适量，使每1g与原生药2~5g相当，如颠茄浸膏。

（4）丸剂（pills）：系由药物与赋形剂制成的圆球状内服固体制剂，分糖衣丸、胶丸、滴丸、肠溶丸等。滴丸是一种新剂型，由药物与基质加热熔化混匀后滴入不相混溶的冷凝液中经收缩、冷凝而制成，如氯霉素耳用滴丸（耳丸）。中药丸剂又分蜜丸、水丸等。

（5）片剂（tablets）：系由一种或多种药物与赋形剂混合后制成颗粒，用压片机压制成圆片状分剂量的制剂，如苯巴比妥片。新的剂型中尚有多层片、缓释片、泡腾片等。

（6）膜剂（pellicles；film；membrane）：又称薄片剂（lamellae），是一种新剂型，有几种形式，一种系指药物均匀分散或溶解在药用聚合物中而制成的薄片；一种是在药物薄片外两面再覆盖以药用聚合物膜而成的夹心型薄片；再一种是由多层药膜叠合而成的多层薄膜剂型。按其用途分有：眼用膜剂、皮肤用膜剂、阴道用膜剂、口服膜剂等，如毛果芸香碱膜、硝酸甘油膜、冻疮药膜、外用避孕药膜等。

（7）胶囊剂（capsules）：系将药物盛装于空胶囊内制成的制剂，如吲哚美辛胶囊。

（8）微型胶囊（microencapsulation）：简称"微囊"，系利用高分子物质或聚合物包裹于药物（固体或液体，有时是气体）的表面，使成极其微小的密封囊（直径一般为5~400μm），起着遮盖或保护膜的作用，能掩盖药物的苦味、异臭，增加药物的稳定性，防止挥发性药物的挥散，如维生素C微囊。

（9）栓剂（suppositorium）：系供纳入人体不同腔道（如肛门、阴道等）的一种固体制剂，形状和大小因用途不同而异，触化点应接近体温，进入腔道后能触化或软化。一般在局部起作用，也有一些栓剂，如吲哚美辛栓，经过直肠黏膜吸收而发挥全身作用。

起全身作用的栓剂，已受到国内外重视，有了一些进展。它具有如下优点：①通过直肠黏膜吸收，有 50%~75% 的药物不通过肝脏而直接进入血循环，可防止或减少药物在肝脏中的代谢以及对肝脏的不良反应。②可避免药物对胃的刺激，以及消化液的酸碱度和酶类对药物的影响和破坏作用。③适于不能吞服药物的患者，尤其是儿童。④比口服吸收快而有规律。⑤作用时间长。但亦有使用不方便、生产成本比片剂高、药价较贵等缺点。

（10）软膏剂（ointment）：系药物与适宜的基质均匀混合制成的一种易于涂布在皮肤或黏膜上的半固体外用制剂，如氧化氨基汞软膏。

（11）眼膏剂（eye ointment）：为专供眼用的细腻灭菌软膏，如四环素可的松眼膏。

（12）乳膏（cream）：又称"乳霜""冷霜""霜膏"，系由脂肪酸与碱或碱性物质作用而制成的一种稠厚乳状剂型，状如日用品中的雪花膏，较软膏易于吸收，不污染衣服（因本身含肥皂，较易洗去）。根据需要有时制成油包水型，但多为水包油型，如氟氢可的松乳膏。

（13）糊剂（paste）：为大量粉状药物与脂肪性或水溶性基质混合制成的制剂，如复方锌糊。

（14）其他：还有硬膏剂（plaster）、泥罨剂（cataplasma）、海绵剂（sponge）、煎膏剂、胶剂、脂质体、固体分散体，等等。

（三）控制释放的制剂

近年来有一类新发展起来的可以控制药物释放速率（缓慢地、恒速或非恒速）的制剂。制备时将药物置入一种人工合成的优质惰性聚合物中，制成内服、外用、植入等剂型。使用后，药物在体内或在与身体接触部位缓缓释放，发挥局部或全身作用。药物释放完毕，聚合物随之溶化或排出体外。本类剂型按其释放速率可分为缓释制剂及控释制剂。缓释制剂是指用药后可缓慢地非恒速释放；控释制剂是指用药后可缓慢地恒速或近恒速释放。

1. 口服缓释或控释制剂 例如缓释片或控释片，其外观与普通片剂相似，但在药片外部包有一层半透膜。口服后，胃液通过半透膜，进入片内溶解部分药物，形成一定渗透压，使饱和药物溶液通过膜上的微孔，在一定时间内（例如24h）恒速或非恒速排出。其特点是，释放速度不受胃肠蠕动和 pH 值变化的影响，药物易被机体吸收，并可减少对胃肠黏膜的刺激和损伤，因而减少药物的不良反应。血药浓度平稳、持久。

此外，还可运用控释技术，将药制成缓释或控释糖浆、缓释或控释微粉剂，撒在软食物上（如果酱、米粥等）上服用，为小儿或咽下困难的患者服药提供方便。

2. 控释透皮贴剂 这是一种用于贴在皮肤上的小膏药，其所含药物能以恒定速度透过皮肤，不经过胃肠道和肝脏直接进入血流。这种制剂属于透皮治疗系统（transdermal therapeutic system，TTS），它由几种不同的层次组成：最外面是包装层，向内是药物贮池，再向内是一层多孔的膜，里面是一黏性附着层，此层上附有一保护膜，临用前撕下。贴膏贴上后，通过多孔膜，控制药物释放的速度。也可将药物混于聚合物之中，通过扩散作用缓缓释放出药物。目前这种治疗系统还只用于小分子药物（例如东莨菪碱、硝酸甘油）。如含东莨菪碱的贴膏，贴一次可在 3d 之内防止晕动病（恶心、呕吐等）有效，改变了过去由于东莨菪碱口服吸收快，易引起不良反应，不便用于防治晕动病的状况。

3. 眼用控释制剂 如控释眼膜，薄如蝉翼，大小如豆粒，置于眼内，药物即可定量地均衡释放。国内近年试制的毛果芸香碱控释眼膜，置入 1 片于眼内，可以维持 7d 有效，疗效比滴眼剂显著，并且避免了频繁点药的麻烦，不良反应也少见。

氯霉素控释眼丸为我国首创的一种控释制剂，系根据我国传统药"龙虱子"设计的薄型固体小圆片，用先进的滴丸工艺制成。放入眼内后，能恒速释药 10d，维持药物有效浓度，相当于 10d 内每 8.4min 不间断地滴眼药水一次，因此避免了频繁用药、使用不便的缺点。国外迄今尚未见有此种新剂型。

（四）药房制剂

医疗单位的制剂室或药厂，只有取得了《制剂许可证》或《药品生产企业许可证》的，亦即确实具备生产条件、确能保证产品质量的，才能进行药房制剂的生产，否则就不符合《中华人民共和国药品管理法》的规定，就是违法。

制剂质量的优劣，直接关系到患者的健康，甚至生命安全，尤其是一些抢救危重患者的药剂更是如此。当患者已处在死亡边缘上，如果及时应用质量好的制剂，往往可以转危为安；相反，如果用了质量差的制剂，轻则使疾病恶化，重则危及生命。所以制剂人员在配制各种制剂时，务必以对人民负责的精神，认真准确地按照操作规程进行操作，以确保质量，并需按照有关规定逐项进行检查，合格者方可提供临床使用。

二、药品的贮存

各种药品在购入时，包装上均注明贮存方法，有使用期限的均注明失效日期，应密切注意。兹将各类药品的贮存方法简述于下。

（一）密封贮存

这类药品要用玻璃瓶密封贮存，瓶口要用磨口瓶塞塞紧或在软木塞上加石蜡熔封，开启后应立即封固，决不能用纸袋或一般纸盒贮存，否则易于变质，夏天尤应注意。这类药品包括：氢氧化钠、氢氧化钾、氯化钙、浓硫酸、酵母片、复方甘草片、干燥明矾、碘化钾、碘化钠、溴化钠、溴化钾、溴化铵、苯妥英钠片、卡巴克络片、含碘喉片、维生素 B_1 片、各种浸膏、胶丸、胶囊、胃蛋白酶、含糖胃酶、胰酶、淀粉酶、结晶硫酸钠、硫酸铜、硫酸亚铁、硫酸镁、硫酸锌、鱼肝油、薄荷油、丁香油、各种香精、芳香水、乙醇、乙醚、氯仿、氯乙烷、碘、浓氨溶液、亚硝酸乙酯醑、漂白粉、水合氯醛、樟脑以及各种酒精制剂等（这类药品除密封外还应放于低温处）。

（二）低温贮存

这类药品最好放置在 $2\sim10℃$ 的低温处，计有：

（1）易因受热而变质的药品：如维生素 D_2、胎盘球蛋白、促皮质素、三磷腺苷、辅酶 A、胰岛素、锌胰岛素（避免冰冻）、肾上腺素、噻替哌、缩宫素、麦角新碱、神经垂体后叶素等注射液，盐酸金霉素滴眼剂及各种生物制品（如破伤风抗毒素、痘苗、旧结核菌素）等。

（2）易燃易炸易挥发的药物：这类药物除置于低温处外，还应该注意密封，如乙醚、无水乙醇、挥发油、芳香水、香精、氯乙烷、氯仿、过氧化氢溶液、浓氨溶液、亚硝酸乙酯醑、亚硝酸异戊酯等。

（3）易因受热而变形的药物：如甘油栓等。

（三）避光贮存

对光照敏感、光照后易失效的药品，其制剂应装在遮光容器内，如：葡萄糖酸奎尼丁、水杨酸毒扁豆碱、聚维酮、盐酸肾上腺素、甲氧氯普胺、氨茶碱、氨酪酸、盐酸普萘洛尔、盐酸哌替啶、利多卡因、毛花苷 C、去甲肾上腺素、氢化可的松、醋酸可的松等注射液，抗坏血酸、解磷定、硝酸银等，应按说明书的要求置于阴暗处或不见光处贮存。

（四）防止过期

有些稳定性较差的药品如抗生素、缩宫素、含糖胃蛋白酶、胰岛素、细胞色素 C、绒促性素等，在贮存期间药效可能降低，毒性可能增高，有的甚至不能供药用。为了保证用药的安全和有效，对这类药品都规定了有效期。

药品的"有效期"是指药品在一定的贮存条件下，能够保持质量的期限。药品的有效期应根据药品的稳定性不同，通过稳定性实验研究和留样观察，合理制订。

药品有效期的计算是从药品的生产日期（以生产批号为准）算起，药品标签应列有效期的终止日期。

到效期的药品，应根据《中华人民共和国药品管理法》规定，过期不得再使用。

药品生产、供应和使用单位对有效期的药品，应严格按照规定的贮存条件进行保管，要做到近效期先出，近效期先用，调拨有效期的药品要加速运转。

生产厂在产品质量提高后，认为有必要延长有效期时，可向当地（省、自治区、直辖市）卫生行政部门提出申请，经管理部门批准后，可延长改订本厂产品的有效期。

对于有效期的药品应定期检查以防止过期失效；账卡和药品上均应有特殊标记，注明有效期，以便于查找。

贮存药品时，除应注意以上所举各点外，还要注意：从原包装分出的药品，强酸要用玻璃塞瓶装；氯仿不要用橡皮塞（以防橡皮塞中部分物质被溶出）；标签一定要明显清楚，应有必要的检查，以防万一贴错；大输液不宜横放倒置，等等，以确保药品质量和用药安全有效。

（陈　芳）

第二章

药剂学基本理论

第一节 药物溶液的形成理论

药物溶液的形成是制备液体制剂的基础，以溶液状态使用的制剂有注射剂，供内服的合剂、芳香水剂、糖浆剂、溶液剂和酊剂等，以及供外用的洗剂、搽剂、灌肠剂、含漱剂、滴耳剂、滴鼻剂等。另外，药物溶液还包括高分子溶液，如右旋糖酐注射剂等代用血浆制剂等。药物的溶解性能是决定其能否形成溶液剂的首要条件。药用溶剂的选择有一定的要求，尤其是注射用非水溶剂，其种类、用量等均受限制。

（一）常用药用溶剂的种类与用途

在制备液体制剂时，溶剂选择合适与否直接影响药物的质量和疗效。优良的溶剂应具有理化性质稳定、不干扰主药的含量测定和药理作用、无刺激性、毒性小、成本低、无不良气味、对药物具有良好的溶解性和分散性，且有一定的防腐能力等特点。药物溶解度与溶剂的极性密切相关。溶剂的极性通常用介电常数（dielectric constant）表示，介电常数大则表示溶剂分子极性大。根据介电常数大小，可将溶剂分为极性溶剂、半极性溶剂和非极性溶剂。

1. 极性溶剂 水是最常用的极性溶剂，其本身无任何药理及毒理作用，有很好的生理相容性，价廉易得，能与乙醇、甘油、丙二醇等极性溶剂任意混合。根据制剂的需要，可将水制成注射用水、纯化水与无菌用水等使用。

2. 半极性溶剂 具体如下。

（1）乙醇：无特殊说明时，溶剂用乙醇通常指95%（V/V）乙醇。乙醇可与水、甘油、丙二醇等溶剂任意比例混合，能溶解大部分有机药物和中药材中的有效成分，如生物碱及其盐类、挥发油、树脂、鞣质、有机酸和色素等。当乙醇浓度 >20% 时，即可发挥防腐作用。与水比较，乙醇具有一定的生理活性，具有易挥发、易燃烧等缺点。

（2）丙二醇：用溶剂一般选择1，2 - 丙二醇。1，2 - 丙二醇的性质与甘油相近，但黏度比甘油小，可作为内服及肌内注射剂的溶剂。丙二醇毒性小、无刺激性，能溶解许多有机药物，合适配比的丙二醇和水的混合溶剂可延缓许多药物的水解，增加药物的稳定性。丙二醇可对药物在皮肤和黏膜的吸收产生一定的促进作用。

（3）聚乙二醇：制备液体制剂时，常用聚乙二醇300～600。聚乙二醇为无色澄明液体，理化性质稳定，能与水、乙醇、丙二醇、甘油等溶剂任意混合。一定配比的聚乙二醇、水混合溶液是良好的溶剂，能溶解许多水溶性无机盐和水不溶性的有机药物。聚乙二醇对一些易水解的药物，有一定的稳定作用。在洗剂中，聚乙二醇能增加皮肤的柔韧性，具有一定的保湿作用。

3. 非极性溶剂 具体如下。

（1）脂肪油：脂肪油为常用非极性溶剂，如麻油、豆油、花生油、橄榄油等植物油。植物油能与非极性溶剂混合，而不能与极性溶剂混合。在制剂中，脂肪油能溶解油溶性药物，如激素、挥发油、游离生物碱和许多芳香族药物。脂肪油容易酸败，也易受碱性药物的影响而发生皂化反应，进而影响制剂的质量。脂肪油多作为外用制剂的溶剂，如洗剂、擦剂、滴鼻剂等。

（2）液状石蜡：液状石蜡是从石油产品中分离得到的液状烃混合物，无色无臭，化学性质稳定。液状石蜡接触空气，可被氧化并产生不快臭味，加入油性抗氧化剂可抑制其氧化过程。本品能与非极性溶剂混合，能溶解生物碱、挥发油及一些非极性药物等。本品在肠道中不分解，也不易被吸收，能使粪便变软，有润肠通便的作用。此外，液状石蜡还可作为口服制剂和搽剂的溶剂。

（3）乙酸乙酯：乙酸乙酯是一种无色油状的液体，微臭，相对密度（20℃）为 0.897 ~ 0.906，有挥发性和可燃性。本品在空气中易氧化、变色，需加入抗氧化剂。本品能溶解挥发油、甾体药物及其他油溶性药物，常作为搽剂的溶剂。

（二）药物的溶解度、溶解速度

1. 溶解度　在一定温度下（气体要求在一定压力下），药物在一定量溶剂中所能溶解的最大溶质量称为溶解度（solubility）。通常情况下，用一定温度下 100g 溶剂（或 100g 溶液或 100ml 溶液）中溶解药物的最大克数表示。《中国药典》2010 版关于药物溶解度有七种规定，具体见表 2-1。

表 2-1　中国药典 2010 版关于溶解度的规定

溶解度描述	溶解限度
极易溶解	溶质 1g（ml）能在溶剂不到 1ml 中溶解
易溶	溶质 1g（ml）能在溶剂 1 ~ 10ml 中溶解
溶解	溶质 1g（ml）能在溶剂 10 ~ 30ml 中溶解
略溶	溶质 1g（ml）能在溶剂 30 ~ 100ml 中溶解
微溶	溶质 1g（ml）能在溶剂 100 ~ 1 000ml 中溶解
极微溶	溶质 1g（ml）能在溶剂 1 000 ~ 10 000ml 中溶解
几乎不溶或不溶	溶质 1g（ml）在溶剂 10 000ml 中不能完全溶解

2. 影响溶解度的因素　具体如下。

（1）药物的化学结构和溶剂的极性：各种药物具有不同的化学结构，因而极性也不尽相同。当溶剂的极性与药物的极性相似或相近时，药物的溶解度高。

（2）温度：温度对药物溶解度的影响取决于药物的溶解过程是吸热或放热。绝大多数固体药物的溶解是吸热过程，温度升高药物的溶解度增大。与固体药物不同，气体药物的溶解多属于放热过程，溶解度随温度升高而下降。

（3）粒子大小：对于可溶性药物，粒子的大小对溶解度没有影响；对于难溶性药物，当粒径 < 0.01μm 时，其溶解度随粒径减小而增大。

（4）晶型：不同晶格排列的结晶，称多晶型（polymorphism）。晶型不同，晶格能不同。晶格能越小，晶型越稳定，溶解度就越小、溶解速度也慢。与稳定型晶型比较，亚稳定型晶型溶解度较大、溶解速度更快。无定形晶型由于无晶格能，自由能大，其溶解度和溶解速度均比结晶型晶型大。

（5）溶剂化物：药物在结晶过程中，因溶剂分子的加入而使结晶的晶格发生改变，得到的结晶称为溶剂化物。溶剂化物和非溶剂化物的熔点、溶解度和溶解速度等均有差异，多数情况下，溶解度和溶解速度的顺序按水化物 < 无水物 < 有机溶剂化物排列。

（6）pH 值：有机弱酸、有机弱碱的溶解度受 pH 值影响较大。弱酸性药物的溶解度随着溶液 pH 值升高而增大，弱碱性药物的溶解度则随着溶液的 pH 值下降而增大。两性化合物在等电点的 pH 值时，溶解度最小。

（7）同离子效应：对于电解质类药物，当水溶液中含有的离子与其解离产生的离子相同时，可使其溶解度下降。

（8）其他：电解质溶液中加入非电解质（如乙醇），由于溶液的极性降低，可使电解质溶液的溶解度下降；非电解质溶液中加入电解质，由于电解质的强亲水性，破坏了非电解质溶液与水的弱结合键，可使其溶解度下降。

3. 增加药物溶解度的方法 具体如下。

(1) 增溶作用：表面活性剂因其在水中可形成"胶束"，故能增加难溶性药物在水中的溶解度。溶剂中加入表面活性剂后，非极性药物可溶解于胶束的非极性中心区；而具有极性基团且不溶于水的药物，则可在胶束中定向排列，分子中的非极性部分插入胶束中心区，极性部分则伸入胶束的亲水基团方向；对于极性基团占优势的药物，则可完全分布在胶束的亲水基团之间。

(2) 助溶作用：由于第三种物质的加入，在溶剂中形成可溶性的络合物或复合物，从而增加难溶性药物溶解度的过程称为助溶 (hydrotropy)。常用的助溶剂有：①有机酸及其钠盐：苯甲酸（钠）、水杨酸（钠）、对氨基苯甲酸等。②酰胺类：乌拉坦、尿素、烟酰胺、乙酰胺等。③无机盐类：碘化钾等。例如，碘在 10% 碘化钾水溶液中可制成含碘达 5% 的水溶液，即是利用碘与碘化钾形成了可溶性络合物，进而增大了碘在水中的溶解度；咖啡因在水中的溶解度为 1 : 50，用苯甲酸钠助溶，则可形成安钠咖复合物，咖啡因的溶解度可增大至 1 : 1.2。

(3) 成盐：一些难溶性的弱酸或弱碱药物，因其极性小，在水中溶解度很小或不溶。若加入适当的碱或酸，将它们制成盐类，使之成为离子型极性化合物，则可增加其溶解度。含羧基、磺酰胺基、亚胺基等酸性基团的药物，常可用氢氧化钠、碳酸氢钠、氢氧化钾、氢氧化铵、乙二胺、二乙醇胺等碱性化合物作用生成溶解度较大的盐。天然及合成的有机碱，一般用盐酸、醋酸、硫酸、硝酸、磷酸、氢溴酸、枸橼酸、水杨酸、马来酸、酒石酸等制成盐类。通过制成盐类来增加药物的溶解度时，还需考虑成盐后溶液的 pH 值、溶解性、毒性、刺激性、稳定性、吸潮性等因素对药物的影响。

(4) 药物分子结构修饰：在一些难溶性药物的分子中引入亲水基团，可增加药物在水中的溶解度。难溶性药物中可引入的亲水基团包括：磺酸钠基（—SO₃Na）、羧酸钠基（—COONa）、醇基（—OH）、氨基（—NH₂）及多元醇或糖基等。例如，樟脑在水中微溶（1 : 800），但制成樟脑磺酸钠后，则易溶于水，且毒性低；维生素 K₃（甲萘醌）在水中不溶，引入亚硫酸氢钠基团（—SO₃HNa），制成亚硫酸氢钠甲萘醌后，溶解度可增大至 1 : 20。

(5) 更换溶剂或选用混合溶剂：药物在单一溶剂中的溶解能力差，但在混合溶剂中比单一溶剂更易溶解的现象称为潜溶（cosolvency），这种混合溶剂称为潜溶剂（cosolvent）。潜溶剂可提高药物溶解度的原因在于两溶剂间发生氢键缔合后，改变了原来溶剂的介电常数，更有利于药物溶解。常用的潜溶剂包括乙醇、丙二醇、甘油和聚乙二醇等。

此外，升高温度、应用微粉化技术和 β – 环糊精包合技术等，均可促进药物的溶解。

4. 溶解速度 溶解速度是指在某一溶剂中单位时间内溶解溶质的量。溶解速度的快慢，取决于溶剂与溶质间的吸引力胜过固体溶质结合力的程度及溶质的扩散速度。有些药物虽然溶解度较大，但因其达到溶解平衡的时间较长，所以溶解速度也较小，直接影响药物的吸收与疗效。对于这样的药物，常需要设法增加其溶解速度。

5. 影响溶解速度的因素和改善药物溶出速度的方法 具体如下。

药物的溶解符合 Noyes – Whitney 方程：

$$dC/dt = KS \ (C_s - C) \tag{2-1}$$

$$K = D/V_h \tag{2-2}$$

式中，K 为溶解速度常数；D 为溶质在溶出介质中的扩散系数；h 为扩散边界层厚；V 为溶出介质的体积；S 为溶出界面积；C_s 为溶质在溶解介质中的溶解度；C 为 t 时间溶液主体中溶质的浓度。在漏槽条件（sink condition）下，C 趋于 0：

$$dC/dt = KSC_s \tag{2-3}$$

从上式可知，影响溶解速度的因素主要有以下几点。

(1) 药物的粒径：同一重量的固体药物，其粒径小，表面积大，溶出速度快；对于相同表面积的固体药物，孔隙率高，溶出速度大；对于颗粒状或粉末状的固体药物，如其在溶出介质中易结块，可加入润湿剂改善。

(2) 药物的溶解度 C_s：药物在溶出介质中的溶解度增大，能增加溶出速度。所有影响药物溶解度的因素，均能影响药物的溶出速度，如温度、溶出介质的性质和晶型等。

（3）溶出介质的体积 V：溶出介质的体积小，溶液中药物的浓度高，溶出速度慢；溶出介质的体积大，溶液中药物的浓度低，则溶出速度快。

（4）扩散系数 D：溶质在溶出介质中的扩散系数越大，溶出速度越快。在一定温度时，D 的大小与溶出介质的黏度和扩散分子大小相关。

（5）扩散层的厚度 h：扩散层的厚度越大，溶出速度越慢。扩散层的厚度与搅拌程度有关。搅拌程度取决于搅拌或振摇的速度，搅拌器的形状、大小、位置，溶出介质的体积，容器的形状、大小及溶出介质的黏度。

因此，可采取以下措施改善药物的溶出速度。例如，通过粉碎减小粒径，崩解等措施来增大药物的溶出面积；通过加强搅拌，以减少药物扩散边界层厚度或提高药物的扩散系数，从而增大溶解速度常数；通过提高温度，改变晶型，制成固体分散物等措施来提高药物的溶解度。

（陈　芳）

第二节　表面活性剂

（一）表面活性剂的概念及结构

表面活性剂（surfactant）是指能够显著降低液体表面张力的物质。表面活性剂为双亲性分子结构，包含了亲油的非极性烃链和一个以上亲水的极性基团。其结构中，亲油部分的烃链碳原子多在 8 个以上。

（二）表面活性剂的基本性质

1. 形成胶束与增溶作用　当水中表面活性剂的浓度很低时，表面活性剂分子在水－空气界面产生定向排列，亲水基团朝向水而亲油基团朝向空气。当溶液中的表面活性剂浓度较稀时，表面活性剂几乎完全集中在溶液表面并形成单分子层。此时，溶液表面层的表面活性剂浓度大大高于溶液中的浓度，可将溶液的表面张力降低至纯水表面张力以下。当表面活性剂的正吸附到达饱和后，如继续加入表面活性剂，则其分子进一步转入溶液中。因其亲油基团的存在，水分子与表面活性剂分子间的相互排斥力远大于吸引力，导致表面活性剂分子自身依赖范德华力相互聚集，形成亲油基团向内、亲水基团向外，在水中稳定分散，由多个表面活性剂分子缔合形成的胶束（micelles）。可形成胶束的表面活性剂最低浓度，即为临界胶束浓度（critical micelle concentration，CMC）。表面活性剂在水中达到 CMC 后，由真溶液变为胶体溶液，并具有增溶作用。一些水不溶性或微溶性药物会进入胶束的不同位置而使其在水中的溶解度显著增加，该过程称为增溶，而表面活性剂则称为增溶剂。

2. 亲水亲油平衡值　表面活性剂分子中亲水基团和亲油基团对油或水的综合亲和力称为亲水亲油平衡值（hydrophile lipophile balance，HLB）。HLB 值越高，亲水性越强；HLB 值越低，亲油性越强。非离子型表面活性剂的 HLB 值介于 0~20，不同的非离子型表面活性剂混合使用时，其 HLB 值具有加和性。

$$HLB_{ab} = (HLB_a \times W_a + HLB_b \times W_b) / (W_a + W_b) \quad (2-4)$$

式中，HLB_a、HLB_b 分别为表面活性剂 a、b 的 HLB 值；W_a、W_b 分别为表面活性剂 a、b 的质量；HLB_{ab} 为混合表面活性剂的 HLB 值。

HLB 值不同的表面活性剂，其用途也不同，详见表 2-2。

表 2-2　HLB 值的范围与应用的关系

HLB 值范围	应用
2~3	消泡剂
3~8	W/O 乳化剂
7~9	润湿剂与铺展剂

续 表

HLB 值范围	应用
8 ~ 16	O/W 乳化剂
13 ~ 16	去污剂
15 ~ 18	增溶剂

3. Krafft 点与浊点 具体如下。

（1）Krafft 点：离子型表面活性剂的溶解度随温度升高而增大，当达到某一温度时，溶解度可急剧增大，该温度即为 Krafft 点。Krafft 点越高的表面活性剂，其临界胶束浓度越小。Krafft 点是表面活性剂应用温度的下限。

（2）浊点：对于某些聚氧乙烯型非离子表面活性剂，当温度升高到一定程度时，可导致聚氧乙烯链与水分子之间的氢键断裂，而在水中的溶解度急剧下降并析出，溶液出现浑浊，这一现象称为起昙，此温度称为浊点或昙点（cloud point）。起浊是一种可逆的现象，当温度低于浊点时，溶液仍可恢复澄明。吐温类表面活性剂可发生起昙现象，浊点范围是 70 ~ 100℃，而泊洛沙姆 188 等聚氧乙烯类非离子表面活性剂在常压下则观察不到浊点。

4. 对药物吸收的影响 有研究发现，表面活性剂可增进药物的吸收，也可降低药物的吸收。表面活性剂对药物吸收的影响取决于多种因素，如药物在胶束中的扩散、生物膜的通透性改变、对胃排空速率的影响等，所以很难做出准确预测。如果药物顺利从胶束内扩散或胶束本身迅速与胃肠黏膜融合，则可以增加药物的吸收，如应用吐温 80 可明显促进螺内酯的口服吸收；如果表面活性剂溶解生物膜脂质，增加上皮细胞的通透性，则可以改善药物的吸收，如十二烷基硫酸钠改进头孢菌素钠、四环素、磺胺脒、氨基苯磺酸等药物的吸收，而吐温 80 和吐温 85 因其在胃肠中形成高黏度团块降低胃排空速率、进而增加一些难溶性药物的吸收等。此外，表面活性剂可促进胰岛素在鼻黏膜的吸收，如分别将含有 1% 泊洛沙姆（Poloxamer）108、1% 苄泽（Brij）35 或癸酸钠（NaCap）的胰岛素溶液，经大鼠鼻腔给药 30min 后，即可引起血糖较大幅度的降低。当以 8IV/kg 剂量的胰岛素给药 30min 后，血糖可降至给药前血糖值的 60% 左右。这一结果表明含 1% 表面活性剂的胰岛素溶液，可从鼻黏膜迅速吸收并起效。与上述过程不同，当聚氧乙烯类或纤维素类表面活性剂增加胃液黏度而阻止药物向黏膜面的扩散时，则药物的吸收速率随胃液黏度上升而降低，此类表面活性剂延缓了药物的吸收过程。

5. 与蛋白质的相互作用 蛋白质分子结构中氨基酸的羧基，在碱性条件下发生解离而带有负电荷；在酸性条件下，结构中的氨基或胍基发生解离而带有正电荷。因此，在两种不同带电情况下，可分别与阳离子表面活性剂或阴离子表面活性剂发生电性结合。此外，表面活性剂还可破坏蛋白质二维结构中的盐键、氢键和疏水键，使蛋白质各残基之间的交联作用减弱，螺旋结构变得无序或受到破坏，最终使蛋白质发生变性。

6. 毒性 一般而言，阳离子表面活性剂的毒性最大，其次是阴离子表面活性剂，非离子表面活性剂毒性最小。两性离子表面活性剂的毒性小于阳离子表面活性剂。表面活性剂用于静脉给药时的毒性大于口服。阳离子及阴离子表面活性剂不仅毒性较大，而且还有较强的溶血作用。非离子表面活性剂的溶血作用较轻微，在亲水基为聚氧乙烯基非离子表面活性剂中，以吐温类的溶血作用最小，其顺序为聚氧乙烯烷基醚 > 聚氧乙烯烷芳基醚 > 聚氧乙烯脂肪酸酯 > 吐温类；吐温 20 > 吐温 60 > 吐温 40 > 吐温 80。阳离子表面活性剂由于毒性较大，只能作为消毒杀菌药使用；阴离子表面活性剂有较强的溶血作用和刺激性，也只能外用使用；非离子型表面活性剂毒性较小，可用作口服使用。

7. 刺激性 各类表面活性剂都可用于外用制剂，但长期或高浓度使用，可对皮肤或黏膜造成损害。阳离子表面活性剂的刺激性最强，阴离子表面活性剂次之，两性离子和非离子表面活性最弱。表面活性剂的刺激性，随温度和湿度的增加而增加。

（三）表面活性剂的种类及应用

1. 阴离子型表面活性剂 此类表面活性剂中发挥表面活性作用的是阴离子，主要包括肥皂类、硫酸化物和磺酸化物三类。

（1）肥皂类（soaps）：通式为（RCOO）$^{n-}$ M^{n+}，具体可分为碱金属皂（如硬脂酸钠、硬脂酸钾等）、碱土金属皂（如硬脂酸钙、硬脂酸镁等）和有机胺皂（如三乙醇胺皂）三类。碱金属皂和有机胺皂具有较强的亲水性，可作增溶剂和 O/W 型乳化剂使用。碱土金属皂（如硬脂酸钙、硬脂酸镁等）的亲水性较弱，只能作 W/O 型乳化剂及疏水性润滑剂使用。

（2）硫酸化物（sulfates）：通式为 ROSO$_3^-$ M$^+$，对黏膜有一定刺激性。硫酸化物中以十二烷基硫酸钠（又称月桂硫酸钠）最为常用，易溶于水，以 pH 值 6 ~ 7 为宜。在硬水中，硫酸化物仍能发挥表面活性作用，常用作湿润剂及外用乳剂的乳化剂。

（3）磺酸化物（sulfonates）：通式为 RSO$_3^-$ M$^+$。磺酸化物在酸性介质中不水解，对热也较稳定。常用的磺酸化物是丁二酸二辛酯磺酸钠（商品名阿洛索 - OT），可用作湿润剂，或与其他乳化剂联合作为软膏及其他外用乳剂的乳化剂。另一种常用的磺酸化物是十二烷基苯磺酸钠，是广泛使用的洗涤剂。

2. 阳离子型表面活性剂　此类表面活性剂中，发挥表面活性作用的是阳离子，故也称为阳性皂。阳离子型表面活性剂为季铵化物，通式为［RNH$_3^+$］X$^-$。阳离子型表面活性剂的表面活性弱、毒性大、杀菌力强，常用作消毒、杀菌防腐剂，很少单独用作药剂辅料，如苯扎氯铵（洁尔灭）和苯扎溴铵（新洁尔灭）等。

3. 两性离子型表面活性剂　该类表面活性剂的结构中同时存在正、负电荷基团，并随着溶液 pH 值的变化而表现出不同的性质。在等电点以上时，表现出阴离子表面活性剂的性质，即具有很好的起泡、去污作用；在等电点以下时，则呈现出阳离子表面活性剂的性质，即具有很强的杀菌能力。天然的两性离子型表面活性剂包括卵磷脂（图 2 - 1）、脑磷脂等，毒性很小，可供静脉注射使用，是制备注射用乳剂及脂质体制剂的主要辅料。

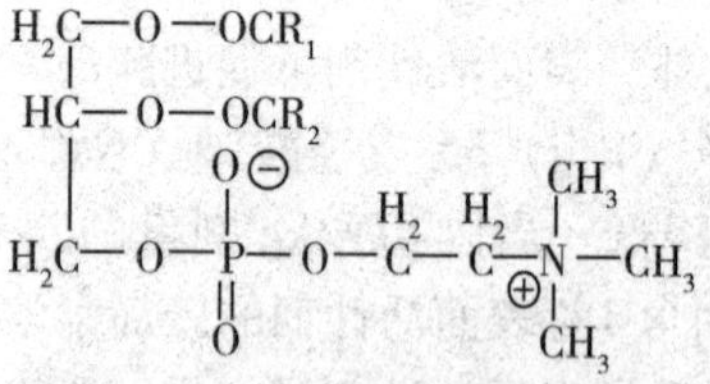

图 2 - 1　卵磷脂分子结构式

4. 非离子型表面活性剂　该类表面活性剂在水中不解离，亲水基团一般为多元醇，亲油基团是长链脂肪酸或长链脂肪醇以及烷基或芳基等。非离子型表面活性剂的配伍禁忌少，毒性小，广泛用于外用、口服制剂和注射剂中，个别品种的非离子型表面活性剂也可用于静脉注射。

（1）脱水山梨醇脂肪酸酯（脂肪酸山梨坦）：商品名为司盘（Span），多不溶于水，是常用的 W/O 型乳化剂（图 2 - 2）。根据脂肪酸的不同，可将司盘分为司盘 20、司盘 40、司盘 60、司盘 65、司盘 80 和司盘 85 等。其 HLB 值从 1.8 ~ 3.8，常与吐温配合使用。

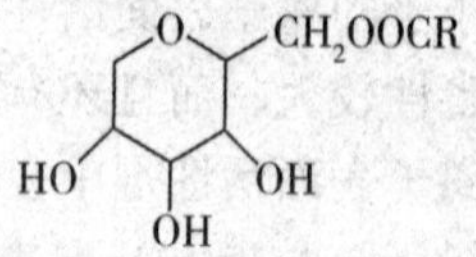

图 2 - 2　司盘分子结构式

（2）聚氧乙烯脱水山梨醇脂肪酸酯（聚山梨酯）：商品名为吐温（Tween），多溶于水，可用作增溶剂、分散剂、润湿剂及 O/W 型乳化剂（图 2 - 3）。与司盘的命名相对应，根据脂肪酸不同，有吐温（聚山梨酯）20、40、60、65、80、85 等多种。由于吐温的结构中增加了聚氧乙烯基团，使得其亲水性大大提高，HLB 值均在 8 以上。

$$H_x(OC_2H_4)O \begin{matrix} CH_2OOCR \\ O(C_2H_4O)_YH \\ O(C_2H_4O)_ZH \end{matrix}$$

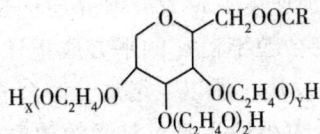

图2-3　吐温分子结构式

（3）聚氧乙烯脂肪酸酯/醇醚：商品名为卖泽（Myrij）/苄泽（Brij），两类都具有较高的 HLB 值，亲水性较强，可作为增溶剂及 O/W 型乳化剂使用。

（4）聚氧乙烯-聚氧丙烯共聚物：又称泊洛沙姆（Poloxamer），商品名普朗尼克（Pluronic），通式为 HO（C_2H_4O）_a—（C_3H_6O）_b—（C_2H_4O）_aH，相对分子量在 1 000～1 400。当聚氧乙烯-聚氧丙烯共聚物结构中的聚氧丙烯基团比例增加时，其亲水性增加。本品具有乳化、润湿、分散、起泡和消泡等作用，但增溶能力较弱。本品毒性低、刺激性小、不易过敏，可高压灭菌，常用于静脉注射用的脂肪乳剂中。Poloxamer188（Pluronic F68）是一种 O/W 型乳化剂，是目前可用于静脉乳剂的极少数乳化剂之一。

（5）其他：非离子型表面活性剂除以上品种外，尚有脂肪酸的蔗糖醚、蔗糖酯、烷基酚基聚醚醇类等。

（门　闯）

第三节　微粒分散体系

（一）微粒分散体系的定义与分类

分散体系（disperse system）是一种或几种物质高度分散在某种介质中所形成的体系。连续的介质称为分散介质（disperse medium），被分散的物质称为分散相（disperse phase）。将微粒直径在 10^{-9}～10^{-4}nm 范围的分散相统称为微粒，由微粒构成的分散体系则统称为微粒分散体系。分散体系按分散相粒子的直径大小分为真溶液：直径小于 <1nm，胶体分散体系：1～100nm，粗分散体系：直径大于 >100nm，微粒分散体系：1nm～100μm。

（二）微粒分散体系的主要性质与特点

微粒分散体系的性质包括其热力学性质、动力学性质、光学性质和电学性质等。这里主要介绍与其粒径大小和物理稳定性有关的基本性质。

1. 微粒大小　微粒大小是微粒分散体系的重要参数，对其体内外的性能有十分重要的影响。微粒大小完全均一的体系称为单分散系；微粒大小不均一的体系称为多分散系。微粒大小的测定方法有光学显微镜法、电子显微镜法、激光散射法、库尔特计数法、Stokes 沉降法、吸附法等。

2. 微粒大小与体内分布　不同大小的微粒分散体系在体内具有不同的分布特征。小于 50nm 的微粒能够穿透肝内皮，通过毛细血管末梢或淋巴传递而进入骨髓组织。静脉或腹腔注射 0.1～3.0μm 的微粒分散体系，则能很快被网状内皮系统（RES）的巨噬细胞吞噬。最终，多数药物微粒将浓集于巨噬细胞丰富的肝和脾等组织，而血液中的微粒则逐渐被清除。若注射大于 50μm 的微粒至肠系膜动脉、门静脉、肝动脉或肾动脉，则微粒可分别被截留在肠、肝、肾等相应组织。

3. 微粒的动力学性质和热力学性质　布朗运动是微粒扩散的微观基础，而扩散现象又是布朗运动的宏观表现。正是由于布朗运动，使得很小的微粒具有了动力学的稳定性。微粒分散体系是典型的多相分散体系，存在大量的相界面。随着微粒粒径的变小，表面积不断增加，表面张力降低。分散系中普遍存在微粒的絮凝、聚结、沉降等物理稳定性问题，属于热力学与动力学不稳定体系。

当微粒的半径大于 1μm 后，在分散介质中受重力场作用而匀速运动，此时应按 Stoke's 定律，其沉降或上浮的速度 μ 以下式表示：

$$\mu = \frac{2a^2(\rho - \rho_0)g}{9\eta} \tag{2-5}$$

式中，以为微粒的半径；g 为重力加速度；η 为分散介质的黏度；ρ 和 ρ_0 为微粒和分散介质的密度。由 Stoke's 定律可知，沉降速度 μ 与微粒半径 α 的平方成正比；所以，减小粒径是防止微粒沉降的最有效的方法。同时，沉降速度与 η 成反比；所以，增加分散介质的黏度，也可降低微粒的沉降速度。

4. 微粒的光学性质　当微粒的半径大小适当时，对光的散射现象十分明显。当一束光线在暗室内通过微粒分散体系时，可在其侧面观察到明显的乳光，称为丁达尔现象（Tyndall）。丁达尔现象是微粒散射光的宏观表现，同时也是判断纳米体系的一个简单的方法。同样条件下，粗分散体系由于以反射光为主，不能观察到丁达尔现象；而低分子的真溶液则是以透射光为主，同样也观察不到。可见，微粒大小不同，光学性质差异较大。

5. 微粒的电学性质　微粒的表面可因电离、吸附或摩擦等而带上电荷。如果将两个电极插入微粒分散体系的溶液中，再通以电流，则分散于溶液中的微粒可向阴极或阳极移动，这种在电场作用下微粒的定向移动就是电泳（electrophoresis）。微粒在电场作用下移动的速度与其粒径大小成反比，其他条件相同时，微粒越小，移动越快。

（三）微粒分散体系在药剂学中的应用

在药剂学中，微粒分散体系已被发展成为微粒给药系统。属于粗分散体系的微粒给药系统主要包括微球、微囊、乳剂、混悬剂等，其粒径在 500nm ~ 100μm 范围内；属于胶体分散体系的微粒给药系统主要包括纳米微乳、脂质体、纳米粒、纳米囊、纳米胶束等，其粒径一般都小于 1 000nm。上述两者的粒径范围有一定交叉。微粒分散制剂可供静脉、动脉注射，亦可用于口服、皮下注射或植入，还可供肌肉注射、关节腔内注射、眼内及鼻腔用药等。

微粒分散体系在药剂学中具有重要的意义，如可以提高药物在分散介质中的溶解度和分散性；提高制剂稳定性及口服生物利用度；通过粒径和处方的设计，构建药物靶向载体，控制药物进入特定的靶器官或靶细胞；延长药物在体内的作用时间，减少剂量，降低不良反应等。在恶性肿瘤化疗中，可将较大微粒的分散体系用于动脉栓塞，治疗肝癌、肾癌等（40 ~ 200μm）。含药的微粒一方面使肿瘤部位血管闭锁，切断对肿瘤的营养；另一方面，也使肿瘤细胞内的药物浓度较高且持久，而在体循环中的药物浓度相对较低，因而极大提高疗效，降低化疗药物的不良反应。脂质体静脉注射后，可优先被富含网状内皮系统的组织，如肝、脾等摄取。利用脂质体这一被动靶向性的特点，可将用于杀灭某特定生长周期且主要在网状内皮系统繁殖的寄生虫的药物，及主要作用于网状内皮系统白细胞的免疫调节药，制备成脂质体，可极大改善药物的疗效、降低不良反应。

微粒分散体系因具有诸多的优良性能，故在缓控释、靶向制剂等方面发挥着重要的作用。纳米药物载体的应用，为现代给药系统的研究提供了新途径，同时也对微粒分散体系的发展提出了更高、更新的要求。纳米药物载体的研究方向是开发智能化的给药系统：研究并制备可与药物特异性结合的纳米级载体，该载体需具有自动靶向和定量、定时释药的特点，以改善并提高疾病的诊断和治疗效果。随着纳米生物技术的发展，药剂工作者在未来将制备出更为理想且具有智能效果的纳米药物载体，围绕着微粒给药体系的研究和应用，必将有一个非常广阔的前景。

（门　闯）

第四节　药物制剂的稳定性

（一）研究药物制剂稳定性的意义

药物制剂的基本要求是安全、有效、稳定。药物制剂的稳定性（stability）包括化学稳定性（如药物氧化、水解、异构化、聚合、脱羧等）、物理稳定性（如乳剂的乳析、破裂，混悬粒子的沉降、凝固、结块等）、生物活性稳定性（如微生物污染生长，引起药剂的霉败、分解、变质等）以及疗效稳定性和毒性稳定性等。药物制剂的稳定性研究主要指药物在体外的稳定性。研究药物制剂稳定性的任务，就是探讨影响药物制剂稳定性的因素与提高制剂稳定性的措施，同时研究药物制剂稳定性的试验方法，制定药物产品的有效期，保证药物产品的质量，为新产品提供稳定性依据。

药物若分解变质，不仅疗效降低，有些药物甚至可产生不良反应，故药物制剂稳定性对保证制剂的安全有效是非常重要的。药物产品在不断更新，一个新的产品，从原料合成、剂型设计到制剂研制，药物制剂的稳定性研究是其中最基本的内容。我国已有规定，新药申请必须呈报有关药物制剂稳定性的资料。因此，为了合理地进行剂型设计，提高制剂质量，保证药品疗效与安全，提高经济效益，必须重视药物制剂稳定性的研究。

（二）化学动力学简介

化学动力学是研究化学反应速度和反应机制的科学。自从 20 世纪 50 年代初期，Higuchi 等用化学动力学的原理来评价药物的稳定性以来，化学动力学作为药物稳定性的预测理论即已得到了广泛应用。

研究药物降解的速率，首先需要解决的问题是浓度对反应速度（reaction rate）的影响。反应速度常用单位时间内、单位体积中反应物浓度的减少或生成物浓度的增加来表示：

$$-dC/dt \qquad\qquad (2-6)$$

C 为 t 时间反应物的浓度，负号表示反应物的浓度逐渐减少。

根据质量作用定律，反应速度与反应物浓度之间有下列关系：

$$-dC/dt = KC^n \qquad\qquad (2-7)$$

式中 K 为反应速度常数，是指各反应物为单位浓度时的反应速度，其大小与反应温度有。K 值越大，表示反应物的活跃程度越大，药物制剂越不稳定。n 为反应级数，表示反应速度随反应物浓度的变化而改变的方式。n = 0 为零级反应（zero order reaction），n = 1 为一级反应（first - order reaction），n = 2 为二级反应（second - order reaction），以此类推。

零级反应速度与反应物浓度无关，但可受其他因素如反应物的溶解度或某些光化反应中光强度、光照时间等因素影响。一级反应速率与反应物浓度的一次方成正比。如果反应速率与两种反应物浓度的乘积成正比，则称为二级反应（图 2 - 4）。若其中一种反应物的浓度大大超过另一种反应物，或保持其中一种反应物浓度恒定不变的情况下，则此反应表现出一级反应的特征，故称为伪一级反应（pseudo first - order reaction）。例如，在酸或碱的催化下，酯的水解可用伪一级反应处理。绝大多数药物的降解过程可以用零级、一级和伪一级反应来处理。药物的有效期（shelf life），常用药物降解 10% 所需的时间，即 $t_{0.9}$ 来表示。

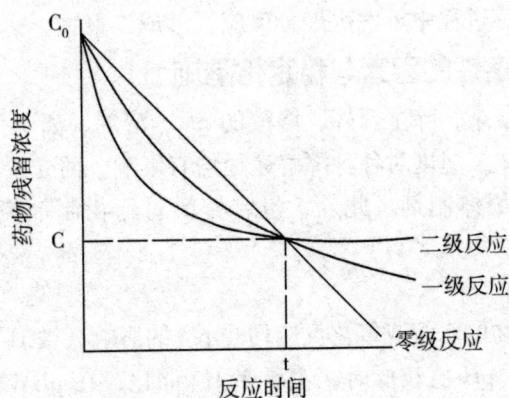

图 2 - 4 反应物浓度与时间的关系

（三）制剂中药物的降解途径

药物的降解途径主要有氧化、水解、脱羧、异构化、聚合等，最常见的是氧化和水解。

1. 水解 水解为药物的主要降解途径，酯类（包括内酯）和酰胺类（包括内酰胺）药物均易水解。与酯类药物比较，酰胺类药物稍稳定。

（1）酯类药物：含有酯键的药物在水溶液中或吸收水分后很易发生水解，生成相应的醇和酸，盐酸普鲁卡因、阿司匹林的水解即是此类药物水解反应的代表。酯类药物水解后可产生酸性物质，使溶液的 pH 值下降。当某些酯类药物灭菌后 pH 值下降时，即提示我们药物可能发生了水解反应。与酯类药物相同，内酯在碱性条件下很易水解开环，如毛果芸香碱、华法林均有内酯结构，易发生水解反应。

（2）酰胺类药物：酰胺类药物易水解生成相应的胺与酸（有内酰胺结构的药物，水解后易开环、失效），这类药物主要有氯霉素、青霉素类、头孢菌素和巴比妥类等。

2. 氧化　氧化也是导致药物变质最常见的反应。药物在催化剂、热或光等因素的影响下，易与氧形成游离基，然后产生游离基的链反应。所以，对于易氧化的药物，要特别注意光、氧和金属离子等对其的影响。氧化作用与药物的化学结构有关，酚类、烯醇类、芳胺类、吡唑酮类和噻嗪类药物较易氧化。药物氧化后，可发生变色、沉淀、失效，甚至产生有毒物质。

（1）酚类药物：肾上腺素、左旋多巴、吗啡、阿扑吗啡和水杨酸钠等药物分子中都具有酚羟基，极易被氧化。例如，肾上腺素氧化后，可先生成肾上腺素红，最后变成棕红色聚合物或黑色素；左旋多巴氧化后，可生成有色物质，最后产物为黑色素。

（2）烯醇类药物：分子中含有烯醇基的药物极易氧化，维生素 C 即是这类药物的代表，其氧化过程较为复杂。在有氧条件下，维生素 C 先氧化成去氢抗坏血酸，然后经水解成为 2，3 - 二酮古罗糖酸，此化合物进一步氧化为草酸与 L - 丁糖酸。pH 值为 5.4 时，维生素 C 最稳定；无铜离子时，pH 值在 9 以上时，可发生明显的氧化反应，铁和铝离子对维生素 C 的氧化反应具有催化作用。

（3）其他：芳胺类（如磺胺嘧啶钠），吡唑酮类（如氨基比林、安乃近）和噻嗪类（如盐酸氯丙嗪、盐酸异丙嗪）等药物也易发生氧化降解反应。

3. 异构化　异构化一般分光学异构（optical isomerization）和几何异构（geometric isomerization）两种。光学异构化又分为外消旋化和差向异构化。药物发生异构化后，通常其生理活性降低甚至活性消失。例如，左旋肾上腺素具有生理活性，其水溶液在 pH 值 <4 时的外消旋化速度较快，生理活性可降低 50%；在碱性条件下，毛果芸香碱可发生差向异构化并生成活性较低的异毛果云香碱；维生素 A 的活性形式是全反式，可发生几何异构化，当全反式维生素 A 在 2、6 位形成顺式异构化时，此种异构体的维生素 A 活性比全反式低。

4. 脱羧　在光、热和水分等因素存在的条件下，对氨基水杨酸钠极易发生脱羧现象而生成间硝基酚，并可进一步氧化变色。

5. 聚合　聚合（polymerization）是指两个或多个药物分子结合在一起而形成复杂分子的过程。浓度较高的氨苄西林水溶液在储存过程中可发生聚合反应，形成二聚物。

（四）影响药物制剂稳定性的因素与稳定化措施

药物制剂的处方组成比较复杂，除主药外，溶液的 pH、溶剂、离子强度、附加剂等处方因素均可影响主药的稳定性。环境因素中，温度对各种降解途径均有影响，而光线、空气、金属离子主要影响氧化反应，湿度、水分主要影响固体制剂。此外，包装材料对药物制剂稳定性的影响也是需要考虑的问题。

1. 处方因素　具体如下。

（1）酸 - 碱催化：许多药物的水解或氧化反应均受 pH 的影响，被 H^+ 和 OH^- 催化的反应，其速度在很大程度上随 pH 而改变。在 pH 值较低时，主要受 H^+ 催化；在 pH 较高时，主要受 OH^- 催化；在 pH 值近中性时，受 H^+、OH^- 共同催化，称为特殊酸 - 碱催化（specific acidbase catalysis）。有些药物的水解反应还受缓冲盐的影响，称广义酸 - 碱催化（general acidbase catalysis），如磷酸盐对青霉素 G 钾盐，醋酸盐、枸橼酸盐、磷酸盐对氯霉素的催化等。确定某药物是否被所用的缓冲液催化，可在保持离子强度不变的条件下，改变缓冲盐的浓度，然后观察药物分解速度是否随缓冲盐的浓度增加而增大。为减少 pH 和缓冲液的催化作用，应将溶液的酸碱性控制在最稳定的 pH 值或者调节成偏酸性，缓冲盐应保持在最低的浓度或选用无催化作用的缓冲体系。

（2）离子强度：在制剂处方中，为了调节 pH 值、维持等渗、抗氧化等，常需在溶液中加入电解质。电解质可产生离子强度，进而影响药物的降解速度。当药物带正电荷并受 H^+ 催化或药物带负电荷并受 OH^- 催化时，可因盐的加入，引起离子强度的增加，造成降解反应速度的加快；如果药物是中性分子，则离子强度的改变对药物降解的速度无较大影响。制剂制备过程中，控制溶液的离子强度，尽量避免加入外来离子，采用与主药具有相同酸根离子的酸或能产生水的碱，可提高制剂的稳定性。

（3）溶剂：溶剂的极性和介电常数均能影响药物的降解反应，尤其对药物的水解反应影响更大。离子与离子间的引力与溶剂的介电常数有关，介电常数越大，离子间的引力越弱，对反应速度影响越大。当以介电常数较低的溶剂全部或部分代替水时，可提高易水解药物的稳定性。例如，使用丙二醇、乙醇、甘油等可延缓酰胺类药物的水解；巴比妥类药物的水溶液中加入低介电常数的溶剂时，可使巴比妥类药物的水解速度减慢。

（4）表面活性剂：溶液中加入表面活性剂可影响药物稳定性。多数情况下，一些易水解的药物加入表面活性剂可使稳定性提高，药物被增溶在胶束内部，形成了所谓的"屏障"。但表面活性剂的加入，有时也可使某些药物的分解速度加快，如吐温 80（聚山梨酯 80）可使维生素 D 的稳定性下降。因此，在不确定表面活性剂影响的情况下，应通过实验选用合适的表面活性剂。

（5）其他附加剂：一些半固体剂型的药物制剂，如软膏、霜剂，其稳定性与制剂处方的基质有关，如以聚乙二醇为基质会促进氢化可的松软膏中药物的降解。一些片剂的润滑剂对主药的稳定性也有一定影响，如硬脂酸镁可加速阿司匹林的降解。因此，进行处方研究时，应充分考虑附加剂对主药的影响，通过大量科学实验进行筛选、确定。

2. 环境因素　具体如下。

（1）温度：根据 Vant Hoff 规则，温度每升高 10℃，反应速度增加 2～4 倍。温度越高，药物的降解速度越快。例如，青霉素水溶液的水解，在 4℃ 储存时，7d 后损失效价 16%；而在 24℃ 贮存时，7d 后损失效价则高达 78%。对于易水解或易氧化的药物，要特别注意控制工艺的温度。尤其是对注射液、一些抗生素和生物制品等，要根据其药物性质，合理地设计处方；生产中采取特殊工艺，如无菌操作、冷冻干燥、低温储存等，在保证充分灭菌的前提下，适当减低灭菌的温度或缩短时间，避免不必要的长时间高温，以防止药物过快的水解或氧化。

（2）光线：光是一种辐射能，波长较短的紫外线更易激发药物的氧化反应，加速药物的降解。药物的光解主要与药物的化学结构有关，酚类药物如肾上腺素、吗啡、苯酚、可待因和水杨酸等，以及分子中有双键的药物如维生素 A、维生素 D、B 族维生素、维生素 B_2、维生素 B_{12}、维生素 K_1、维生素 K_4、叶酸、利舍平、硝苯地平和尼群地平等都对光线很敏感。光解反应较热反应更为复杂，光的强度、波长，灌装容器的组成、种类、形状、离光线的距离等，均可对光解反应的速度产生影响。对于易发生光解反应而氧化变质的药物，在生产过程和储存过程中，应尽量避免光线的照射，必要时需使用有色遮光容器保存。

（3）金属离子：原辅料中的微量金属离子可对自动氧化反应产生显著的催化作用，如 0.000 2mol/L 的铜离子即能使维生素 C 的氧化速度增加 1 万倍。金属离子主要来源于原辅料、溶剂、容器及操作工具等。为了避免金属离子的影响，除应选择纯度较高的原辅料并尽量不使用金属器具外，还需在药液中加入金属离子络合剂，如依地酸盐、枸橼酸、酒石酸等。上述金属络合剂可与溶液中的金属离子生成稳定的水溶性络合物，进而避免金属离子的催化作用。

（4）空气：空气中的氧是引起药物制剂氧化的重要因素，大多数药物的氧化是自动氧化反应。对于易氧化的药物，除去氧气是防止氧化的最根本措施。通入惰性气体（如氮气和二氧化碳等），可除去容器空间和药液中的绝大部分氧。另一重要的抗氧化措施是加入抗氧剂（antioxidants），常用的水溶性抗氧剂有焦亚硫酸钠和亚硫酸钠，油溶性抗氧剂有叔丁基对羟基茴香醚（BHA）、二丁甲苯酚（BHT）、生育酚等。酒石酸、枸橼酸和磷酸等可显著增强抗氧剂的效果，被称为协同剂（synergists）。使用抗氧剂时，还应考察抗氧剂是否与主药发生相互作用。

（5）湿度与水分：空气中的湿度与原辅料的含水量主要影响固体制剂稳定性，如阿司匹林、青霉素 G、氨苄西林、对氨基水杨酸钠和硫酸亚铁等的固体制剂。只要有微量水分存在时，就能加速上述药物的分解。因此，制剂制备时应严格控制环境的湿度，降低原辅料的含水量（一般在1%以下）并采用合适的包装材料。

（6）包装材料：药物制剂最常用的容器材料是玻璃、金属、塑料和橡胶等。不适合的包装，可使稳定性好的制剂失效，包装材料的恰当与否、质量好坏对药物受外界环境因素的影响及药物自身的稳定都有直接关系。故在给产品选择包装材料时，必须以实验结果和实践经验为依据，经过"装样试验"，确定合适的包装材料。

（五）药物制剂稳定性试验方法

1. 稳定性试验的目的　考察原料药或药物制剂在温度、湿度和光线等因素的影响下随时间变化的规律，为药品的生产、包装、储存、运输条件提供科学依据，同时通过试验确定药品的有效期。

2. 稳定性试验内容及方法　具体如下。

（1）影响因素试验（强化试验，stress testing）：该试验是在相比加速试验更为剧烈的条件下进行的试验。①高温试验：供试品开口置适宜的洁净容器中，60℃温度下放置10d，分别于第5、10d取样，按稳定性试验的重点考察项目进行检测（表2-3）。同时，还需准确称量试验前后供试品的重量，以考察供试品风化失重的情况。若供试品的特性发生明显变化（如含量下降5%），则需在40℃条件下同法进行试验。②高湿度试验：供试品开口置恒湿密闭容器中，在25℃于相对湿度90%±5%条件下放置10d，于第5、10d取样，按稳定性重点考察项目要求检测（表2-3），同时准确称量试验前后供试品的重量，以考察供试品的吸湿潮解性能。若吸湿增重5%以上，则在相对湿度75%±5%条件下，同法进行试验。③强光照射试验：供试品开口置光照仪器内，于照度为4 500k±500k的条件下放置10d，于第5、10d取样，按稳定性试验的重点考察项目进行检测（表2-3），特别要注意供试品的外观变化。

（2）加速试验（accelerated testing）：加速试验在超常条件下进行，其目的旨在通过加速药物的化学或物理变化，为药品审评、包装、运输及储存提供必要的资料。原料药和制剂均需进行此项试验。加速试验中的供试品要求3批，按市售包装，在温度（40±2℃），相对湿度75%±5%的条件下放置6个月。加速试验期间，每月取样1次，按稳定性试验的重点考察项目检测（表2-3），如6个月内供试品经检测不符合制订的质量标准，则应在中间条件下，即在温度（30±2℃）、相对湿度60%±5%的情况下进行加速试验，时间仍为6个月。

（3）长期试验（Long term testing）：长期试验是在接近药品的实际储存条件下进行的，其目的是为制订药物的有效期提供依据。原料药与制剂均需进行长期试验。长期试验中的供试品为3批，按市售包装，在温度（25±2℃）、相对湿度60%±10%的条件下放置12个月。每3个月取样1次，分别于0、3、6、9、12个月，按稳定性重点考察项目检测（表2-3）。12个月以后，仍需继续考察，分别于18、24、36个月取样进行检测，将结果与0月比较以确定药品的有效期。

表2-3　中国药典2010年版规定的稳定性重点考察项目

剂型	稳定性重点考察项目	剂型	稳定性重点考察项目
原料药	性状、熔点、含量、有关物质、吸湿性以及根据品种性质选定的考察项目	口服混悬剂	性状、含量、沉降体积比、有关物质、再分散性
片剂	性状、含量、有关物质、崩解时限或溶出度或释放度	散剂	性状、含量、粒度、有关物质、外观均匀度
胶囊剂	性状、含量、有关物质、崩解时限或溶出度或释放度、水分，软胶囊要检查内容物有误沉淀	气雾剂	泄漏率、每瓶主要含量、有关物质、每瓶总揿次、每揿主药含量、雾滴分布
注射剂	性状、含量、pH、可见异物、有关物质，应考察无菌	粉雾剂	排空率、每瓶总吸次、每吸主药含量、有关物质、雾粒分布
栓剂	性状、含量、融变时限、有关物质	喷雾剂	每瓶总吸次、每吸喷量、每吸主药含量、有关物质、雾滴分布
软膏剂	性状、均匀性、含量、粒度、有关物质	颗粒剂	性状、含量、粒度、有关物质、溶化性或溶出度或释放度

续　表

剂型	稳定性重点考察项目	剂型	稳定性重点考察项目
乳膏剂	性状、均匀性、含量、粒度、有关物质、分层现象	贴剂（透皮贴剂）	性状、含量、有关物质、释放度、黏附力
糊剂	性状、均匀性、含量、粒度、有关物质	冲洗剂、洗剂、灌肠剂	性状、含量、有关物质、分层现象（乳状型）、分散型（混悬型），冲洗剂应考察无菌
凝胶剂	性状、均匀性、含量、有关物质、粒度、乳胶剂应检查分层现象	搽剂、涂剂、涂膜剂	性状、含量、有关物质、分层现象（乳状型）、分散型（混悬型），涂膜剂应考察成膜性
眼用制剂	如为溶液，应考察性状、澄明度、含量、pH、有关物质；如为混悬液，应考察粒度、再分散性；洗眼剂还应考察无菌度；眼丸剂应考察粒度与无菌度	耳用制剂	性状、含量、有关物质，耳用散剂、喷雾剂与半固体制剂分别按相关剂型要求检查
丸剂	性状、含量、有关物质、溶散时限	鼻用制剂	性状、pH、含量、有关物质、鼻用散剂、喷雾剂与半固体制剂分别按相关剂型要求检查
糖浆剂	性状、含量、澄清度、相对密度、有关物质、pH		
口服溶液剂	性状、含量、澄清度、有关物质		
口服乳剂	性状、含量、分层现象、有关物质		

注：有关物质（含降解产物及其他变化所生成的产物）应说明其生成产物的数目及量的变化，如有可能应说明有关物质中何者为原料中的中间体，何者为降解产物，稳定性试验重点考察降解产物。

（姚家春）

第五节　粉体学基础

（一）粉体学的概念

粉体（powder）是无数个固体粒子集合体的总称。粉体学（micromeritics）是研究粉体的表面性质、力学性质、电学性质及其应用的科学。通常所说的"粉""粒"都属于粉体的范畴，将粒径小于 $100\mu m$ 的粒子叫"粉"，粒径大于 $100\mu m$ 的粒子叫"粒"。

（二）粉体的性质

通常物态有三种，即固体、液体和气体，液体与气体具有流动性，而固体无流动性。将较大粒径的固体粉碎成粒子群后，该粒子群则具有与液体类似的流动性、与气体类似的压缩性和与固体相似的抗变形能力。因此，人们也常把"粉体"视为第四种物态处理。由于在散剂、颗粒剂、片剂和胶囊剂等固体制剂的生产中需要对原辅料进行粉碎、混合等处理，以改善粉体的性质，使之满足工艺操作和制剂加工的要求，所以粉体的性质在固体制剂中占有较为重要的地位。

1. 粉体的粒子大小与粒度分布及其测定方法　具体如下。

1）粉体的粒子大小与粒度分布：粉体的粒子大小（particle size）是粉体的基本性质，它对粉体的溶解性、可压性、密度和流动性等均有显著影响，进而影响药物的溶出与吸收等过程。采用一般方法处理过的粉体，多数情况是组成粉体的各个粒子的大小不同、各方向长度不同、形态不同且不规则，很难像球体、立方体等规则粒子以特征的长度表示其大小。因此，根据实际应用情况选择适当的测定方法，求算其相当径或有效径等。粉体粒径的几种表示方法有：定方向径（显微镜测定）、等价径（粒子的外接圆的直径）、体积等价径（库尔特计数法测定）、有效径（又称 Stocks 径，根据沉降公式计算所得）和筛分径（筛分法测得）等。

粉体的大小不可能均匀一致，而是存在粒度分布（particle size distribution）的问题，分布不均会导致制剂的分剂量不准、可压性差异以及粒子密度不同等问题。粉体的粒径分布，常用频率分布来表示，即各个平均粒径相对应的粒子占全体粒子群中的百分比（图2-5）。

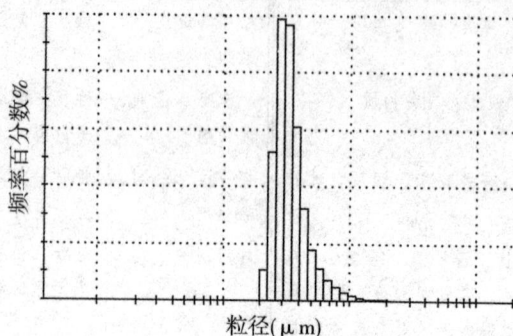

图 2-5 用频率分布表示的粒径分布示意图

2）粒径测定方法

（1）光学显微镜法（microscopic method）：该法是使用最早、应用最广泛的粒径测定方法之一，测定的粒径范围为 0.5～100.0μm，但通常用于测定粒径大于 45μm 的粒。一般需测定 200～500 个粒子，才具有统计学意义。

（2）库尔特计数法（coulter counter method）：该法的原理是利用电阻与粒子的体积成正比的关系，将电信号换算成粒径，以测定粒径及其分布情况。本法测得的粒径为等体积球的相当径，可求得以个数为基准的粒度分布或以体积为基准的粒度分布。本法可用于混悬剂、乳剂、脂质体和粉末药物等粒径的测定。

（3）沉降法（sedimentation method）：该法是液相中混悬的粒子在重力场中恒速沉降时，根据 Stock's 方程求出粒径的方法。Stock's 方程适用于粒径小于 100μm 粒子的测定。沉降法中，比较常用的为 Andreasen 吸管法。该法即设定一定的沉降高度，假设在此高度范围内粒子以等速沉降（求出粒子径），并在一定时间间隔内再用吸管取样，测定粒子的浓度或沉降量，最后求得粒度分布。该法测得的粒度分布是以重量为基准的。

（4）比表面积法（specific surface area method）：比表面积法是利用粉体的比表面积随粒径的减少而迅速增加的原理，通过粉体层中比表面积的信息与粒径的关系，最后求得平均粒径的方法。比表面积可用吸附法和透过法测定。本法不能求得粒度分布，可测定的粒度范围为 100μm 以下。

（5）筛分法（sieving method）：筛分法是利用筛孔将粉体机械阻挡的分级方法。将筛子由粗到细按筛号顺序上下排列，将一定量粉体样品置于最上层中，振动一定时间后，称量各个筛号上的粉体重量，求得各筛号上的不同粒级的重量百分数，最后据此获得以重量为基准的筛分粒径分布及平均粒径。与光学显微镜法相同，筛分法也是使用最早、应用最广泛的粒径测定方法之一，常用于测定 45μm 以上的粒子。筛分法中所用筛子的筛号常用"目"表示，"目"系指在筛面的 25.4mm 长度上开有的孔数。

2. 粉体的比表面积　粉体的比表面积（specific surface area）是表征粉体中粒子粗细及固体吸附能力的一种量度，可用于计算无孔粒子和高度分散粉末的平均粒径。比表面积不仅对粉体性质，而且对制剂性质和药理性质都具有重要意义。

（1）比表面积的表示方法：粒子比表面积的表示方法根据计算基准不同，可分为体积比表面积（S_v）和重量比表面积（S_w）。

$$S_v = 6/d \qquad (2-8)$$
$$S_w = 6/\rho d \qquad (2-9)$$

式中，d 为面积平均径，ρ 为粉体的粒密度。体积比表面积（S_v）是单位体积粉体的表面积，单位为 cm^2/cm^3；重量比表面积（S_w）是单位重量粉体的表面积，单位为 cm^2/g。

（2）比表面积的测定方法：直接测定粉体的比表面积时，常用的方法有气体吸附法和气体透过法。

3. 粉体的孔隙率　孔隙率（porosity）是粉体中总孔隙所占有的比率。总空隙包括粉体内孔隙和粉体间空隙。孔隙率大小与粒子的形态、大小、排列等有关，孔隙率对散剂、胶囊剂的吸湿性，片剂的崩解度等均有很大影响。粉体的充填体积（V）为粉体的真体积（V真）、粉体内孔隙体积（V内）与粉体间空隙体积（V间）之和。

$$V = V_t + V_内 + V_间 \qquad (2-10)$$

孔隙率的测定方法有压汞法和气体吸附法等。常用的测定粉体孔隙率的方法是将粉体用液体或气体置换法测得的，粉体通过加热或减压法脱气后，将粉体浸入液体中，测定粉体排出液体的体积，从而求得孔隙率。

4. 粉体的密度 粉体的密度系指单位体积粉体的质量。由于粉体的颗粒内部和颗粒间存在空隙，粉体的体积具有不同含义。粉体的密度根据所指的体积不同分为真密度、颗粒密度和松密度三种。各种密度的定义如下：

（1）真密度（true density）：ρ_t 是指粉体质量（W）除以不包括颗粒内外空隙的体积（真体积 V_t）所求得的密度，即 $\rho_t = W/V_t$； $\qquad (2-11)$

（2）粒密度（granule density）：ρ_g 是指粉体质量除以包括开口细孔与封闭细孔在内的颗粒体积 V_g 所求得的密度，即 $\rho_g = W/V_g$； $\qquad (2-12)$

（3）松密度（bulk density）：ρ_b 是指粉体质量除以该粉体所占容器的体积 V 求得的密度，亦称堆密度，即 $\rho_b = W/V$。 $\qquad (2-13)$

5. 粉体的流动性 粉体的流动性（flowability）与粒子的形状、大小、表面状态、密度和空隙率等有关，是粉体的重要性质之一。粉体的流动性对散剂、颗粒剂、胶囊的分装和片剂的分剂量等均有较大影响。

1）流动性的评价：粉体的流动形式很多，如重力流动、振动流动、压缩流动和流态化流动等，其对应的流动性的评价方法也有所不同。流动性的评价可用休止角、流出速度和压缩度衡量。

（1）休止角（angle of repose）：一定量的粉体堆层的自由斜面与水平面间形成的最大夹角，用 θ 表示（图2-6）。

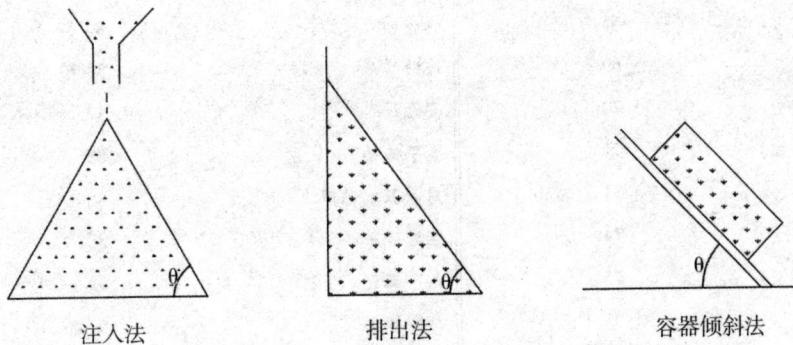

注入法　　　　　排出法　　　　　容器倾斜法

图2-6 休止角的测定方法

$$\tan\theta = h/r \qquad (2-14)$$

式中 r 为圆盘形堆集体的半径，h 为堆集体的高度。θ 越小，表明粉体的流动性越好。当 θ≤40°时，粉体的流动性可满足生产的需要；当 θ＞40°时，粉体的流动性差。例如，淀粉的 θ 大于45°，所以流动性差。粉体吸湿后，θ 会增大；而细粉率高，θ 也增大。

（2）流出速度（flow velocity）：流出速度是指将粉体加入漏斗中，测定粉体全部流出的时间。流出速度可用粉体流动性实验装置进行测定。

（3）压缩度（compressibility）：压缩度是粉体流动性的重要指标，其大小反映粉体的凝聚性和松软状态。当压缩度在20%以下时，粉体的流动性较好；压缩度增大时，粉体的流动性下降。

2）改善粉体流动性的措施：粒子间的黏着力、摩擦力、范德华力和静电力等，均可阻碍粒子的自由流动，影响粉体的流动性。为了减弱这些力的作用，可采取以下措施。

（1）适当增大粒径：对于黏附性的粉末粒子，可通过制粒，减少粒子间的接触，降低粒子间的吸着力；

（2）改进粒子的表面及形状：球形粒子的表面光滑，可减少接触点数，减少粒子间的摩擦力。当粉体中加入粗粉或改进粒子形状，均可改善粉体的流动性。

（3）加入助流剂：在粉体中加入 0.5%～2.0% 滑石粉和微粉硅胶等助流剂时，可极大改善粉体的流动性。其原因主要是微粉粒子可填平粉体粒子的粗糙面而形成光滑表面，减少阻力和静电力等。但若在粉体中加入过多的助流剂，则反而会增加阻力。

（4）适当干燥：由于粉体具有吸湿作用，其粒子表面吸附的水分可增加粒子间的黏着力。因此，对粉体进行适当干燥，有利于减弱粉体粒子间的作用力。

6. 粉体的吸湿性　吸湿性（moisture absorption）是指固体表面吸附水分的现象。将药物粉末置于湿度较大的空气中时，易发生不同程度的吸湿现象，致使粉末的流动性下降、固结、润湿和液化等，甚至加速化学反应而降低药物的稳定性。因此，制定合适的防湿对策是药物制剂中的一个重要课题。

（1）水溶性药物的吸湿性特点：水溶性药物在相对湿度较低的环境时，几乎不吸湿；而当相对湿度增大到一定值时，水溶性药物的吸湿量可急剧增加。一般情况下，把吸湿量开始急剧增加时的相对湿度称为临界相对湿度（critical relative humidity，CRH）。CRH 是水溶性药物固定的特征参数（表 2-4），CRH 越小，越易吸水；反之，则不易吸水。在药物制剂的处方中，多数为两种或两种以上的药物或辅料的混合物。与其他混合物比较，水溶性药物的混合物吸湿性更强。根据 Flder 假说，水溶性药物混合物的 CRH 约等于各成分 CRH 的乘积，而与各成分的量无关。

表 2-4　某些水溶性药物的 CRH（37℃）

药物名称	CRH 值（%）	药物名称	CRH 值（%）
果糖	53.5	氯化钾	82.3
溴化钠（二分子结晶水）	53.7	枸橼酸钠	84
盐酸毛果芸香碱	59	蔗糖	84.5
重酒石酸胆碱	63	米格来宁	86
硫代硫酸钠	65	咖啡因	86.3
尿素	69	硫酸镁	86.6
枸橼酸	70	安乃近	87
安钠咖（苯甲酸钠咖啡因）	71	苯甲酸钠	88
抗坏血酸钠	71	对氨基水杨梅酸	88
酒石酸	74	盐酸硫胺	88
六甲溴铵（溴化六烃季铵）	75	氨茶碱	92
氯化钠	75.1	烟酸胺	92.8
盐酸苯海拉明	77	葡醛内酯	95
水杨酸钠	78	半乳糖	95.5
乌洛托品	78	抗坏血酸	96
葡萄糖	82	烟酸	99.5

（2）非水溶性药物的吸湿性特点：非水溶性药物的吸湿性随着相对湿度的变化而缓慢变化，无临界点，无特定 CRH。当非水溶性药物的混合物各组分间无相互作用时，其吸湿量具有加和性。

（三）粉体学在药剂学中的应用

粉体学是药剂学的基础理论，可为固体制剂的处方设计、生产过程控制、质量拉制和包装等提供重要的理论依据和试验方法。药物颗粒的大小可影响固体制剂的外观质量、色泽、味道、含量均匀度、稳定性和生物利用度等。一些重要的单元操作，如粉碎、分级、混合、制粒、干燥、压片、包装、输送和储存等，都涉及粉体学的相关理论。另外，药用辅料的粉体学性质对制剂工艺和制剂质量均有重要影响，例如，在控释制剂辅料的粒度分布、密度及弹塑性可影响制片的孔隙率和孔径分布，进而影响不溶性骨架控释片的药物释放。在制剂过程中，通过研究辅料的粉体学性质及其与制剂间的关系，可以寻找到更适宜的辅料，优化药物处方。粉末气雾剂和混悬剂中粒子的大小均可改变药物的沉降速度，影响制剂的稳定性，干扰药物的吸收。综上所述，粉体学是药剂学理论的重要组成部分之一，对药物制剂的设计、生产、包装和使用等均具有重要的指导意义。

（姚家春）

第六节　流变学基础

（一）概述

流变学（theology）是力学的一个分支学科，它主要研究物质在应力、应变、温度、湿度和辐射等条件下，与时间因素有关的变形和流动的规律。流变学研究的对象是流体的流动性质、半固体的黏弹性和固体的弹性形变等性质。

变形（deformation）是指对某一物体施加外力时，它的几何形状和尺寸发生变化的过程。固体在外应力作用下产生固体变形，当去除外应力时恢复原状的现象，称为弹性（elasticity）。黏性（viscosity）是指液体内部所存在并阻碍液体流动的摩擦力，也称内摩擦力。流动是液体的主要性质，流动的难易程度与物质本身的黏性相关，因此，流动也可视为一种非可逆变形过程。在药剂学中，流变学原理已在混悬剂、乳剂、软膏剂和栓剂等剂型中得到了广泛应用，并为这些剂型的开发研究和质量控制提供了重要的理论基础。

物体按流动和变形的特点一般分为牛顿流体（图2-7）和非牛顿流体两类。水、甘油、真溶液和稀溶胶体系等属于牛顿流体；乳剂、混悬剂、软膏和糊剂等属于非牛顿流体。

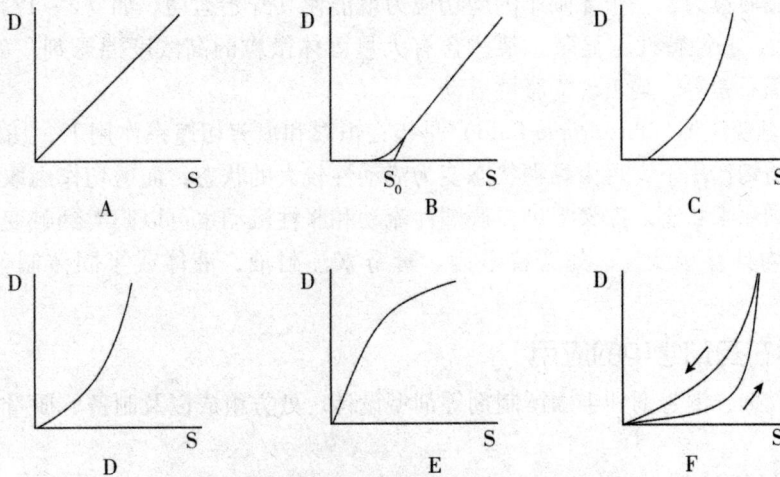

图2-7　各类型液体的流动曲线

A. 牛顿流体；B. 塑性流体（S_0：屈服值）；C. 假塑性流体；D. 准塑性流动；E. 胀性流动；F. 触变流动

（二）牛顿流体与非牛顿流体

牛顿流体（Newtonian fluid）是指在受力后极易变形，且切应力与变形速率成正比的低黏性流体。凡不同于牛顿流体的，都称为非牛顿流体（non-newtonian fluid）。

牛顿内摩擦定律表达式：

$$S = \eta D \tag{2-15}$$

式中：S为所加的切应力；D为剪切速率（流速梯度）；η为度量液体黏滞性大小的物理量，简称为黏度（viscosity），物理意义是产生单位剪切速率所需要的剪切应力。

从流体力学的角度看，凡是服从牛顿内摩擦定律的流体称为牛顿流体，否则称为非牛顿流体。所谓服从内摩擦定律，是指在温度不变的条件下，随着流速梯度的变化，η 值始终不变。对于牛顿流体来说，黏度仅与温度和压强有关，而与流体所受的力无关。水、乙醇等大多数纯液体、轻质油、低分子化合物溶液以及低速流动的气体等，均属于牛顿流体；高分子溶液、胶体溶液、乳剂、混悬剂、软膏以及固—液的不均匀体系的流动均不遵循牛顿定律，属于非牛顿流体。

非牛顿流体又分为塑性流体、假塑性流体、胀性流体和触变流体等（图 2-7）。

1. 塑性流体　塑性流体（plastic fluid）是指当切应力 S 小于某临界值 S_0 时，流体根本不流动，即剪切速率 D=0；当 $S>S_0$ 时，才产生牛顿流动。剪切速度 D 和切应力 S 呈直线关系。引起液体流动的最低切应力为屈服值 S_0。流动方程：

$$D = \frac{S - S_0}{\eta} \qquad (2-16)$$

η 为塑性黏度，S_0 为屈服值。在制剂中表现为塑性流动的剂型有浓度较高的乳剂、混悬剂、单糖浆和涂剂等。

2. 假塑性流体　绝大多数的高分子液体均属于假塑性流体（pseudoplastic fluid）。假塑性流体流动性的主要特征是该流体流动很慢时，剪切黏度为常数；而随剪切速率增大，黏度则反常地降低—即为切变稀化现象。

$$D = \frac{S^n}{\eta_a} \qquad (2-17)$$

η_a 为表观黏度，随剪切速度的改变而改变；n 为指数，n 越大，非牛顿性越大，n=1 时为牛顿流体。甲基纤维素、西黄蓍胶和海藻酸钠等链状高分子的 1% 水溶液，常表现为假塑性流动。

3. 胀性流体　胀性流体（dilatant fluid）的主要流动特征是 S 很低时，其流动行为近似于牛顿流体；当 S 超过某临界值后，剪切黏度随 S 增大而增大，呈剪切变稠效应，流体表观体积略有膨胀，故称胀性流体。胀性流体无屈服应力，一个无限小的剪切应力就能使其开始运动。如（2-17）式中（n<1）的情况所示，n 值越大，胀性特性越显著。某些含有大量固体微粒的高浓度混悬剂，如 50% 的淀粉混悬剂、糊剂、淀粉和滑石粉等，均表现为胀性流动。

4. 触变流体　触变流体（thixotropic fluid）是指在恒温和恒剪切速率作用下，切应力随时间递减的流体。触变流体在剪切作用下，可由黏稠状态变为流动性较大的状态；而剪切作用取消后，则需要滞后一段时间才可恢复到原来状态。广义上讲，假塑性流动和胀性流动也可以归类到触变性流动的范围。药剂学中的很多制剂均具有触变性，如普鲁卡因、青霉素注射液，液体或半固体制剂如糖浆和某些软膏等。

（三）流变学在药剂学中的应用

流变学理论对乳剂、混悬剂和半固体制剂等剂型设计、处方组成以及制备、质量控制等研究均具有重要意义。

在混悬液中，流变学原理可用于讨论黏性对粒子沉降的影响，如混悬液经振荡后从容器中倒出时的流动性变化和混悬液应用于某投药部位时的伸（铺）展性等。良好的混悬剂应该是在贮藏过程中的切变速度很小，呈现较高的黏性；而在应用时，切变速度变大，显示较低的黏性。混悬剂在振摇、倒出及铺展时均能自由流动，是形成理想的混悬剂的最佳条件。

乳剂在制备和使用过程中经常会受到各种剪切力的影响，大部分乳剂表现为非牛顿流动。乳剂的流动性体现在铺展性、通过性和适应性等方面。掌握制剂处方对乳剂流动性的影响非常重要，据此可以改变乳剂的相体积比、粒度和黏度等。

半固体制剂的处方组成发生变化时，也可改变其流变性质。此外，外界因素（如温度等）也可对半固体制剂的流变性质产生影响。具有适宜的黏度，是半固体制剂的处方设计和制备工艺过程优化的关键。

（张国联）

第七节 药物制剂的设计

药物必须制成适宜的剂型才能用于临床。制剂设计的目的是根据药物的理化性质和临床的用药需要，选择合适的剂型和给药途径。其基本原则为保证药品的安全性、有效性、稳定性、可控性和顺应性。如果剂型选择不当，处方、工艺设计不合理，会对药品质量产生不良影响，甚至可影响药品的药效及安全性。因此，制剂研究在药物研发中占有十分重要的地位。药物制剂的设计主要包括处方设计前工作、给药途径和剂型的选择、处方和工艺研究及制剂评价等。

（一）药物制剂处方设计前工作

原料药的某些理化性质和生物学性质可对制剂质量及制剂生产造成影响。原料药的理化性质包括原料药的色泽、嗅味、pH 值、pKa、粒度、晶型、熔点、水分、溶解度和油/水分配系数等，以及原料药在固态和/或溶液状态下对光、热、湿和氧等条件的稳定性情况。原料药的生物学性质包括对生物膜的通透性，原料药的吸收、分布、代谢、消除等药物动力学性质，药物的不良反应及治疗窗等。因此，建议根据剂型的特点及药品给药途径，对原料药的理化性质和生物学性质进行了解。药物的理化参数可通过 Chemical Abstracts、MEDLINE 和中国药学文摘等数据库检索或通过网络搜索引擎检索。原料药关键的理化性质研究主要涉及以下几个方面内容：

1. 溶解度和解离常数（pKa） 药物必须处于溶解状态才能被吸收。大多数药物均为有机弱酸和弱碱，在不同的 pH 环境中，其溶解度不同，存在的形式也不同（离子型或分子型），其吸收也有较大差异。分子型的药物易吸收，而离子型的则不易吸收。了解药物的 pKa 值，可指导研究人员根据已知的 pH 值变化解决药物的溶解度问题或选用合适的盐，以提高制剂的稳定性。pKa 可用滴定法测定（图 2 - 8），溶解度一般测定平衡溶解度和 pH 值 - 溶解度曲线。

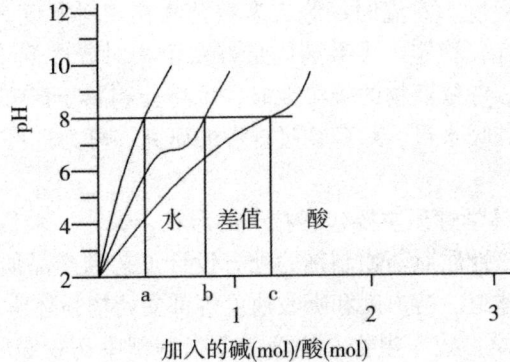

图 2 - 8 典型的滴定曲线图

Handerson - Hasselbach 公式可以说明药物的解离状态，pKa 和 pH 的关系：

对弱酸性药物 $pH = pKa + \log \dfrac{[A^-]}{[HA]}$ （2 - 18）

对弱碱性药物 $pH = pKa + \log \dfrac{[B]}{[BH^+]}$ （2 - 19）

根据以上两式，研究人员可根据不同 pH 值时对应的药物溶解度，进一步测定 pKa 值；若已知 [HA] 或 [B] 和 pKa，可预测任何 pH 条件下的药物溶解度（解离型和非解离型之和）；还可预测盐的溶解度及其与 pH 的关系，有助于为药物选择合适的盐。

2. 分配系数 油/水分配系数（partition cefficient，P）代表药物分配在油相和水相中的比例，是分子亲脂性特征的度量，可表示分子是否容易透过生物膜。

P = 药物在油相中药物的质量浓度/药物在水相中药物的质量浓度

分配系数可用于预测同系列药物的体内吸收（不同酸的盐或不同碱的盐）；有助于药品从样品中

（特别是生物样品血或尿中）的提取测定；在分配色谱法中有助于选择 HPLC 色谱柱、TLC 薄层板和流动相等。

最容易的分配系数测定方法是用 V_2（ml）体积的有机溶剂提取 V_1 体积（ml）药物的饱和水溶液，测得平衡时 V_2 的浓度为 C_2，水相中的剩余药量 M：

$$M = C_1V_1 - C_2V_2 \qquad (2-20)$$

则分配系数可由下式求得：

$$P = C_2V_1/M \qquad (2-21)$$

式中 V_1 为水溶液体积，C_1 为药物饱和水溶液的溶解度，V_2 为有机溶剂的体积，C_2 为平衡时药物在有机溶剂中的溶解度。

如果药物杂粮相中都是以单体存在，则分配系数为药物在两相中的溶解度之比，只要测定药物在两个溶剂中的溶解度即可求得分配系数。

3. 多晶型　许多药物具有同质多晶型（polymorphism）现象，一个药物如果是同质多晶型，则其中仅有一种晶型为稳定型，其他都是亚稳定型和不稳定型。亚稳定型和不稳定性最终均可转变为稳定型，但这种转变所需时间差异较大，从几分钟至几十年不等。实际上，亚稳定型是药物存在的高能状态，该型溶解度大、溶解速度快，制剂制备常需要亚稳定型。如果某药物显示出了较好的药理学和生理学特征，则下一步的开发应主要集中在该晶型。当采用的研究方法不得当时，制剂制备时可引起晶型的转变，进而导致制剂稳定性差和生物利用度低等问题。因此，处方前工作要研究药物是否存在多晶型，具有多少种晶型，能否存在无定型，每种晶型的溶解度及稳定性如何等。研究晶型时，最常用的方法有熔点法、X 射线衍射法、红外光谱法、差示热分析法和溶出速率法等。应根据化合物自身特点，选择适宜的具有专属性的检查方法。在制剂研究的整个过程中，药剂工作者都应充分考虑处方和工艺上的各种因素对晶型可能产生的影响，最大限度地减少低效、无效晶型的产生，保证药品的有效性和安全性。

4. 吸湿性　能从周围环境空气中吸收水分的药物即具有吸湿性（hygroscopicity）。吸湿性的大小，一般决定于周围空气中的相对湿度。室温时，绝大多数药物在相对湿度为 30%~45% 时，与空气相平衡的水分含量低，此条件下储存较稳定。多数药物最好置于相对湿度低于 50% 的环境储存，可在一定程度上降低湿度对药物的影响。考核药物的吸湿性时，可将药物置于已知相对湿度的环境中进行测定，以一定的时间间隔称重，测定其吸水量。对药物吸湿性的研究，可为选择稳定的处方设计和辅料提供科学依据。

5. 粉体学性质　药物的粉体学性质主要包括粒子的形状、大小、粒度分布、粉体的密度、附着性、流动性、润湿性和吸湿性等。该性质对药物制剂的处方设计工艺和产品质量产生较大影响，如流动性、含量均匀度、稳定性、颜色、味道、溶出度和吸收速度等都受药物粉体学性质的影响。

6. 生物利用度和体内药动学参数　生物利用度主要指制剂中药物吸收的速度和程度。药物制剂因素可影响药物的吸收，从而影响药效。所以，在新剂型和新制剂的设计过程中，都必须进行生物利用度和体内药动学研究，以保证用药的安全性和有效性。

7. 药物的稳定性　制剂处方前研究还涉及药物的稳定性研究，包括药物本身的稳定性、药物与辅料配伍的稳定性、处方因素与稳定性、环境因素与稳定性等。

（二）给药途径和剂型的选择

通过对原料药的理化性质及生物学性质的考察，根据临床治疗和应用的需要，选择适宜的剂型。

1. 根据疾病的种类和给药途径的特点选择　疾病类别多样，每种疾病又有轻重缓急的差异。有些疾病的治疗要求全身用药，有些疾病的治疗则要求局部用药而避免全身吸收；有些疾病的治疗要求快速吸收，而有些疾病的治疗则要求缓慢吸收。针对上述特点，设计不同的给药途径和相应的剂型和制剂。

口服给药方便、安全，但胃肠道环境和生理因素可对药物的稳定性和生物有效性产生影响；注射给药起效快，生物利用度高，但患者依从性差，且注射剂型受药物的稳定性和溶解性限制；皮肤或黏膜部位给药应用于眼、鼻腔、口腔、耳道、直肠、阴道等黏膜或腔道部位，药物可产生局部或全身治疗作用，满足治疗的特殊需要，但通常制剂容量小、药物剂量小。

用于出血、休克、中毒等急救治疗的药物，通常应选择注射剂型；心律失常抢救用药宜选择静脉推注的注射剂；控制哮喘急性发作，宜选择吸入剂；对于老年人、儿童及吞咽困难的患者，选择口服溶液、泡腾片或分散片等剂型有一定优点。

2. 根据药物的理化性质和生物学特性选择　药物的理化性质和生物学特性是剂型选择的重要依据。药物的性质在某些程度上限制了其剂型和给药途径的选择，尤以溶解度和稳定性最为重要。

对于易溶于水的药物，可制成各种固体剂型和液体剂型；对于难溶于水的药物，药物的溶解度低限制了其在肠道的吸收，可采取增溶措施促进药物的溶出，提高其生物利用度。例如，在液体制剂中加入增溶剂或助溶剂、采用混合溶剂、改变药物的结构（在结构中增加亲水基团）等；对于固体制剂，则可选择适当的制剂技术将其制成固体分散体，主药微粉化以及制成包合物、微囊脂质体、纳米制剂等。

对于在胃液中不稳定的药物，一般不宜开发为胃溶制剂。对于一些稳定性差宜在固态下贮藏的药物（如某些头孢类抗生素），因其在溶液状态下易降解或产生聚合物而导致临床使用的安全性问题，则不适宜开发成注射液、输液等液体剂型。对于存在明显肝首关效应的药物，可考虑将其制成非口服给药途径的制剂。

（三）处方与工艺研究

根据处方前研究工作所掌握的药物理化性质、生物学性质及稳定性试验结果等情况，结合所选剂型的特点，确定适当的技术参数，选择适宜的辅料，至少设计3种的处方与工艺操作，进行小样试制，并对制剂进行相关评价。

1. 辅料的选择及相关研究　辅料是制剂中除主药外其他物料的总称，是药物制剂的重要组成部分。实际工作中，可根据剂型的特点及给药途径的需要选择辅料。选择辅料时，辅料不应与主药发生不良的相互作用，不影响制剂的含量测定及有关物质检查。生产药品所需的药用辅料，必须符合相关法规的药用要求。

在选定辅料前，可通过前期调研，了解辅料在上市药品中的给药途径及其合理的用量范围，辅料与辅料、辅料与药物间的相互作用情况，以避免处方设计时选择不适宜的辅料。对于缺乏相关研究数据的，可考虑进行相容性研究。对某些具有生理活性的辅料、超出常规用量且无文献支持的辅料、改变给药途径的辅料，需进行必要的安全性试验。

辅料理化性质（包括分子量及其分布、取代度、黏度、性状、粒度及其分布、流动性、水分和pH等）的变化，可影响制剂的质量。因此，需要根据制剂的特点及给药途径，分析处方中辅料可能影响制剂质量的理化性质，进一步制订或完善相应的质控指标，选择适宜的供货来源，明确辅料的规格和型号。

2. 处方筛选与工艺研究　处方筛选是在前期对药物和辅料有关研究的基础上，根据剂型的特点及临床应用的需要，制订几种基本合理的处方，通过相应的实验开展处方筛选和优化研究。处方包括主药及与符合剂型要求的各类辅料，如片剂处方的组成通常为稀释剂、黏合剂、崩解剂和润滑剂等；对于难溶性药物，可考虑使用适量的可改善药物溶出度的辅料；对于某些稳定性差的药物，可考虑使用适量的抗氧剂和金属离子络合剂等。

工艺研究的目的是保证生产过程中药品的质量及其重现性，重点是确定影响制剂生产的关键环节和因素，并建立生产过程的质量控制指标和工艺参数。例如，片剂的工艺操作一般包括粉碎、过筛、混合、配制、干燥和成型等过程，在工艺研究中应针对上述步骤对制剂的影响，进行深入研究，特别应注意温度、转速和时间等工艺条件对制剂的影响。

制剂处方筛选与工艺研究，在进行预实验的基础上，可以采用比较法，也可用正交设计、均一设计或其他适宜的方法。

3. 制剂的评价　制剂的评价是指根据不同剂型，选择合理的指标，对处方和工艺进行全面的评价。制剂的评价一般包括基本性能评价、稳定性评价、毒理学评价、药效学评价、药物动力学和生物利用度评价。

（1）基本性能评价：对处方和工艺研究过程中发现的可影响制剂质量的重要因素，如原料药或辅料的某些指标，应进行评价和控制，以保证制剂的质量和药效。在进行制剂的基本性能评价时，除了应考察与主药相关的性质外，还应选择能反映剂型特征的相关项目。例如，对于液体制剂，需要考察pH、溶液澄清度与颜色、澄明度、不溶性微粒、无菌、细菌内毒素或热源等项目；对于混悬剂，则应考察沉降体积比、粒度、再分散性和干燥失重等项目。

（2）稳定性评价：对经过制剂基本项目考察合格的样品，选择两种批次以上的样品进行制剂影响因素的考察，主要的考察项目包括含量、有关物质及外观变化情况，具体的实验方法参见药物稳定性指导原则。

（3）药效学评价：新制剂应进行药理学评价，以证明制剂的等效或有效。临床前研究需在动物体内进行，已上市的原料药的相关数据可用文献资料代替。

（4）药物动力学与生物利用度：一般单纯改变剂型的制剂不要求做临床试验，但要求进行新制剂与参比制剂之间的生物等效性试验。

（5）毒理学评价：新制剂还应进行急性毒性与慢性毒性试验，有时还要进行致畸、致癌和致突变等试验。如是单纯的改变剂型，且能检索到相关的毒理学资料，则可免做部分试验。局部用药时，必须做刺激性试验。对于大输液，还需做过敏性试验、溶血试验及热原检查。

制剂的研究还涉及工艺的放大研究、制剂质量研究等环节，各项工作既有其侧重点和需要解决的关键问题，彼此间又有着密切联系。剂型的选择是以对药物的理化性质、生物学性质及临床应用需求等综合分析为基础的，而这些方面也正是处方及工艺研究中的重要问题。质量研究和稳定性考察是处方筛选和工艺优化的重要的科学基础；同时，处方及工艺研究中获取的信息为药品质量控制中项目的设定和建立提供了参考依据。因此，研究中需要注意加强各项工作间的沟通和协调，研究结果需注意进行全面、综合的分析。

（张国联）

第三章

药物剂型概述

第一节　液体制剂

（一）概述

液体制剂系指药物溶解或分散在适宜的液体分散介质中制成的供内服或外用的液态制剂。

1. 液体制剂的特点　具体如下。

（1）优点：药物分散度大，吸收快，药效迅速，生物利用度高；降低药物刺激性；给药途径广泛；易于分剂量，使用方便，适用于婴幼儿和老年患者；工艺简单。

（2）缺点：易化学降解；非均相液体制剂物理稳定性较差；水性液体制剂易霉变；携带、运输、储存不方便。

2. 液体制剂的质量要求　均相液体制剂应是澄明溶液；非均相液体制剂药物粒子应分散均匀；液体制剂应有一定的防腐能力；液体制剂的包装均应便于患者携带和使用；口服液体制剂应外观良好，口感适宜；外用液体制剂应无刺激性。

3. 液体制剂的分类　具体如下。

（1）按给药途径分类：①内服液体制剂：包括溶液剂、糖浆剂、合剂和滴剂等。②外用液体制剂：包括皮肤用液体制剂，如涂剂、涂膜剂、洗剂和搽剂；腔道用液体制剂，如灌肠剂和灌洗剂；五官科用液体制剂，如滴鼻剂和滴耳剂；口腔科用液体制剂，如滴牙剂和含漱剂等。

（2）按分散系统分类：①均相液体制剂：为药物以离子或分子形式溶解于溶剂中而成的均匀分散体系，外观澄明，物理稳定性高，包括低分子溶液剂和高分子溶液剂。②非均相液体制剂：为药物以胶粒、液滴或微粒状态分散于液体分散介质中而成的不稳定的多相分散体系，包括溶胶剂、乳剂和混悬剂。

（二）液体制剂的溶剂和附加剂

1. 常用溶剂　按介电常数大小，可将溶剂分为极性溶剂、半极性溶剂和非极性溶剂。常用的极性溶剂为纯化水、甘油和二甲基亚砜；半极性溶剂为乙醇、丙二醇和聚乙二醇300~600；非极性溶剂为植物油和液状石蜡等。

2. 常用附加剂　具体如下。

（1）助溶剂：助溶剂多为水溶性低分子化合物，应能与难溶性药物形成可溶性络合物、缔合物或复盐，以增加药物溶解度。例如，茶碱的助溶剂为二乙胺，碘的助溶剂为碘化钾和聚乙烯吡咯烷酮，新霉素的助溶剂为精氨酸，核黄素的助溶剂为苯甲酸钠等。

（2）潜溶剂：使用混合溶剂，可增加药物的溶解度。与水能形成潜溶剂的有乙醇、甘油、丙二醇和聚乙二醇等。例如，洋地黄毒苷注射液以水－乙醇为溶剂，醋酸去氢皮质酮注射液以水－丙二醇为溶剂等。

（3）增溶剂：常用的增溶剂包括聚山梨酯类和聚氧乙烯脂肪酸酯类等表面活性剂，表面活性剂能增大难溶性药物的溶解度，与其能在水中形成"胶束"有关。

（4）防腐剂：液体制剂污染和滋长微生物后会发生理化性质的变化，严重影响制剂质量，并危害人体健康。制剂中加入适宜的防腐剂，是行之有效的防腐措施之一。常用的防腐剂有对羟基苯甲酸酯类、苯甲酸和苯甲酸钠、山梨酸和山梨酸钾（钙）、苯扎溴铵、醋酸氯己定及挥发油（薄荷油、桉叶油、桂皮油）等。

（5）矫味剂：①甜味剂：天然甜味剂有蔗糖、单糖浆、桂皮糖浆、橙皮糖浆及甜菊苷等；合成甜味剂有阿司帕坦和糖精钠等。②芳香剂：天然香料为芳香性挥发油及其制剂，有薄荷油、橙皮油、薄荷水及桂皮水等。人造香料有香蕉香精和苹果香精等。③胶浆剂：胶浆剂可增加制剂的稠度，干扰味蕾味觉，如阿拉伯胶浆、明胶胶浆、琼脂胶浆及甲基纤维素胶浆等。④泡腾剂：泡腾剂是采用有机酸和碳酸氢钠的混合物，遇水可产生二氧化碳，麻痹味蕾。

（6）着色剂：使制剂着色，以区分内、外用制剂或提高患者用药的依从性。内服液体制剂采用可食用的天然色素，如甜菜红、姜黄、胡萝卜素、叶绿酸铜钠盐和焦糖等或合成色素，如苋菜红、柠檬黄、靛蓝和胭脂红等；外用液体制剂可采用非食用色素，如品红、伊红和亚甲蓝等。

（7）其他：可根据制剂的需要加入抗氧剂、金属离子络合剂及 pH 调节剂等。

（三）低分子溶液剂

低分子溶液剂系指小分子药物以离子或分子状态分散于溶剂中形成的，可供内服或外用的均相液体制剂，其分散相质点须小于1nm。

1. 溶液剂（solutions） 溶液剂系指药物溶解于溶剂中形成的均相澄明液体制剂，供口服或外用。溶液剂的处方中可加入抗氧剂、助溶剂、矫味剂或着色剂等附加剂。溶液剂可采用溶解法和稀释法制备。

（1）溶解法：制备过程为药物称量→溶解→滤过→质量检查→包装。处方中溶解度较小的药物或附加剂，应先溶解于溶剂中，易挥发性药物应在最后加入。过滤可用普通滤器、垂熔玻璃滤器及砂滤棒等。

例1：复方碘溶液

【处方】碘5g，碘化钾100g，蒸馏水加至1 000ml。

【制备】加碘化钾至适量蒸馏水中，使成饱和溶液，再加入碘，搅拌至溶解后，加蒸馏水至全量，即得。

【注解】①碘在水中的溶解度为1：2 950，加入碘化钾生成络盐，增加其溶解度。②碘有腐蚀性和挥发性，配制时应选择适当条件。

（2）稀释法：稀释法系先将药物制成高浓度溶液或将易溶性药物制成浓储备液，再用溶剂稀释至需要浓度。

2. 糖浆剂（syrups） 糖浆剂系指含药物或芳香物质的浓蔗糖水溶液。纯蔗糖的近饱和水溶液称为单糖浆，浓度为85%（g/ml）或64.7%（g/ml），用作矫味剂和助悬剂。

（1）糖浆剂的特点：甜度大，能掩盖药物不良臭味，易于服用，受儿童欢迎；糖浆剂中蔗糖浓度高时，渗透压大，可抑制微生物的生长繁殖；但蔗糖浓度低时，易滋长微生物，需加防腐剂如苯甲酸（钠）或对羟基苯甲酸酯等。

（2）糖浆剂的质量要求：含糖量应符合规定，制剂应澄清，在储存期间不得有酸败、异臭、产气及其他变质现象。含药材提取物的糖浆剂，允许含少量轻摇即散的沉淀。

（3）糖浆剂的制备方法：①热溶法：该法是将蔗糖溶于沸水中，降温后加入药物及其他附加剂，搅拌溶解、滤过，再通过滤器加蒸馏水至全量，分装即得。其特点为溶解速度快，制备过程中不易污染微生物。但糖浆剂颜色易变深，适用于对热稳定的药物和有色糖浆的制备。②冷溶法：该法是将蔗糖溶于冷水或含药的溶液中制成糖浆剂的方法。特点是糖浆剂不变色，但制备时间较长，容易污染微生物，适用于热不稳定或挥发性药物。③混合法：系将药物与单糖浆储备液均匀混合制备糖浆剂的方法。

例2：单糖浆

【处方】蔗糖850g，蒸馏水加至1 000ml。

【制备】取蒸馏水450ml，煮沸，加蔗糖，不断搅拌使溶解，放冷至40℃，加入1滴管蛋清搅匀，继续加热至100℃使溶液澄清，趁热用精制棉过滤，加热蒸馏水至1 000ml，搅匀，即得。

【注解】①配制时加热温度不宜过高，时间不宜过长，避免蔗糖焦化与转化。②本品应密封，在30℃以下避光保存。

例3：磷酸可待因糖浆

【处方】磷酸可待因5g，蒸馏水15ml，单糖浆加至1 000ml。

【制备】取磷酸可待因溶解于蒸馏水中，加单糖浆至全量，搅匀，即得。

3. 芳香水剂（aromatic waters） 芳香水剂系指含芳香挥发性药物（多为挥发油）的饱和或近饱和水溶液。可用作矫味剂，也可发挥治疗作用。用乙醇和水的混合溶剂制成的含较大量挥发油的溶液，称为浓芳香水剂。制备方法为溶解法、稀释法和蒸馏法。

其他低分子溶液剂还包括甘油剂、醋剂和酊剂等。

（四）高分子溶液剂

高分子溶液剂系指高分子化合物溶解于溶剂中制成的均相液体制剂。以水为溶剂时，称为亲水性高分子溶液剂，亦称胶浆剂。分散相质点大小为1～100nm，属热力学稳定的胶体分散体系。

1. 高分子溶液剂的性质 具体如下。

（1）高分子的荷电性：水溶液中高分子化合物因解离而带电，带正电荷的有琼脂及碱性染料（亚甲蓝、甲基紫）等；带负电荷的有淀粉、阿拉伯胶、西黄蓍胶、海藻酸钠及酸性染料（伊红、靛蓝）等；随pH不同，蛋白质水溶液可带正电荷、负电荷或不带电。

（2）高分子溶液的黏度：高分子溶液是黏稠性可流动液体，其黏度与高分子化合物的分子量有关。

（3）高分子溶液的渗透压：亲水性高分子溶液的渗透压较高，其大小与高分子溶液的浓度有关。

（4）胶凝现象：一些亲水性高分子溶液如琼脂水溶液或明胶水溶液，在温热条件下呈现可流动的黏稠液体状态；但当温度降低时，高分子之间可形成网状结构，水被全部包含在网状结构中，形成不流动的半固体状物，称为凝胶，形成凝胶的过程称为胶凝。凝胶失去网状结构中的水分时，体积缩小，形成干燥固体称为干胶。

（5）高分子的聚结现象：高分子化合物含有大量亲水基，其周围形成牢固的水化膜，可阻止高分子化合物分子之间的凝聚，使高分子溶液处于稳定状态。当向溶液中加入大量电解质时，由于电解质强烈的水化作用，破坏了水化膜，可使高分子化合物凝结而沉淀，这一过程称为盐析。若加入脱水剂，如乙醇或丙酮等，也可因脱水而析出沉淀。高分子溶液在放置过程中，可自发地凝结而沉淀，称为陈化现象。由于pH、盐类、射线及絮凝剂等的影响，高分子化合物可发生凝结，称为絮凝现象。带相反电荷的两种高分子溶液混合时，由于相反电荷中和而产生凝结沉淀，如复凝聚法采用阿拉伯胶和明胶制备微囊就是利用这一原理。

2. 高分子溶液剂的制备 高分子溶解过程即溶胀过程，包括有限溶胀和无限溶胀。有限溶胀是指水分子渗入到高分子化合物分子间的空隙中，与高分子中的亲水基团发生水化作用，高分子空隙间充满了水分子而使体积膨胀。无限溶胀指有限溶胀后，高分子空隙间的水分子降低了高分子间的范德华力，使高分子化合物完全分散在水中而形成高分子溶液。有限溶胀需浸泡适宜的时间，无限溶胀则常需搅拌或加热等方法才能完成。

例4：枸橼酸铁铵合剂

【处方】枸橼酸铁铵100g，单糖浆200ml，食用香精适量，对羟基苯甲酸乙酯溶液10ml，纯化水加至1 000ml。

【制备】取对羟基苯甲酸乙酯溶液缓缓加入700ml纯化水中，随加随搅，取枸橼酸铁铵分次撒于上述液面，随即搅拌溶解，加食用香精、单糖浆搅匀，加纯化水至1 000ml，搅匀，即得。

【注解】①枸橼酸铁铵为胶体化合物，配制时应将其分次撒于液面，任其自然溶解或略加搅拌以加速溶解，切勿直接加水搅拌溶解，避免结成团而影响溶解。②本品配制时不宜加热，不宜过滤，且不宜久放，以免枸橼酸铁铵分解。③本品遇光易变质，应遮光包装。

（五）溶胶剂

溶胶剂（sols）系指固体药物微细粒子分散在水中形成的非均相液体制剂。分散相质点为多分子聚集体，大小为 1～100nm。

溶胶剂具有双电层结构，有电泳现象；有 Tyndall 效应；属动力学和热力学不稳定系统；加入少量电解质或脱水剂，即可产生浑浊或沉淀。向溶胶剂中加入亲水性高分子溶液可提高溶胶剂的稳定性，形成保护胶体。溶胶剂可采用分散法和凝聚法制备。

（六）混悬剂

混悬剂（suspensions）系指难溶性固体药物以微粒状态分散于液体分散介质中形成的非均相液体制剂。混悬剂的微粒粒径一般在 0.5～1.0μm。所用分散介质多为水，也可用植物油。毒剧药或剂量小的药物，不宜制成混悬剂。

1. 混悬剂的质量要求　粒子大小应适宜给药途径；有适宜黏度，粒子沉降速度应缓慢，沉降后不结块，经振摇可均匀分散；药物化学性质稳定；内服混悬剂应适口，外用混悬剂应易涂布。

2. 混悬剂的物理稳定性　混悬剂属于动力学和热力学均不稳定的粗分散系。

（1）混悬粒子的沉降：混悬剂中的微粒由于重力作用，静置时会自然沉降，沉降速度服从 Stoke's 定律：

$$V = [2r^2(\rho_1 - \rho_2)] g/9\eta$$

式中，V——沉降速度，r——微粒半径，ρ_1、ρ_2 为微粒和介质的密度，g——重力加速度，η——分散介质的黏度。由 Stoke's 公式可见，微粒沉降速度与微粒半径平方、微粒与分散介质的密度差成正比，与分散介质的黏度成反比。要减小微粒的沉降速度，提高混悬剂动力学稳定性，需减小微粒的粒径、加入高分子助悬剂以增加分散介质的黏度、减小微粒与分散介质之间的密度差。

（2）微粒的荷电与水化：混悬剂中的微粒具有双电层结构，即有 ξ 电位，可使微粒间产生排斥作用。同时，由于微粒周围存在水化膜，可阻止微粒间的聚结，使混悬剂稳定。

（3）絮凝与反絮凝：加入适当的电解质，使 ξ 电位降低，可减小微粒间的斥力。ξ 电位降低到一定程度后，混悬剂中的微粒形成疏松的絮状聚集体，这一过程称为絮凝，加入的电解质称为絮凝剂。絮凝状态的特点是：沉降速度快，有明显的沉降面，沉降体积大，经振摇后能迅速恢复均匀的混悬状态。向絮凝状态的混悬剂中加入电解质，使絮凝状态变为非絮凝状态的过程称为反絮凝，加入的电解质称为反絮凝剂，反絮凝剂与絮凝剂均为相同的电解质。

（4）微粒的长大：对于难溶性药物，如粒径小则溶解度大，粒径大则溶解度小。当混悬剂的微粒大小不均时，在放置过程中，小微粒可不断溶解，数目不断减少，大微粒则不断长大，微粒的沉降速度加快，混悬剂的稳定性降低。

3. 混悬剂的稳定剂　具体如下。

1）润湿剂：润湿剂系指能增加疏水性药物微粒被水润湿能力的附加剂。常用润湿剂为 HLB 值在 7～11 的表面活性剂，如聚山梨酯类、聚氧乙烯脂肪醇醚类或泊络沙姆等。

2）助悬剂：助悬剂系指能增加分散介质的黏度以降低微粒的沉降速度或增加微粒亲水性的附加剂。

（1）低分子助悬剂：如甘油及糖浆剂等。

（2）高分子助悬剂：天然高分子助悬剂有阿拉伯胶、西黄蓍胶、海藻酸钠及琼脂等；合成或半合成高分子助悬剂有纤维素衍生物、聚维酮、卡波姆及葡聚糖等。

（3）触变胶：塑性流动和假塑性流动的高分子水溶液具有触变性，加入混悬剂中使其静置时形成不流动的凝胶，防止微粒沉降，振摇后变为可流动的液态，不影响使用。

3）絮凝剂与反絮凝剂均为电解质。

4. 混悬剂的制备　具体如下。

（1）分散法：该法是将粗颗粒的药物分散成符合混悬剂微粒要求的分散程度，再分散于分散介质中制成混悬剂的方法。小量制备可用乳钵，大量生产可用乳匀机、胶体磨等机械。

例5：磺胺嘧啶混悬液

【处方】磺胺嘧啶100g，枸橼酸钠50g，单糖浆400ml，氢氧化钠16g，枸橼酸29g，4%羟苯乙酯乙醇液10ml，蒸馏水适量。

【制备】将磺胺嘧啶混悬于200ml蒸馏水中，将氢氧化钠溶液缓缓加入磺胺嘧啶混悬液中，随加随搅，使磺胺嘧啶成钠盐溶解；另取枸橼酸钠与枸橼酸加适量蒸馏水溶解，过滤，滤液缓缓加入上述钠盐溶液中，不断搅拌，析出细微磺胺嘧啶。最后，加单糖浆和对羟苯甲酸乙酯乙醇液，加蒸馏水至1 000ml，摇匀，即得。

【注解】本品系化学凝聚法制得的混悬液，粒子大小均在30μm以下，可显著提高本品的生物利用度。

（2）凝聚法：①物理凝聚法：将药物制成热饱和溶液，在搅拌下加至另一种不同性质的液体中，使快速结晶，再分散于适宜介质中制成混悬剂。②化学凝聚法：两种原料发生化学反应生成难溶性药物微粒，再混悬于分散介质中制成混悬剂。

5. 混悬剂的质量评价　包括微粒大小、沉降容积比、絮凝度、ξ电位、重新分散试验及流变学性质等。

（七）乳剂

乳剂（emulsions）系指互不相溶的两相液体混合，其中一相液体以液滴状态分散于另一相液体中形成的非均相液体制剂。形成液滴的液体称为内相、分散相或非连续相，另一相液体则称为外相、分散介质或连续相。乳剂中水或水性溶液为水相，用W表示；另一相为油相，用O表示。

1. 乳剂的分类　按照乳滴粒径大小分类：普通乳（1~100μm）、亚微乳（0.1~1μm）和纳米乳（10~100nm）；按照内外相性质不同分类：水包油型（O/W）和油包水型（W/O）。复乳可分为水包油包水型（W/O/W）和油包水包油型（O/W/O）。乳剂类型可用稀释法、电导法、染色法或滤纸润湿法进行鉴别。

2. 乳剂的特点　分散度大，药物吸收快，生物利用度高；O/W型乳剂可掩盖药物的不良臭味；剂量准确；静脉注射乳剂具有靶向性；外用乳剂能改善药物对皮肤、黏膜的渗透性。

3. 乳剂的附加剂　包括乳化剂、增稠剂、矫味剂及防腐剂等。

1）乳化剂的基本要求：乳化剂应有较强的乳化能力，能在乳滴周围形成牢固的乳化膜，无毒、无刺激。

2）乳化剂的种类：

（1）表面活性剂类乳化剂：阴离子型表面活性剂，如十二烷基硫酸钠、硬脂酸钠、硬脂酸钾、油酸钠和油酸钾等和非离子型表面活性剂，如脱水山梨醇脂肪酸酯类、聚山梨酯类、聚氧乙烯脂肪酸酯类和聚氧乙烯脂肪醇醚类等。

（2）天然乳化剂：包括阿拉伯胶、西黄蓍胶、明胶和卵磷脂等。

（3）固体微粒乳化剂：包括O/W型乳化剂，如氢氧化镁、氢氧化铝、二氧化硅、皂土等和W/O型乳化剂，如氢氧化钙、氢氧化锌和硬脂酸镁等。

（4）辅助乳化剂：指能提高乳剂的黏度，并能增强乳化膜的强度，与其他乳化剂合用能增加乳剂稳定性的物质。可增加水相黏度的辅助乳化剂有纤维素衍生物、阿拉伯胶、西黄蓍胶和黄原胶等；可增加油相黏度的辅助乳化剂有单硬脂酸甘油酯、硬脂酸、硬脂醇、鲸蜡醇和蜂蜡等。

4. 乳剂的制备　具体如下。

（1）乳剂的制备方法：①干胶法：又称油中乳化剂法。先将乳化剂与油相研匀，按比例加水，用力研磨制成初乳，再加水稀释至全量，混匀即得。本法中，制备初乳是关键。②湿胶法：又称水中乳化剂法。先将乳化剂分散于水中，再将油相加入，用力研磨制成初乳，再加水稀释至全量，混匀即得。本法也需制备初乳。③机械法：将油相、水相和乳化剂混合后，用乳化机械制成乳剂。乳化机械主要有搅拌乳化装置、乳匀机、胶体磨合超声波乳化器。④其他方法：包括新生皂法、两相交替加入法及两步乳化法等。

（2）乳剂中药物的加入方法：若药物溶于油相或水相，可将药物溶解后再制成乳剂；若药物在两相中均不溶，可用亲和性大的液相研磨药物，再制成乳剂，也可将药物先用少量已制成的乳剂研细再与剩余乳剂混匀。

5. 乳剂的稳定性　乳剂属热力学不稳定的非均相分散体系。

（1）分层：系指乳剂放置后出现分散相粒子上浮或下沉的现象，又称乳析。振摇后，乳剂可重新分散均匀。

（2）絮凝：乳剂中分散相的乳滴形成可逆的疏松聚集体的现象。

（3）转相：由于某些条件的变化，乳剂类型发生改变的现象。

（4）合并与破裂：合并系指乳剂中的小乳滴周围的乳化膜被破坏而导致乳滴变大的现象。变大的乳滴进一步合并，最后导致油水两相彻底分离的现象称为破裂。

（5）酸败：乳剂污染和滋长微生物后变质的现象。

6. 乳剂的质量评价　包括乳剂的粒径大小、分层现象、乳滴合并速度及稳定常数等的测定。

例6：苯酚薄荷乳

【处方】苯酚10g，氧化锌80g，薄荷脑2.5g，花生油450ml，氢氧化钙溶液加至1 000ml。

【制备】取苯酚、薄荷脑研磨液化后，加入已过筛的氧化锌细粉与适量花生油，研成细腻糊状物；再加剩余的花生油研匀，而后分次缓缓加入氢氧化钙溶液，随加随研成乳剂，使成1 000ml，即得。

例7：鱼肝油乳

【处方】鱼肝油500ml，阿拉伯胶125g，西黄蓍胶浆7g，蒸馏水加至1 000ml。

【制备】①干法：按油：水：胶（4：2：1）比例，将油与胶轻轻混合均匀，一次加入水，向一个方向不断研磨，直至稠厚的乳白色初乳生成为止，再加入水稀释研磨至足量。②湿法：胶与水先研成胶浆再加入西黄蓍胶浆，然后加油，随加随研，至初乳制成，再加入水稀释至全量，研匀，即得。

【注解】①干法应选用干燥乳钵，且研磨时不能停止，亦不能改变研磨方向。②乳剂制备必须先制成初乳，方可加水稀释。

（八）合剂与口服液

合剂（mixtures）系指以水为溶剂，含有一种或一种以上药物成分的内服液体制剂。合剂的溶剂主要是水，有时为了增加药物的溶解可加入少量的乙醇。合剂中可酌加矫味剂、着色剂和防腐剂。合剂包括溶液型、混悬型及乳剂型的液体制剂。

口服液（oral liquids）为单剂量包装的合剂，但必须是澄明溶液或允许含有极少量的一摇即散的沉淀物，如吡拉西坦口服溶液、藿香正气口服液及活力苏口服液等。

（九）洗剂

洗剂（lotions）系指专供清洗或涂抹无破损皮肤的外用液体制剂。洗剂一般轻轻涂于皮肤或用纱布蘸取敷于皮肤上，有消毒、消炎、止痒、收敛和保护等局部作用。洗剂分散介质为水和乙醇，如酮康唑洗剂。

（十）搽剂

搽剂（liniments）系指专供揉搽无破损皮肤的液体制剂，有镇痛、收敛、保护、消炎和杀菌等作用。搽剂也可涂于敷料上贴于患处。分散介质为乙醇、植物油及液状石蜡等，如酮洛芬搽剂、麝香祛痛搽剂和骨友灵搽剂等。

（十一）滴鼻剂

滴鼻剂（nasal drops）系指由药物与适宜附加剂制成的溶液、混悬液或乳状液，专供滴入鼻腔内使用的液体制剂。滴鼻剂以发挥局部消炎、消毒、收缩血管和麻醉作用为主，也可通过鼻腔吸收发挥全身作用。分散介质为水、丙二醇、液状石蜡和植物油。滴鼻剂应调节渗透压与鼻黏液等渗、pH 值应为 5.5～7.5，不改变鼻黏液的正常黏度，不影响鼻纤毛的正常运动，如盐酸麻黄碱滴鼻液和利巴韦林滴鼻液等。

（十二）滴耳剂

滴耳剂（ear drops）系指供滴入耳道内的外用液体制剂，有消毒、止痒、收敛、消炎和润滑作用。分散介质为水、乙醇、甘油、丙二醇及聚乙二醇等，如氧氟沙星滴耳液和氯霉素滴耳液等。

（十三）涂剂和涂膜剂

涂剂（paints）系指含药物的水性或油性溶液、混悬液或乳状液，临用前用纱布或棉花蘸取或涂于皮肤或口腔喉部黏膜的液体制剂。常用甘油、乙醇或植物油作为分散介质，发挥消炎、杀菌和滋润作用。

涂膜剂（film coating agents）系指将高分子成膜材料及药物溶解或分散在挥发性有机溶剂中，涂于患处后形成薄膜的外用液体制剂，起保护和治疗作用。常用的成膜材料有聚乙烯醇、聚乙烯醇缩甲乙醛、聚乙烯缩丁醛和乙基纤维素等；增塑剂常用甘油、丙二醇和邻苯二甲酸二丁酯等；挥发性溶剂一般为乙醇、丙酮或二者混合物，如疏痛安涂膜剂。

（十四）含漱剂

含漱剂（gargarisms）系指用于咽喉及口腔清洗的液体制剂。具有清洗、去臭、防腐、收敛和消炎作用。一般用药物的水溶液，也可含少量甘油和乙醇。含漱剂要求微碱性，如葡萄糖酸氯己定含漱液。

（十五）滴牙剂

滴牙剂（drop dentifrices）系指用于局部牙孔的液体制剂。其特点是药物浓度大，刺激性、毒性较大，由医护人员直接用于牙病治疗。

（十六）灌肠剂

灌肠剂（enemas）系指灌注于直肠的水性或油性溶液或混悬液，发挥治疗、诊断或营养作用。

（韩晶晶）

第二节 灭菌制剂与无菌制剂

（一）灭菌制剂与无菌制剂

灭菌制剂（sterilized preparation）系指采用物理或化学方法杀灭或除去所有活的微生物的药物制剂；无菌制剂（sterile preparation）系指在无菌环境中采用无菌操作法或无菌技术制备的不含任何活的微生物的药物制剂。

灭菌制剂与无菌制剂包括注射剂、眼用制剂、植入剂、创面用制剂和手术用制剂等。

（二）灭菌法

灭菌法（sterilization）是指采用物理或化学方法杀灭或除去物料中所有微生物的繁殖体和芽孢的技术。药剂学中的灭菌既要杀灭或除去微生物，又要保证药物制剂的稳定性、有效性和安全性。

1. 物理灭菌法 具体如下。

（1）干热灭菌法：①火焰灭菌法，该法系指直接在火焰中烧灼进行灭菌的方法，特点是简便、迅速、可靠，适用于耐烧灼材质的物品如金属、玻璃及瓷器等的灭菌。②干热空气灭菌法，该法是指在高温干热空气中灭菌的方法。由于干燥空气导热能力差，故需长时间高热才能达到灭菌目的。不同的温度灭菌过程所需的时间也不同：140℃必须在 3h 以上，160～170℃在 2h 以上。260℃为 45min。

（2）湿热灭菌法：该法是在含水分的环境中加热灭菌的方法。①热压灭菌法：是指用压力大于常压的热饱和水蒸气杀灭微生物的方法。蒸气潜热大，穿透力强，灭菌效率高。湿热灭菌一般条件为 116℃，40min；121℃，30min；126℃，15min。凡能耐湿热的药物制剂、玻璃容器、金属容器、瓷器、橡胶塞及膜滤过器等均能采用此法。②流通蒸气灭菌法：是指在常压下，用100℃流通蒸气杀灭微生物的方法。通常情况下，灭菌时间为30~60min。③煮沸灭菌法：是把待灭菌物品放入沸水中加热灭菌的方法，通常煮沸30~60min。

（3）射线灭菌法：①辐射灭菌法：以放射性核素（^{60}Co 或 ^{137}Cs）产生的 γ 线灭菌的方法。特点是不升高灭菌产品的温度，穿透性强，可带包装灭菌；该法适合于激素、肝素、维生素、抗生素、医疗器械及高分子材料等的灭菌。②紫外线灭菌法：用紫外线照射杀灭微生物的方法，灭菌力最强的波长是254nm。紫外线直接照射后，可使空气中产生微量臭氧，进而达到杀菌效果。但紫外线穿透力差，只适用于表面灭菌、无菌室的空气灭菌及蒸馏水的灭菌。③微波灭菌法：利用微波产生的热量杀灭微生物的方法。

（4）滤过除菌法：利用除菌滤过器，以滤过方式除去活或死的微生物的方法。除菌滤膜的孔径一般不超过 0.22μm，适用于对热非常不稳定的药物溶液、气体及水等的除菌。

2. 化学灭菌法　具体如下。

（1）气体灭菌法：利用化学消毒剂产生气体杀灭微生物的方法，常用的包括环氧乙烷、甲醛、臭氧及气态过氧化氢等杀菌性气体。

（2）药液法：利用杀菌剂药液杀灭微生物的方法，常用的有75%乙醇、2%煤酚皂溶液及0.1%~0.2%苯扎溴铵溶液等。

3. 无菌操作法　无菌操作法是指在无菌条件下制备无菌制剂的操作方法。无菌操作的环境及一切用具、材料等均需按灭菌法灭菌。无菌操作时，需在无菌操作室或无菌柜内进行。

4. 无菌检查法　无菌检查法是指检查药品与辅料是否无菌的方法。经灭菌或无菌操作法处理后的制剂，必须经过无菌检查法检验证实已无活微生物后，方可使用。

（三）注射剂

注射剂（injections）系指药物与适宜的溶剂或分散介质制成的供注入体内的溶液、乳状液或混悬液，及供临用前配成或稀释成溶液或混悬液的粉末或浓缩液的无菌制剂。

1. 注射剂的分类　按分散系统分类，注射剂可分为四类。

（1）溶液型注射剂：用水、油或其他非水溶剂制成，如氯化钠、氨茶碱、维生素 C、维生素 E 及黄体酮等注射剂。

（2）混悬型注射剂：在水中微溶、极微溶解或几乎不溶的药物或注射后要求延长药效的药物，可制成水性或油性的混悬液。混选型注射剂一般仅供肌肉注射，如鱼精蛋白胰岛素注射剂及醋酸可的松注射剂等。

（3）乳剂型注射剂：油类或油溶性药物均可制成乳剂型注射剂，如静脉脂肪乳注射剂。

（4）注射用无菌粉末：亦称粉针剂，为药物的无菌粉末或采用冻干技术制成的疏松块状物，临用前加灭菌注射用水溶解或混悬后注射，如青霉素 G 钾、阿奇霉素及多肽类药物等。

近年来，出现了脂质体注射剂、聚合物胶束注射剂、微球注射剂和纳米粒注射剂等靶向及长效注射剂。

2. 注射剂的特点　具体如下。

（1）优点：作用迅速、可靠，可准确发挥局部定位作用或长效作用。注射剂适用于不能口服的患者及不宜口服的药物。

（2）缺点：注射剂的研制和生产过程复杂，质量要求高，成本较高；安全性差，使用不当易发生危险；注射时可致疼痛，使用不便，患者依从性差。

3. 注射剂的质量要求　具体如下。

（1）无菌。

（2）无热原。

（3）澄明度：溶液型注射剂不得有肉眼可见的混浊或异物。进行不溶性微粒检查时，除另有特殊规定外，小针剂每个供试品容器（份）中含10μm 以上的微粒不得超过 6 000 粒，含25μm 以上的微粒不得超过600粒。

（4）渗透压：通常情况下，注射剂的渗透压需与血浆的渗透压相等或接近。脊椎腔内注射液必须等渗，静脉输液应等渗或稍偏高渗或等张。

（5）pH：pH值应尽可能与血液的pH值相近，其允许的pH值范围为4~9。

（6）安全性：注射剂不应对组织产生刺激或毒性反应，不能产生溶血或使血浆蛋白沉淀。

（7）稳定性：具有必要的物理和化学稳定性。

（8）降压物质：有些注射剂，如复方氨基酸注射剂，其降压物质必须符合相关规定。

4. 注射剂的给药途径　具体如下。

（1）静脉注射：有推注与滴注两种方法。推注可用于急救，一般推注体积不能超过50ml；滴注多用于常规治疗，输液量不限。油溶液型和混悬型注射剂不能用于静脉注射。

（2）肌内注射：水、油溶液、混悬液及乳状液均可用于肌内注射，注射量不宜超过5ml。

（3）脊椎腔注射：pH值及渗透压应与脑脊液相等，只能用水溶液，注射量不超过10ml。

（4）皮下注射：注射于真皮和肌肉之间，一般为水溶液，注射量为1~2ml。皮下注射时，药物吸收较慢。

（5）皮内注射：注射于表皮与真皮之间，注射量为0.1~0.2ml，主要用于过敏性试验及疾病诊断。

（6）其他：包括动脉内注射、心内注射、穴位注射及关节腔内注射等。

5. 注射剂的处方组成　注射剂的处方主要包括主药、溶剂和附加剂。

1）注射用原料：配制注射剂必须使用符合《中国药典》或相应的国家药品质量标准要求的注射用原料药。

2）注射用溶剂：

（1）注射用水：注射用水系指将纯化水经蒸馏法或反渗透法制得，可供注射使用的水。注射用水的质量应符合《中国药典》2010年版二部注射用水项下的规定。注射用水应无热原。

注射用水的制备方法：蒸馏法是在纯化水的基础上，制备注射用水最可靠的方法。小量生产时，一般采用塔式蒸馏水器。大量生产时，常用多效蒸馏水器。综合法制备注射用水的流程为：自来水→砂滤器→药用炭过滤器→饮用水→细过滤器→电渗析或反渗透装置→阳离子树脂床→脱气塔→阴离子树脂床→混合树脂床→纯化水→多效蒸馏水机或气压式蒸馏水机→热储水器（80℃）→注射用水。

（2）注射用油：注射用油应无异臭、无酸败；色泽不得深于黄色6号标准比色液，10℃时应澄明，应符合碘值、酸值和皂化值的要求。常用的注射用油为芝麻油、大豆油及茶油等。

（3）其他注射用溶剂：水溶性非水溶剂有乙醇、甘油、丙二醇、聚乙二醇300及聚乙二醇400等；油溶性非水溶剂有苯甲酸苄酯和油酸乙酯等。

3）注射剂的附加剂：注射剂中应用附加剂的目的是增加药物的溶解度、物理和化学稳定性，减轻注射时疼痛及抑制微生物生长。常用的附加剂是：①等渗调节药：常用氯化钠和葡萄糖。②pH调节药：常用盐酸、氢氧化钠、碳酸氢钠和磷酸盐缓冲对等。③抑菌药：用于多剂量注射剂及不经灭菌的无菌操作制剂，静脉和脊椎注射的产品不得添加抑菌药。常用苯甲醇、三氯叔丁醇、硝酸苯汞及对羟苯甲酸酯类等。④抗氧药：常用亚硫酸氢钠、焦亚硫酸钠及硫代硫酸钠。金属螯合剂常用EDTA·2Na，惰性气体常用二氧化碳或氮气。⑤局部止痛药：常用苯甲醇及三氯叔丁醇等。⑥表面活性药：发挥增溶、润湿和乳化等作用，常用聚山梨酯80及卵磷脂。⑦助悬药：常用明胶、甲基纤维素及羧甲基纤维素钠等。⑧其他：根据具体产品的需要，注射剂中可加入特定的稳定剂，如肌酐或甘氨酸等；填充剂，如乳糖或甘露醇等（冷冻干燥制品中）；保护剂，如乳糖、蔗糖或麦芽糖等（蛋白类药物中）。

6. 热原　热原系指微生物产生的细菌内毒素，由磷脂、脂多糖和蛋白质组成，其中脂多糖是致热中心。热原进入人体后，可引起发冷、寒战、发热及恶心、呕吐等反应，严重者体温可升至42℃，出现昏迷、虚脱，甚至发生生命危险。

热原可通过溶剂、原料、容器、用具、管道、装置、制备过程以及临床应用过程等污染药物制剂。

热原可采用《中国药典》2010年版规定的家兔法和鲎试剂法检测。

热原的性质与除去热源的方法：

（1）水溶性：热原溶于水，故水性注射液易污染热源。

（2）滤过性：热原可以通过一般滤器和微孔滤器，但超滤装置可将其除去。

（3）吸附性：热原在水溶液中可被药用炭、石棉或白陶土等吸附后过滤而除去，药液可利用此法除热源。

（4）耐热性：热原具有一定耐热性，但仍可被高温破坏。当以100℃加热1h时，热原不分解；但100℃ 3～4h、200℃ 60min 或 250℃ 30～45min 时，可使热原彻底破坏。玻璃制品或金属制品等，均可用此法破坏热原。

（5）不挥发性：热原能溶于水但不挥发。因此，制备注射用水时，需经多次蒸馏除去热原。

（6）耐酸、耐碱及耐氧化性：热原能被强酸、强碱及强氧化剂破坏，玻璃制品可用此法去除热原。除去热原的方法还有凝胶滤过法及反渗透法等。

7. 注射剂的制备　具体如下。

1）注射剂的工艺流程与环境要求：注射剂的制备流程，见图3-1。

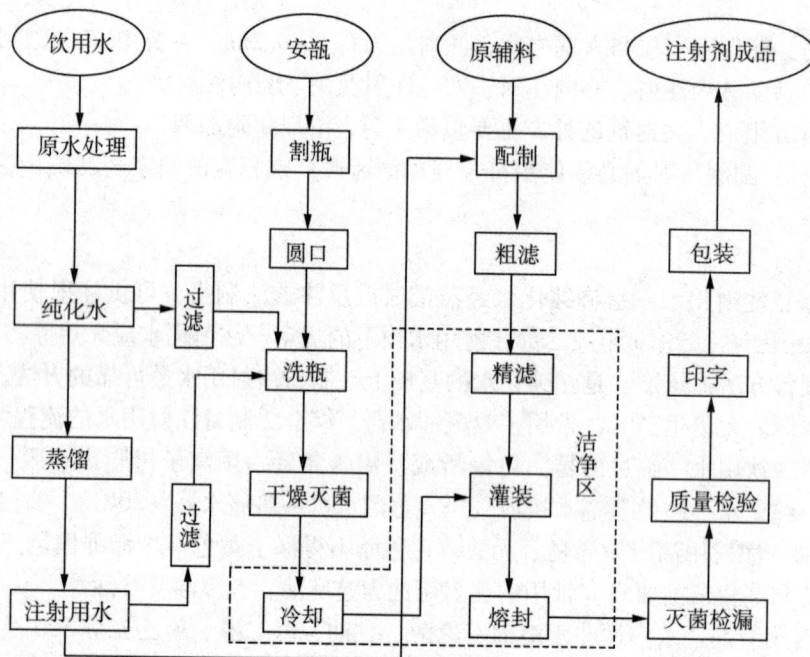

图3-1　注射剂的制备流程图

洁净区是指有较高洁净度要求和较严格菌落数要求的生产房间，规定为10 000级或100级。控制区是对洁净度和菌落数有一定要求的生产或辅助房间，一般定为大于10万级或10万级。其他区域为一般生产区，无具体的洁净度要求。

由纯化水制备注射用水、安瓿洗瓶、干燥、灭菌以及药液的配制，应在控制区中进行；备用安瓿的储存、药液的过滤、灌装和封口，则必须在洁净区进行。

2）注射剂的容器及处理：注射剂的容器一般为由硬质中性玻璃、含钡玻璃（耐碱）或含锆玻璃（耐酸碱）制成的安瓿，分为曲颈易折安瓿和粉末安瓿。安瓿首先进行切割与圆口，然后用注射用水采取甩水洗涤法或加压喷射汽水洗涤法洗净，于120～140℃烘箱内干燥，必要时180℃干热灭菌1.5h备用。

3）注射液的配制：

（1）投料：所用原料药必须符合注射用规格。辅料应符合药典规定的药用标准，辅料若有符合注射用规格者，应选用注射用规格。按处方计算投料量时，需考虑制备过程中以及容器挂壁所造成的药液损失，应酌情适当增加投料量。

（2）配液：配制药液有稀配和浓配两种方法。稀配法是将全部原料药物加入全量溶剂中，立即配成所需浓度后过滤，此法适于优质原料；浓配法是将全部原料药物加入部分溶剂中先配成浓溶液，滤过后再稀释至需要浓度，此法适用于易产生澄明度问题的一般原料。对不易滤清的药液，可加入0.1%～0.3%的注射用药用炭处理后过滤，药用炭起吸附和助滤作用。

（3）滤过：注射剂生产中常用的滤器有砂滤棒、垂熔玻璃滤器、微孔滤膜滤器、板框式压滤机及钛滤器。一般采用先粗滤、后精滤的方法，顺序为砂滤棒→垂熔玻璃滤器→微孔滤膜滤器。也可采用高位静压滤过、减压滤过或加压滤过。

4）注射剂的灌装和封口：配液后应立即灌封。灌装药液时应剂量准确，药液不粘瓶口。灌装易氧化的药物时，应先充入惰性气体。封口方法有拉封和顶封两种方法，现多采用全自动灌封机。

注射剂灌封后不应出现剂量不准、封口不严、焦头、大头及瘪头等质量问题。

5）注射剂的灭菌和检漏：注射剂灌封后必须在12h内灭菌。目前，注射剂多采用热压灭菌法。对不耐热压灭菌的注射剂品种，可采用流通蒸汽灭菌法。一般情况下，体积为1～5ml的安瓿，可采用100℃ 30min；体积为10～20ml的安瓿，可采用100℃ 45min。完成灭菌的产品必须进行检漏，以有色溶液（一般用曙红或亚甲蓝）是否渗入安瓿作为判断标准。

6）注射剂的质量检查：注射剂的质量检查项目包括含量、装量、pH、可见异物检查、无菌检查、热原或内毒素检查以及特定的检查项目。

7）注射剂的印字和包装：完成灭菌的产品，每支安瓿或每瓶注射液均需及时印字或贴签，内容包括品名、规格、批号和厂名等。

例8：维生素C注射液

【处方】维生素C 104g，依地酸二钠0.05g，碳酸氢钠49.0g，亚硫酸氢钠2.0g，注射用水加至1 000ml。

【制备】加维生素C至处方量80%经二氧化碳饱和的注射用水，搅拌溶解后缓缓加入碳酸氢钠，搅拌溶解；再加入依地酸二钠溶液和亚硫酸氢钠溶液，调pH值6.0～6.2，加经二氧化碳饱和的注射用水至全量，100℃流通蒸汽15min灭菌，即得。

【注解】①碳酸氢钠可中和部分维生素C，降低其注射时的刺激性。②维生素C易水解，且空气中的氧气或溶液的pH和金属离子等均对注射液稳定性影响较大。因此，需采取在处方中加入金属离子络合剂、pH调节剂和抗氧剂等措施，以提高产品稳定性。③在配制工艺上，采用通入惰性气体的注射液和流通蒸汽灭菌等措施，可进一步提高产品的稳定性。

例9：氨茶碱注射液

【处方】氨茶碱1 250g，乙二胺72ml，苯甲醇200ml，药用炭适量，注射用水加至1 000ml。

【制备】取氨茶碱加入适量注射用水，加入部分乙二胺搅拌使溶解后加入苯甲醇，搅匀，注射用水稀释至全量；用剩下乙二胺调pH值9.3～9.5，加药用炭，搅拌，滤过，灌封，灭菌，即得。

【注解】①氨茶碱为茶碱与乙二胺的复盐，其溶液易吸收空气中的二氧化碳，析出茶碱结晶。因此，可添加适量的乙二胺，增加氨茶碱溶解度。②配制时，溶液温度不宜过高（50℃以下），避免乙二胺挥发过多而影响pH和澄清度。

（四）输液

输液（infusions）系指由静脉滴注输入体内的大剂量注射剂，一次给药体积多为100ml以上。输液的基本要求与安瓿注射剂相似，无菌、无热原及澄明度均有严格要求。

1. 输液的分类及临床用途　具体如下。

（1）电解质输液：如乳酸钠、氯化钠、复方氯化钠及碳酸氢钠等注射液，用于补充体内水分及电解质，纠正酸碱平衡等。

（2）营养输液：如糖类（葡萄糖、果糖、木糖醇等）、氨基酸及脂肪乳注射液等，用于补充体液、营养及热能，适于不能口服的患者。

（3）胶体输液：如右旋糖苷及羟乙基淀粉注射液等，可调节体内渗透压。

（4）含药输液：含有治疗药物的输液，如替硝唑输液。

2. 质量要求　具体如下。

（1）无菌。

（2）无热原。

（3）pH：尽可能与血浆的 pH 相近，其允许范围为 pH 值 4~9。

（4）渗透压：应等渗或稍偏高渗，不能低渗；临床治疗中，需采用高渗溶液时，可选择高渗注射剂；有些药物的输液，须与红细胞膜等张。

（5）澄明度：不得有肉眼可见的浑浊（乳剂型除外）或异物。进行不溶性微粒检查时，除另有特殊规定外，1ml 中含 $10\mu m$ 以上的微粒不得超过 25 粒，含 $25\mu m$ 以上的微粒不得超过 3 粒。

（6）不得添加抑菌剂。

（7）不能含有引起过敏反应的异性蛋白及降压物质。

3. 输液的制备　输液的制备工艺流程，见图 3-2。

（1）输液的容器及处理：输液的容器有玻璃瓶、塑料瓶和塑料袋，常用容积为 250ml 和 500ml 两种。玻璃瓶必须经严格的洗瓶后，方可使用，其清洗方法同安瓿。医用聚丙烯塑料瓶和非聚氯乙烯软塑料袋，可成型后立即灌装药液，节省工序，减少污染。

（2）橡胶塞：可用稀酸或碱处理，再用水洗净。然后，加注射用水煮沸 30min，置于新鲜注射用水中备用。

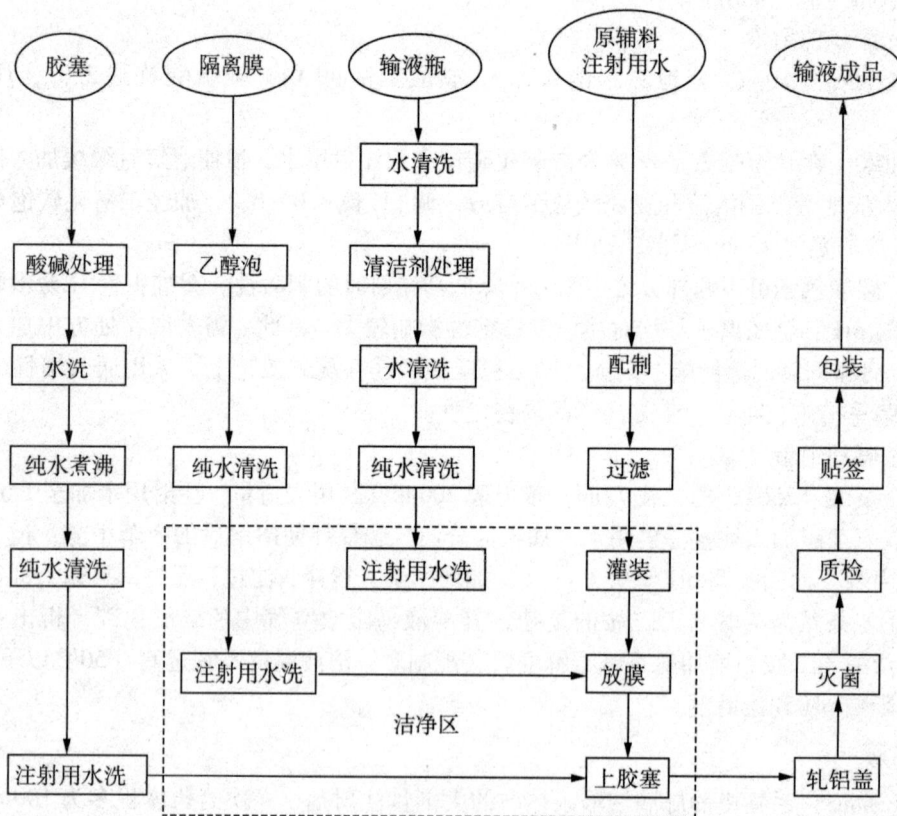

图 3-2　输液的制备工艺流程

（3）隔离膜：为防止橡胶塞直接接触药液而污染药液，加涤纶膜起隔离作用。将隔离膜置于药用 95% 乙醇中浸泡，再于蒸馏水中煮沸 30min，然后用注射用水反复漂洗至澄明度合格，置于新鲜注射用水中备用。

（4）药液的配制：多采用浓配法。

（5）药液的过滤：一般采用加压三级过滤法，即砂滤棒→G3 滤球→微孔滤膜。

（6）输液的灌封：输液的灌封过程为药液灌装、放隔离膜、盖胶塞、轧铝盖。目前，绝大多数的药厂已实现联动化或机械化生产。配液后，应立即灌封。

（7）输液的灭菌：配液至灭菌的全部过程，应在4h内完成。输液的灭菌条件为121℃ 15min、116℃ 40min。对塑料袋装的输液，可用109℃ 45min灭菌。

（8）输液的质量检查：检查项目包括药物含量、装量、pH、澄明度、不溶性微粒、无菌检查、热原检查以及特定的检查项目。

4. 渗透压的调节与计算 用于静脉滴注的大输液，若大量输入低渗溶液，可造成溶血。因此，低渗溶液必须调节至等渗。常用的调整方法如下。

（1）冰点降低法：血浆与泪液的冰点均为0.52℃。根据溶液的依数性，冰点下降度为0.52℃的药液，即与血浆等渗。渗透压调节剂用量的计算公式为：

$$X = (0.52 - a)/b$$

式中：X——每100ml溶液中，需加渗透压调节剂的量；a——药物溶液测得的冰点下降度数；b——1%渗透压调节剂的冰点降低度数（可查表或测定）。

（2）氯化钠等渗当量法：与1g药物呈等渗效应的氯化钠量，称为氯化钠等渗当量。渗透压调节剂用量可按下式计算：

$$X = 0.009V - EW$$

式中：X——配成体积V的等渗溶液，需加的氯化钠量；V——欲配液的体积；E——1g药物的氯化钠等渗当量（可查表或测定）；W——配液用药物的重量。

5. 等渗溶液与等张溶液 有些药物配成等渗溶液后，仍有不同程度的溶血现象，如甘油及尿素等。此种溶液虽是等渗溶液，但不是等张溶液。故需再加入一定量的渗透压调节剂，将其调至等张溶液。

例10：5%葡萄糖注射液

【处方】注射用葡萄糖50g，盐酸适量，注射用水加至1 000ml。

【制备】取葡萄糖，加入适量煮沸的注射用水中，使成50%～70%浓溶液；用盐酸调pH值3.8～4.0，加入0.1%的活性炭混匀，煮沸约20min；趁热过滤活性炭，滤液加注射用水至全量，质检合格，灌封，灭菌，即得。

【注解】本品采用浓配法；加盐酸并加热、煮沸使糊精水解，并中和胶粒电荷，使蛋白凝聚，再加入活性炭吸附滤除，均极大地提高了本品的澄清度。

例11：静脉注射用脂肪乳

【处方】精制大豆油150g，精制大豆磷脂15g，注射用甘油25g，注射用水加至1 000ml。

【制备】取精制大豆磷脂捣碎后，加入甘油和适量注射用水；在氮气流下，搅拌至形成半透明状的磷脂分散体系；放入高压匀化机，加入精致豆油与注射用水，得乳剂；冷却后滤过，灌装，灭菌，即得。

【注解】豆磷脂为乳化剂，是由豆油中分离出的全豆磷脂经提取精制而得。其主要成分为卵磷脂，比其他磷脂稳定且毒性小，但易被氧化。

（五）注射用无菌粉末

注射用无菌粉末（sterile powder for injection）也称粉针剂，系指由药物制成的，供临用前用适宜的无菌溶剂或溶液配成溶液或均匀混悬液的无菌固体粉末或块状物。在水溶液中很不稳定的药物，特别是一些对湿热十分敏感的抗菌类药物及酶或血浆等生物制品，宜制成粉针剂。

注射用无菌粉末分为注射用无菌分装产品和注射用冻干制品两类。

1. 注射用无菌分装产品 用适当的精制方法，如重结晶法或喷雾干燥法，制得无菌粉末原料；在无菌操作条件下，将其分装于灭菌的容器内密封。无菌分装产品易发生的问题有装量差异、澄明度与无菌问题。

2. 注射用冻干制品 将药物与附加剂用适当的方法制成无菌药液，在无菌操作条件下，分装于灭菌容器中，降温冻结成固体；然后，低温抽真空使溶剂水从冷冻的固态直接升华成气体，而使药物干燥成疏松的块状或粉末状产品。

（1）冷冻干燥的原理：利用水在低温（水的冰点以下）低压（接近于真空）下的升华原理，使药液中的水分从固态直接升华为气态而除去。该法适合于遇湿热不稳定药物的干燥。

（2）冷冻干燥的工艺过程：工艺流程为药液→预冻（药液共熔点以下10～20℃）→减压（接近于真空）→升华干燥→再干燥→成品。

例12：注射用辅酶A

【处方】辅酶A 56.1单位，葡萄糖酸钙1mg，水解明胶5mg，半胱氨酸0.5mg，甘露醇10mg。

【制备】将处方中各成分用适量注射用水溶解后，无菌过滤，分装于安瓿中，每支0.5ml，冷冻干燥后封口，漏气检查即得。

【注解】辅酶A粉末有吸湿性，易溶于水，易被空气、过氧化氢、碘或高锰酸盐等氧化成无活性的二硫化物。因此，可在本品中加入半胱氨酸等，并用甘露醇或水解明胶等作为赋形剂。

（六）眼用无菌液体制剂

眼用无菌液体制剂系指供洗眼、滴眼或眼内注射，以治疗或诊断眼部疾病的无菌液体制剂，分为滴眼剂、洗眼剂和眼内注射剂。

滴眼剂（eye drops）系指药物制成可供滴眼用的澄明溶液、乳状液或混悬液，可发挥消炎杀菌、散瞳缩瞳、降低眼压、治疗白内障、诊断以及局部麻醉等作用。通常以水为分散介质。

药物滴入眼睛后，可通过角膜途径和结膜途径吸收。

1. 滴眼剂的质量要求　具体如下。

（1）可见异物：不得有肉眼可见的玻璃屑、纤维和其他不溶性异物。

（2）无菌：供角膜等外伤治疗或手术用的滴眼剂，必须无菌。对于其他目的使用的滴眼剂，须按药典微生物限度法检查并符合规定，不得检出绿脓杆菌和金黄色葡萄球菌。

（3）pH：pH值6～8时，眼睛无不适感；眼睛可耐受的pH值范围为5.0～9.0。

（4）渗透压：应与泪液的渗透压相等或相近似，实际工作中，0.8%～1.2%的氯化钠溶液对眼无刺激。

（5）粒度：混悬型滴眼剂中，50μm的粒子不得超过10%，15μm以下的粒子不得少于90%。

2. 滴眼剂的处方成分　具体如下。

（1）pH调节剂：磷酸盐缓冲液、硼酸盐缓冲液及硼酸溶液等。

（2）渗透压调节剂：氯化钠、硼酸、葡萄糖及硼砂等。

（3）抑菌剂：硝酸苯汞、苯扎氯铵、苯扎溴铵、氯己定、三氯叔丁醇、苯氧乙醇、山梨酸和对羟苯甲酸酯类。用于眼外伤和眼部手术的滴眼剂，则不能添加抑菌剂。

（4）黏度调节剂：甲基纤维素、聚乙烯醇、聚乙二醇及聚维酮等。

3. 滴眼剂的制备　具体如下。

（1）用于外伤和手术的滴眼剂：按安瓿剂的生产工艺制备，分装于单剂量容器中密封或熔封，最后灭菌。对于主药不稳定者，应按照严格的无菌操作法制备。

（2）一般滴眼剂：可将用具与容器以适当的方法清洗后，灭菌备用；然后，在无菌环境中配制药液、分装，并可加入适量抑菌药。滴眼剂的灌装，多采用减压灌装，容器为玻璃瓶、软塑料瓶和硬塑料瓶。

例13：醋酸可的松滴眼液

【处方】醋酸可的松5.0g，聚山梨酯80 0.8g，硝酸苯汞0.02g，硼酸20.0g，羧甲基纤维素钠2.0g，蒸馏水加至1 000ml。

【制备】取硝酸苯汞，溶于500ml蒸馏水中，加热至40～50℃，加入硼酸、聚山梨酯80使溶解，过滤，待用；另将羧甲基纤维素钠溶于300ml蒸馏水中，过滤后加热至80～90℃，加入醋酸可的松搅匀，保温30min，冷至40～50℃；再与硝酸苯汞等溶液混合，加蒸馏水至足量，滤过，分装，封口，灭菌，即得。

【注解】①羧甲基纤维素钠为助悬剂，配液前需精制。②氯化钠能显著降低羧甲基纤维素钠的黏度，因此改用硼酸作为 pH 和等渗调节剂。

（韩晶晶）

第三节　固体制剂

（一）概述

1. 固体剂型的吸收过程　口服或腔道用固体剂型中药物的吸收过程如下：固体制剂→崩解（或分散）→溶出→吸收。口服药物的胃肠道吸收以被动扩散为主，故药物从剂型中溶出的速度是吸收的限速过程。

2. 固体剂型的溶出　对多数固体剂型而言，可用 Noyes – Whitney 方程描述药物溶出的规律。

Noyes – Whitney 方程：$dc/dt = kS (C_s - C)$

Nernst – Noyes – Whitney 方程：$dc/dt = DS (C_s - C) /Vh$

式中，dc/dt——溶出速率；D——药物在溶出介质中的扩散系数；V——溶出介质的体积；h——扩散层厚度；S——药物与介质接触的表面积；C_s——药物的溶解度；C——时间 t 时溶液的浓度。

当溶出药物迅速吸收，$C_s \gg C$ 时，Noyes – Whitney 方程可简化为：

$dc/dt = kSC_s$

上式表明，药物从固体剂型中的溶出速率，与药物粒子的表面积及溶解度成正比。故制剂的分散度或崩解程度越大，药物溶出越快，吸收越快。口服固体剂型吸收的快慢顺序是散剂＞颗粒剂＞胶囊剂＞片剂＞丸剂。

（二）散剂

散剂（powders）系指药物与适宜辅料经粉碎、均匀混合后制成的干燥粉末状制剂，可供内服或外用。

1. 散剂的分类与特点　具体如下。

（1）散剂的分类：按组成药味的多少，可将散剂分为单散剂与复方散剂；按剂量，可将其分为分剂量散与不分剂量散；按用途，可将其分为内服散、外用散、溶液散、煮散及眼用散等。

（2）散剂的特点：比表面积大、起效快；外用覆盖面大，具保护和收敛作用；制备工艺简单；剂量易控制，便于小儿服用；储存、运输及携带方便。但散剂的稳定性较其他固体剂型差。

2. 散剂的制备　散剂制备的一般工艺流程是物料→前处理→粉碎→过筛→混合→分剂量→质检→包装→成品。

1）物料的前处理：主要是干燥过程。

2）粉碎与过筛：粉碎方法有湿法粉碎、干法粉碎、单独粉碎、混合粉碎、低温粉碎及流能粉碎等。常用的粉碎器械有研钵、球磨机、冲击式粉碎机或气流粉碎机等。散剂的过筛是一个分等匀化的过程，以获得所需粒径的粉体或多组分的均匀混合物，常用 1～9 号标准药筛。

3）混合：常用方法有研磨混合、搅拌混合与过筛混合，常用器械有 V 形混合机、双锥形混合机、圆筒形混合机或锥形螺旋搅拌混合机等。影响混合效果的因素及混匀措施如下。

（1）组分的比例：组分比例相差较大的物料难以混匀，应采用等体积递增配研法混合。即，量小的药物研细后，加入等体积量大的药物细粉研匀；如此，倍量增加至全部混匀。

（2）组分的堆密度：物料堆密度差异较大时，应将堆密度小（质轻）者先放入混合容器中，再加入堆密度大（质重）者混合，较易混匀。

（3）粉体的吸附性：有的药粉对混合器械具吸附性，影响混合并造成损失。一般情况下，应将量大且不易吸附的药粉或辅料垫底，饱和器壁后再加入量少且易吸附者。对于混合时摩擦起电的粉末，还可加入少量表面活性剂或润滑剂抗静电。

（4）液体或易吸湿性组分：可用处方中的其他组分吸收液体组分。若液体组分量大，宜用吸收剂吸收。常用的吸收剂有磷酸钙、白陶土、蔗糖和葡萄糖等。含结晶水的药物可用等摩尔无水物代替；吸湿性强的药物（如胃蛋白酶或乳酶生等）可在低于其临界相对湿度条件下，迅速混合并密封防潮包装；混合后引起吸湿的，可分别包装。

（5）形成低共熔混合物的组分：可发生低共熔现象的药物有冰片、水合氯醛、萨罗、樟脑和麝香草酚等，应尽量避免将其混合。

4）散剂的质检：质检项目包括外观均匀度、装量差异、干燥失重、水分和微生物限度等。

5）散剂的包装、贮藏：散剂包装应密封，干燥处贮藏，防止吸湿。

例14：痱子粉

【处方】薄荷脑6g，樟脑6g，氧化锌120g，硼酸150g，滑石粉718g。

【制备】取薄荷脑、樟脑研磨，使液化；加适量滑石粉充分研匀，依次加入氧化锌、硼酸及剩余的滑石粉；研和，过筛，混匀，即得。

【注解】薄荷脑和樟脑研磨时可发生共熔，液化后便于和其他药物混合均匀。

（三）颗粒剂

颗粒剂（granules）是将药物与适宜的辅料混合制成的具有一定粒度的干燥颗粒状制剂，可直接吞服或冲入水中饮服。《中国药典》（2010年版）规定，颗粒剂的粒度范围是不能通过1号筛（2 000μm）的粗粒和通过5号筛（180μm）的细粒的总和不能超过15%。

1. 颗粒剂的分类和特点　具体如下。

（1）分类：颗粒剂分为可溶性颗粒剂、混悬性颗粒剂及泡腾性颗粒剂。

（2）特点：飞散性、附着性、团聚性、吸湿性较小；服用方便，可调节色、香、味；可进行包衣，制成防潮及缓释或肠溶制剂；多种颗粒混合时，可因粒径不同或粒密度差异大而产生离析现象，导致剂量不准确。

2. 颗粒剂的制备　颗粒剂的制备工艺流程：物料→粉碎→过筛→混合→制软材→制粒→干燥→整粒与分级→质检→分剂量→成品。

药物的粉碎、过筛、混合操作与散剂的制备过程相同。

（1）制软材：将药物与适当的稀释剂、崩解剂、黏合剂及润湿剂等（见片剂相关内容）混合，采用湿法制粒技术制软材时，液体黏合剂或润湿剂的加入量可根据经验"手握成团，轻压即散"为准。

（2）制湿颗粒：采用挤出制粒法。近年来，常采用流化（沸腾）制粒法，也叫"一步制粒法"。此法可在一台机器内完成混合、制粒及干燥过程。

（3）颗粒的干燥：常用方法有箱式干燥法及流化干燥法等。

（4）整粒与分级：干燥后的颗粒应进行适当的整理，以使结块、粘连的颗粒散开，获得具有一定粒度的均匀颗粒。一般采用过筛方法进行颗粒剂的整粒和分级。

（5）质量检查与分剂量：将制得的颗粒进行含量测定与粒度检查等，须按剂量将其装入适宜袋中。颗粒剂的储存标准，基本与散剂相同。

3. 颗粒剂的质量检查　颗粒剂的质检项目包括外观、粒度、主药含量、干燥失重、溶化性和装量差异等。

例15：复方维生素B颗粒剂

【处方】盐酸硫胺1.20g，苯甲酸钠4.0g，核黄素0.24g，枸橼酸2.0g，盐酸维生素B_6 0.36g，橙皮酊20ml，烟酰胺1.20g，蔗糖粉986g，混悬泛酸钙0.24g。

【制备】将核黄素加蔗糖混合粉碎3次，过80目筛；将盐酸维生素B_6、混悬泛酸钙、橙皮酊和枸橼酸，均溶于蒸馏水中作润湿剂；另将盐酸硫胺、烟酰胺等，与上述稀释的核黄素搅拌混合均匀后制粒，60~65℃干燥，整粒，分级即得。

【注解】枸橼酸可使颗粒呈弱酸性，增加主药的稳定性。

(四) 胶囊剂

胶囊剂（capsules）系指将药物与辅料充填于硬质空心胶囊或密封于具有弹性的软质囊材中制成的固体制剂，供口服或直肠、阴道等使用。

1. 胶囊剂的分类和特点 具体如下。

（1）分类：分为硬胶囊、软胶囊、肠溶胶囊、缓释胶囊和控释胶囊。

（2）特点：①与片剂、丸剂相比，胶囊剂在胃肠液中分散快、吸收好、生物利用度高。②液体药物固体剂型化，弥补其剂型的不足。例如，含油量高或液态的药物难以制成丸、片剂时，可制成胶囊剂。③掩盖药物的不良臭味，提高药物的稳定性。④减小药物的刺激性。⑤可制成缓释、控释及肠溶等多种类型的胶囊剂。⑥可使胶囊具有各种颜色或印字，便于识别。

（3）不宜制成胶囊剂的药物：能使胶囊壳溶解的水性药液、易溶的刺激性药物、易风化药物和吸湿性药物。

2. 胶囊剂的制备 胶囊壳的主要成分为明胶、淀粉、甲基纤维素及羟丙基甲基纤维素等高分子物质，附加剂包括增塑剂（甘油、山梨醇等）、增稠剂（琼脂）、遮光剂（二氧化钛）、防腐剂（对羟基苯甲酸酯类）和色素等。空胶囊共有000、00、0、1、2、3、4和5号八种规格，000号最大，5号最小，常用0～5号。

（1）硬胶囊剂的制备：硬胶囊剂是将一定量的药物与辅料制成均匀的粉末或颗粒，充填于空胶囊中，或将药物粉末或颗粒直接分装于空胶囊中制成。药物的填充采用胶囊自动填充机。目前，多使用锁口式胶囊。若囊帽和囊体平口套合，则须用明胶液封口。

（2）软胶囊的制备：常用滴制法（如鱼肝油胶丸）和压制法（如藿香正气软胶囊）。

（3）肠溶胶囊剂的制备：制备肠溶胶囊有两种方法：一种是明胶与甲醛发生胺醛缩合反应，使明胶无游离氨基存在，失去与酸结合能力，只能在肠液中溶解；另一种是在明胶壳表面或在胶囊内部的填充物表面包肠溶衣料。

3. 胶囊剂的质量检查 胶囊剂的质检项目包括外观、水分、装量差异、崩解时限、溶出度或释放度等。

例16：奥美拉唑肠溶胶囊

【处方与制备】取处方量药物与辅料，经湿法制粒，采用挤出滚圆造粒机制备18～24目的微丸，采用流化床包衣机，以3.0% HPMC水溶液包隔离衣；干燥后，再以丙烯酸树脂L 30D－55水分散体包肠溶衣，干燥后即得。

【注解】奥美拉唑的结构中具有亚磺酰基，在水和酸中不稳定，而肠溶衣液的pH值须在4左右。因此，须选用对奥美拉唑无影响的HPMC作为隔离材料先进行隔离层的包衣步骤。

(五) 片剂

片剂（tablets）系指药物与适宜辅料均匀混合后经制粒或不制粒直接压制而成的圆片状或异形片状固体制剂，可供内服或外用。

1. 片剂的分类与特点 具体如下。

（1）片剂的分类：①压制片：指药物与辅料混合后，经压制而成的普通片剂。②包衣片：指在压制片（片芯）表面包上衣膜的片剂。根据包衣物料的不同，可分为糖衣片或薄膜衣片。薄膜衣片又分为胃溶衣片、肠溶衣片和不溶衣片。③多层片：指由两层或多层构成的片剂，各层含不同的药物或辅料。将药物制成多层片，可避免复方制剂中不同成分之间的配伍变化或达到速释和缓释组合作用，如胃仙－U双层片。④咀嚼片：指须在口中咀嚼后，咽下的片剂，适合儿童或吞咽困难的患者。咀嚼片中应添加适宜的矫味剂，但不可加崩解剂，如碳酸钙咀嚼片。⑤泡腾片：指含有泡腾崩解剂，遇水产生大量二氧化碳气体使其迅速崩解并呈泡腾状的片剂，可供口服或外用，如维生素C泡腾片。⑥分散片：指在水中能迅速崩解并均匀分散的片剂，可含服、吞服或分散于水中饮用，如罗红霉素分散片。⑦口含片：指含在口腔中缓慢溶解并释药的片剂，多用于口腔及咽喉疾病患者，发挥消炎、杀菌、收敛、止痛、局麻等作用，如含碘喉症片。⑧舌下片：指置于舌下后能迅速溶化，经舌下黏膜吸收而发挥全身作用的片剂。药物由舌下黏膜吸收，可避免胃肠道和肝首关效应，如硝酸甘油舌下片。⑨口腔速溶片：指在口腔中能迅速崩解或溶解的片剂，需加矫味剂，如法莫替丁口腔速溶片。服药时不用水，适于老年人、儿童和吞咽困难患者。⑩其他：还有溶液片、植入片、缓释片、控释片及阴道片等。

（2）片剂的优点：①剂量准确，使用方便。②质量稳定，携带、运输和储存方便。③生产机械化、自动化程度高，产量大，成本低。④片剂种类多，能满足预防、治疗用药的多种要求。⑤片面可以压上主药名称和药量标记，也可着色，便于识别。

（3）片剂的缺点：①婴、幼儿和昏迷患者不易吞服。②片剂为压缩剂型，易出现溶出度和生物利用度方面的问题。

2. 片剂的质量要求　具体如下。

（1）色泽均匀，完整美观。

（2）含量准确、重量差异小。

（3）硬度适宜。

（4）口服片剂的崩解度、溶出度或释放度应符合要求。

（5）卫生学检查应合格：小剂量药物片剂的含量均匀度应符合要求，植入片应无菌，口含片、舌下片、咀嚼片和口腔速崩片立有良好的口感。

3. 片剂的辅料　具体如下。

（1）填充剂：用于增加片剂的重量和体积，以利于片剂成型和分剂量的辅料，又称稀释剂。片剂的直径一般不小于 6mn，片重 100mg 以上，故小剂量的药物须加填充剂以利压片。常用的填充剂有淀粉、预胶化淀粉、糖粉、糊精、乳糖、甘露醇及微晶纤维素等。

（2）润湿剂与黏合剂：润湿剂系指本身无黏性，但可润湿物料并诱发其黏性，以利于制颗粒的液体。常用的润湿剂有蒸馏水和乙醇。黏合剂系指本身具有黏性，能使无黏性或黏性较小的物料聚集黏结成颗粒或压缩成型的黏稠液体或固体粉末。常用黏合剂有羟丙基甲基纤维素（HPMC）、羟丙基纤维素（HPC）、羧甲基纤维素钠（CMCNa）、甲基纤维素（MC）、乙基纤维素（EC）、聚维酮（PVP）、聚乙二醇、糖粉、糖浆及淀粉浆等。

（3）崩解剂：系指能促使片剂在胃肠液中迅速碎裂成小粒子的辅料。口含片、舌下片、植入片、咀嚼片和缓控释片不加崩解剂。常用的崩解剂有干淀粉、羧甲基淀粉钠、交联羧甲基纤维素钠、低取代羟丙基纤维素、交联聚维酮、泡腾崩解剂等。

（4）润滑剂：可降低颗粒间摩擦力、改善粉体流动性的辅料，称为助流剂；可减小压片时物料对冲头和冲模的黏附性，保证压片顺利进行并使片剂表面光洁的辅料，称为抗黏着剂；可降低颗粒及片剂与模孔壁间的摩擦力，使片剂从模孔顺利推出的辅料，称为润滑剂；此三类辅料，统称为润滑剂。

常用的润滑剂有硬脂酸镁、微粉硅胶、滑石粉、氢化植物油、聚乙二醇（PEG4000 及 PEG6000）和十二烷基硫酸钠（镁）等。

4. 片剂的制备　片剂的制备包括制粒压片和直接压片两种方法。制粒压片法适用于流动性和可压性差的物料，分为湿法制粒压片和干法制粒压片；直接压片法适用于流动性和可压性良好的物料，分为粉末直接压片、结晶直接压片和空白颗粒压片。

（1）制粒方法：①湿法制粒法：湿法制粒法工艺流程如下。原辅料→干燥→粉碎→过筛→混合→制软材→制湿粒→干燥→整粒。②流化喷雾制粒法（一步制粒法）。③喷雾制粒法。④干法制粒法：适用于对湿、热不稳定且需要制粒的药料，采用滚压法或大片法制粒。

（2）压片：采用单冲压片机或旋转多冲压片机制备片剂。

（3）直接压片法：①粉末直接压片法：系指药物粉末与适宜的辅料混合后，不经制粒而直接压片的方法。②结晶直接压片法：某些结晶性或颗粒性药物，具有适宜的流动性和可压性，只需稍加粉碎、过筛等处理，再加入崩解利和润滑剂混匀，即可直接压片。

5. 片剂的包衣　片剂包衣是指在片剂（片芯、素片）表面，包裹上适宜材料衣层的操作。

（1）包衣的目的：掩盖药物的不良臭味；增加药物的稳定性；控制药物在胃肠道的释放部位或释放速度；避免配伍变化；改善片剂的外观和便于识别等。

（2）包衣的种类和质量要求：①包衣的种类：根据包衣材料不同，片剂的包衣分为糖衣和薄膜衣。其中，薄膜衣又分为胃溶性、肠溶性及不溶性三类。②质量要求：衣层应均匀，牢固，经较长时间储存仍能保持光洁、美观、色泽一致并无裂片现象，衣层与片芯不起反应，且不影响药物的崩解、溶出和吸收，崩解时限应符合相关规定。

（3）包衣材料及包衣过程：①糖衣：以糖浆为主要包衣材料。糖衣片包衣工艺流程如下。隔离层→粉衣层→糖衣层→有色糖衣层→打光隔离层材料有明胶浆、阿拉伯胶浆、虫胶乙醇溶液及玉米朊乙醇溶液等，粉衣层材料为滑石粉，糖衣层和有色糖衣层材料是糖浆及食用色素，打光剂用川蜡。②薄膜衣：指在片芯外，包上比较稳定的高分子衣料。该法包衣自动化，生产周期短，效率高，片剂增重小，对崩解影响小。常用薄膜衣材料为纤维素衍生物类（羟丙基甲基纤维素、羟丙基纤维素、乙基纤维素等）、聚维酮及丙烯酸树脂类等。常用的肠溶衣材料有邻苯二甲酸醋酸纤维素（CAP）和丙烯酸树脂类等。

（4）包衣方法：常用的包衣方法有滚转包衣法、埋管式包衣法、流化床包衣法及压制包衣法等。

6. 片剂的质量评价　质量检查项目有外观、片重差异限度、含量均匀度、硬度与脆碎度、崩解时限、溶出度和卫生学检查等。

例17：复方阿司匹林

【处方】阿司匹林268g，对乙酰氨基酚136g，咖啡因33.4g，淀粉266g，淀粉浆85g，滑石粉25g，轻质液状石蜡2.5g，酒石酸2.7g。

【制备】将咖啡因、对乙酰氨基酚与1/3的淀粉混匀，加淀粉浆制软材；经干燥、整粒后，此颗粒与阿司匹林混合均匀，加入剩余的淀粉和吸附有液状石蜡的滑石粉；混匀后，过筛，压片，即得。

【注解】①本品中淀粉作为填充剂和崩解剂。②阿司匹林、对乙酰氨基酚和咖啡因混合制粒，干燥时会产生低共熔现象。因此，宜采用分别制粒法，且避免了阿司匹林直接与水接触。

例18：兰索拉唑肠溶片

【处方】兰索拉唑15mg，甘露醇－乳糖（3：2）适量，poloxamer－5% PVP无水乙醇溶液适量。

【制备】将兰索拉唑和甘露醇－乳糖高速混合均匀后，以poloxamer－5% PVP无水乙醇溶液作为黏合剂，经制软材、制粒、干燥、整粒、压片后，以滑石粉－5% PVP无水乙醇溶液和Ⅱ号树脂无水乙醇溶液分别为隔离层包衣液和肠溶层包衣液，包衣，干燥，即得。

【注解】①兰索拉唑对酸不稳定，在片芯与肠溶层之间包隔离层，可避免Ⅱ号树脂的酸性对兰索拉唑的影响。②兰索拉唑为难溶性药物，选择甘露醇－乳糖作为稀释剂、聚乙烯吡咯烷酮为黏合剂、泊络沙姆为增溶剂，以提高片剂的溶出度。

（六）滴丸剂

滴丸剂（guttate pills）系指固体或液体药物与适宜基质加热熔融混匀后，滴入不相混溶的冷凝液中，液滴由于表面张力作用收缩冷凝成球状而制成的固体制剂。滴丸主要供口服，亦可供眼、耳、鼻、直肠及阴道等使用。

1. 滴丸剂的特点　①药效迅速、生物利用度高、不良反应小。②增加药物的稳定性。③液体药物固体剂型化，便于携带、储存和使用。④设备简单，操作方便，产率高，成本低，无粉尘，有利于劳动保护。⑤可制成内服、外用、缓释及控释等多种类型的滴丸剂。

2. 滴丸的常用基质　水溶性基质包括PEG类、肥皂类及甘油明胶等；脂溶性基质包括硬脂酸、单硬脂酸甘油酯、虫蜡及氢化植物油等。

3. 滴丸剂的制备　采用滴丸机制备。

例19：水飞蓟宾缓释滴丸

【处方】水飞蓟宾7g，聚乙二醇6000 14g，硬脂酸10.5g，泊络沙姆188 7g。

【制备】取聚乙二醇6000，在约75℃加热熔化；加入硬脂酸和泊络沙姆，完全熔化后，加入水飞蓟宾，充分混匀；放入保温罐中，以二甲硅油为冷凝液，滴头直径2.3mm/4.1mm，滴速为40滴/min，冷凝固化成丸，吸去多余的二甲硅油，即得。

【注解】水飞蓟宾不溶于水，口服吸收差。将其制备成缓释滴丸后，可提高其溶出度，还能达到缓慢释放的目的。

（七）膜剂

膜剂（films）系指药物溶解或均匀分散于成膜材料中或包裹于成膜材料中，制成的单层或多层膜状制剂。膜剂可供口服、口含及舌下给药，也可用于眼结膜囊内或阴道内以及皮肤和黏膜创伤、烧伤或炎症表面的覆盖。

1. 膜剂的分类和特点　具体如下。

（1）分类：分为单层膜、多层膜和夹心膜。

（2）特点：体积小，重量轻，携带、运输和使用方便；工艺简单，无粉尘飞扬；成膜材料用量少，含量准确；稳定性好；制成多层复合膜可避免配伍问题；既可速效，也可控释。缺点是载药量低，只适用于剂量小的药物。

2. 成膜材料　具体如下。

（1）天然高分子材料：有虫胶、明胶、阿拉伯胶、琼脂、淀粉及玉米朊等。

（2）合成高分子材料：有聚乙烯醇类、聚维酮类、纤维素衍生物及乙烯－醋酸乙烯共聚物（EVA）等。

3. 膜剂的制备方法　膜剂处方中除成膜材料外，还包括增塑剂（甘油、山梨醇等）、填充剂（碳酸钙、二氧化硅等）、着色剂（色素、二氧化钛）和表面活性剂等。制备方法有匀浆制膜法、热塑制膜法和复合制膜法。

4. 膜剂的质量要求　外观完整光洁，色泽均匀，厚度一致，无明显气泡，重量差异限度符合要求，无受潮、发霉、变质现象，微生物限度检查合格。

（詹凌青）

第四节　半固体制剂

（一）软膏剂

软膏剂（ointments）系指药物与适宜基质均匀混合制成，且具有一定稠度的半固体外用制剂。其中，用乳剂型基质制成的软膏剂，称为乳膏剂（creams）；将大量固体粉末均匀分散于适宜基质中形成的半固体制剂，称为糊剂（pastes）。软膏剂主要起保护、润滑和局部治疗作用，也可通过透皮吸收产生全身治疗作用。

1. 软膏剂的分类　按分散系统可分为溶液型、混悬型和乳剂型软膏。

2. 软膏剂的质量要求　具体如下。

（1）均匀、细腻，具有适当的稠度，易涂布于皮肤或黏膜上。

（2）性质稳定，无酸败、异臭、变色、变硬和油水分离现象。

（3）无刺激性、过敏性及其他不良反应。

（4）用于创面的软膏及眼用软膏剂应无菌。

3. 软膏剂的基质　具体如下。

（1）油脂性基质：系指以动植物油脂、类脂、烃类及硅酮类等疏水性物质为基质。此类基质涂于皮肤能形成封闭性油膜，促进皮肤水合作用，对表皮增厚、角化、皲裂有软化保护作用，但不适用于有渗出液的创面。常用的油脂性基质有凡士林、固体石蜡、液状石蜡、羊毛脂、蜂蜡及二甲硅油等。

（2）水溶性基质：水溶性基质是天然或合成的水溶性高分子物质溶解后形成的水凝胶。水溶性基质无油腻性，释药快，能与渗出液混合，易洗除，可用于湿润或糜烂的创面。目前，常用的水溶性基质主要有聚乙二醇和甘油明胶等。水溶性基质不宜用于遇水不稳定的药物。应用水溶性基质制备软膏时，需在其中添加保湿剂和防腐剂。

（3）乳剂型基质：乳剂型基质是由油相加热液化后与水相在乳化剂的作用下，在一定温度下混合乳化，最后在室温下形成的半固体基质。乳剂型基质不妨碍皮肤表面分泌物的分泌和水分的蒸发，对皮肤的正常功能影响较小，可用于亚急性、慢性、无渗出的皮肤破损和皮肤瘙痒症，忌用于糜烂、溃疡、水泡及化脓性创面。

乳剂型基质有水包油型（O/W）和油包水型（W/O）两类。

乳剂型基质的油相可用前述的油脂性基质；乳化剂可选择肥皂类（一价皂、二价皂或三价皂等）、十二烷基硫酸钠、高级脂肪醇及多元醇酯类（十六醇、十八醇、硬脂酸甘油酯、司盘类或吐温类等）；保湿剂常用甘油、丙二醇或山梨醇等；防腐剂常用羟苯酯类、苯甲酸、山梨酸、苯氧乙醇或三氯叔丁醇等；抗氧剂常用丁羟基茴香醚（BHA）、二丁基羟基甲苯（BHT）或没食子酸丙酯（PG）等。

4. 软膏剂的制备　软膏剂的制备方法有研和法、熔和法和乳化法。

5. 软膏剂的质量检查　软膏剂的质量检查包括主药含量测定、装量检查、稠度检查、微生物限度检查和粒度检查等。

例20：复方苯甲酸软膏

【处方】苯甲酸120g，羊毛脂50g，水杨酸60g，白凡士林适量。

【制备】取苯甲酸和水杨酸研细过筛，另取羊毛脂与凡士林加热融化；待基质将至冷凝时，取少量加入过筛的药品中；研匀后，加入全部基质，研匀，即得。

【注解】羊毛脂的皮肤穿透力大，但单用羊毛脂因其黏稠性太大反而影响其穿透，故加凡士林稀释，以降低其黏稠度。

（二）眼膏剂

眼膏剂（eye ointments）系指供眼用的灭菌软膏。眼膏剂应均匀、细腻，易涂布于眼部，对眼无刺激。眼膏剂常用的基质，一般用凡士林八份，液状石蜡、羊毛脂各一份混合而成。用于眼部手术或创伤的眼膏剂应采用灭菌或无菌方法制备，不可添加抑菌剂或抗氧剂。

眼膏剂的制备与一般软膏剂制法基本相同，但必须在净化条件下进行。眼膏剂质量检查项目有装量、金属性异物、颗粒细度（药物颗粒粒径小于等于75μm）和微生物限度等。

（三）凝胶剂

凝胶剂（gels）系指药物与能形成凝胶的辅料制成溶液型、混悬型或乳状型的稠厚液体或半固体制剂，可供内服或外用。

目前，临床上应用较多的是水性凝胶剂。水性凝胶基质有卡波姆、纤维素衍生物、琼脂、明胶、西黄蓍胶和淀粉等。

例21：盐酸达克罗宁凝胶

【处方】盐酸达克罗宁1g，卡波姆1g，聚山梨酯805g，三乙醇胺1.35g，甘油10g，山梨酸2.5g，糖精钠适量，薄荷脑适量，去离子水加至100g。

【制备】取甘油、山梨酸、糖精钠、薄荷脑溶于适量水中，加入卡波姆充分溶胀后，加入三乙醇胺形成凝胶基质；聚山梨酯80加入处方量40%的去离子水再加入盐酸达克罗宁搅拌溶解后，加入上述凝胶基质中，混合均匀，脱泡，即得。

【注解】1%的盐酸达克罗宁在水中不能完全溶解，故加入聚山梨酯80作为增溶剂。同时，由于本品为口唇用软膏剂，又加入了糖精钠、薄荷脑作为矫味剂，山梨酸为防腐剂。

（四）栓剂

栓剂（suppositories）系指药物与适宜基质制成的具有一定形状供腔道给药的固状制剂。栓剂塞入腔道后，在体温下能迅速软化熔融或溶解于分泌液，逐渐释放药物而产生局部或全身作用。

1. 栓剂的分类　按给药部位可分为肛门栓、阴道栓和尿道栓等。

2. 栓剂的质量要求　栓剂外形应完整光滑，药物与基质应混合均匀，塞入腔道后应能融化、软化或溶解，无刺激性，有适宜的硬度，以免在包装、储存或使用时变形。

3. 栓剂基质　具体如下。

（1）油脂性基质：常用的油脂性基质有可可豆脂、半合成椰油脂、半合成山苍子油脂、半合成棕榈油酯和硬脂酸丙二醇酯。

（2）水溶性和亲水性基质：常用的水溶性和亲水性基质有甘油明胶、聚乙二醇类、聚山梨酯及泊络沙姆等。

4. 栓剂的制备方法　栓剂的制备方法有冷压法与热熔法。

5. 栓剂的作用　具体如下。

（1）全身作用：主要应用直肠栓，通过直肠中、下静脉和肛管静脉吸收，进而避免药物在肝脏的首过效应。制备直肠栓时，应根据药物性质选择与药物溶解性能相反的基质，有利于药物释放、增加吸收。

（2）局部作用：对于水溶性基质制成的栓剂，因其腔道中的液体量有限，使其溶解速度受限，释药缓慢，有利于发挥局部疗效。

6. 栓剂的质量检查　栓剂质量检查项目有外观检查、含量测定、融变时限、重量差异和溶出度试验等。

（詹凌青）

第四章

抗生素

第一节　抗生素的分类

（1）β-内酰胺类：是指分子中含有β-内酰胺环的抗生素，青霉素和头孢菌素均属此类。还包括β-内酰胺酶抑制剂、氧头孢类、碳青霉烯类等。

（2）氨基苷类：如链霉素、庆大霉素、卡那霉素、小诺米星、阿司米星等。

（3）四环素类。

（4）氯霉素类。

（5）大环内酯类。

（6）林可霉素类。

（7）其他主要抗细菌的抗生素：如去甲万古霉素、杆菌肽、多黏菌素、磷霉素等。尚有卷曲霉素、利福平等，列入抗结核病药中介绍。

（8）抗真菌抗生素。

（9）抗肿瘤抗生素：如丝裂霉素、放线菌素D、博来霉素、阿霉素等。

（贾亚泉）

第二节　抗生素的合理应用

1）选择有效药物：第一，要掌握不同抗生素的抗菌谱，务必使所选药物的抗菌谱与所感染的微生物相适应。例如，青霉素的抗菌谱主要包括一些球菌和某些革兰阳性杆菌。链球菌是引起上呼吸道感染的重要病原菌，它对青霉素尚有一定程度的敏感性，所以在适当情况下选用青霉素。也可考虑用红霉素、第一代头孢菌素或其他适当的药物。链球菌感染不宜用庆大霉素，因为链球菌对氨基苷类抗生素常是不敏感的，因而无效。

第二，要考虑细菌对药物的耐药性。随着抗生素的大量使用，细菌的耐药菌株相应增多。如葡萄球菌的多数菌株对青霉素G、氨苄西林和抗假单胞菌青霉素耐药。淋球菌耐青霉素类的菌株也日益增多。一些曾经有效的药物逐渐失效（或减效）。所以，在选择药物时必须考虑细菌耐药性的发展。

第三，还要考虑各种药物的吸收、分布等特性。透过血脑屏障性能好的药物，如氯霉素、磺胺、青霉素、氨苄西林等（后两者仅在脑膜受损时可透过），可用于中枢感染。而氨基苷类、大环内酯类等不易透过血脑屏障，则只宜用于中枢以外的感染。大环内酯类在胆汁中的浓度高于血清浓度，对治疗胆道感染有利，但氨基苷类的胆汁浓度甚低，因此氨基苷类不宜选用于胆道感染。青霉素类、头孢菌素类、氨基苷类在尿液中浓度甚高，对于敏感菌所致的尿路感染只要用低剂量就有效。

2）应用方法合理：选定药物以后，还要根据其药物代谢动力学性质确定给药方案。如中效磺胺，应按照其$t_{1/2}$间隔，1d给药2次，过少就不能维持有效血药浓度，过多则可致蓄积中毒。具有抑菌性质的药物常要求在体液中保持一定的浓度，以维持其作用。而繁殖期杀菌性药物（青霉素、头孢菌素类）

则要求快速进入体内，在短时间内形成高血药浓度（间歇冲击疗法），以发挥杀菌作用。

　　3）防止不良反应：不良反应的发生主要原因有以下四个方面。

　　（1）不适当地增大剂量或增加给药次数：均可导致药物蓄积而产生不良反应。

　　（2）不适当地联合用药：同类药物的联合应用，除抗菌作用相加外，毒性也是相加的。如氨基苷类中同类药物联合应用，常导致其耳、肾和神经肌肉阻滞毒性增强。不同类的药物联合应用也可导致某些毒性增强，如氨基苷类和强效利尿药联合应用可导致耳毒性增强；氨基苷类和头孢菌素类联合应用往往可导致肾毒性增强等。

　　（3）不合理的给药方法：不合理的给药方法常可导致不良反应的产生。如氨基苷类药物若进入血流过快，可产生严重的不良反应，由于神经肌肉阻滞而导致呼吸抑制。因此，这类药物不可直接静脉注射，以免产生不良后果。

　　（4）变态反应：许多抗菌药物可致变态反应，甚至发生严重的剥脱性皮炎、过敏性休克等。为了防止过敏反应的发生，用药前应了解既往药物过敏史。必要时可进行皮肤敏感试验来加以判断。

　　（4）避免引起病原菌的耐药性：病原菌产生耐药性而使药物失效是当前抗菌治疗中的一个大问题。一些常见的病原菌对常用的抗菌药物都有较高的耐药率。为此，要掌握病原菌对抗菌药物的敏感性，选用那些敏感率较高的抗菌药物。加强用药的目的性，不要无目的地应用。还要避免频繁地更换或中断抗菌药物以及减少抗菌药物的外用等。

（贾亚泉）

第三节　青霉素类

一、青霉素（Benzylpenicillin）

1. 其他名称　苄青霉素，青霉素 G，Penicillin G。

2. ATC 编码　J01CE01。

3. 性状　钠盐、钾盐均为白色结晶性粉末；无臭或微有特异性臭，有引湿性；遇酸、碱或氧化剂即迅速失效，水溶液在室温放置易失效。在水中极易溶解，在乙醇中溶解，在脂肪油或液状石蜡中不溶。普鲁卡因青霉素（procaine benzylpenicillin）为白色微晶性粉末；遇酸、碱或氧化剂等即迅速失效。在甲醇中易溶，在乙醇或氯仿中略溶，在水中微溶。苄星青霉素（benzathine benzylpenicillin）为白色结晶性粉末。青霉素游离酸的 pKa 为 2.8。

　　青霉素钠 0.6μg 为 1 单位，1mg 相当于 1 670 单位。青霉素钾 0.625μg 为 1 单位，1mg 相当于 1 598 单位。

4. 药理学　在细菌繁殖期起杀菌作用，对革兰阳性球菌（链球菌、肺炎球菌、敏感的葡萄球菌）及革兰阴性球菌（脑膜炎球菌、淋球菌）的抗菌作用较强，对革兰阳性杆菌（白喉杆菌）、螺旋体（梅毒螺旋体、回归热螺旋体、钩端螺旋体）、梭状芽孢杆菌（破伤风杆菌、气性坏疽杆菌）、放线菌以及部分拟杆菌有抗菌作用。

　　青霉素钠、青霉素钾不耐酸，口服吸收差，不宜用于口服。肌肉注射吸收迅速，肌肉注射 100 万单位，血清浓度于 0.5h 达峰值，约 20 单位/ml；消除迅速，大部分由尿排泄，数小时从体内消除，$t_{1/2}=0.5h$。

5. 适应证　青霉素用于敏感菌所致的急性感染，如：菌血症、败血症、猩红热、丹毒、肺炎、脓胸、扁桃体炎、中耳炎、蜂窝织炎、疖、痈、急性乳腺炎、心内膜炎、骨髓炎、流行性脑膜炎（流脑）、钩端螺旋体病（对本病早期疗效较好）、樊尚咽峡炎、创伤感染、回归热、气性坏疽、炭疽、淋病、放线菌病等。治疗破伤风、白喉宜与相应的抗毒素联用。

　　普鲁卡因青霉素吸收缓慢，肌肉注射 30 万单位，血药浓度峰值约 2 单位/ml，24h 仍可测得。适用于梅毒和一些敏感菌所致的慢性感染。

苄星青霉素吸收极缓慢，血药浓度低，适用于需长期使用青霉素预防的患者，如慢性风湿性心脏病患者。

6. 用法和用量 青霉素钠常用于肌肉注射或静脉滴注。肌肉注射成人为80万~320万单位/d，儿童为3万~5万单位/（kg·d），分为2~4次给予。静脉滴注适用于重病，如感染性心内膜炎、化脓性脑膜炎患者。成人为240万~2 000万单位/d，儿童为20万~40万单位/（kg·d），分4~6次加至少量输液中做间歇快速滴注。输液的青霉素（钠盐）浓度一般为1万~4万单位/ml。本品溶液［（20万~40万）单位/（2~4）ml］可用于气雾吸入，2次/d。

青霉素钾通常用于肌肉注射，由于注射局部较痛，可以用0.25%利多卡因注射液作为溶剂（2%苯甲醇注射液已不用）。钾盐也可静脉滴注，但必须注意患者体内血钾浓度和输液的钾含量（每100万单位青霉素G钾中含钾量为65mg，与氯化钾125mg中的含钾量相近），并注意滴注速度不可太快。

普鲁卡因青霉素仅供肌肉注射，1次量40万~80万单位，1次/d。

苄星青霉素仅供肌肉注射，1次60万单位，10~14d1次；1次120万单位，14~21d1次。

7. 不良反应 具体如下。

（1）常见变态反应，包括严重的过敏性休克和血清病型反应、白细胞减少、药疹、接触性皮炎、哮喘发作等。

（2）低剂量的青霉素不引起毒性反应。大剂量应用，可出现神经－精神症状，如反射亢进、知觉障碍、幻觉、抽搐、昏睡等，也可致短暂的精神失常，停药或降低剂量可恢复。对于少数有凝血功能缺陷的患者，大剂量青霉素可扰乱凝血机制，而致出血倾向。

（3）普鲁卡因青霉素偶可致一种特异反应。注射药物当时或之后1~2min内，患者自觉有心里难受、濒危恐惧感、头晕、心悸、幻听、幻视等症状。一般无呼吸障碍和循环障碍，多数病例可出现血压升高（可与过敏性休克相鉴别）。一般不需特殊处理，症状维持1~2h可自行恢复正常。用镇静药（地西泮）或抗组胺药（肌内注射苯海拉明20mg）有助于恢复。

8. 禁忌证 对本品或其他青霉素类药过敏者禁用。对普鲁卡因过敏者禁用普鲁卡因青霉素。

9. 注意 具体如下。

（1）以上几种青霉素都可导致过敏反应，用前要按规定方法（见前述）进行皮试。苄星青霉素因使用间隔期长，所以在每次用药前都要进行皮试。

（2）重度肾功能损害者应调整剂量或延长给药间隔。

（3）不宜鞘内给药。

（4）青霉素钠盐或钾盐的水溶液均不稳定，应现配现用，必须保存时，应置冰箱中，以在当天用完为宜。

10. 药物相互作用 具体如下。

（1）丙磺舒（1次0.5g，3次/d口服）可阻滞青霉素类药物的排泄，联合应用可使青霉素类血药浓度上升。

（2）理论上氯霉素、红霉素、四环素类、林可霉素类、磺胺类等抑菌药可能减弱青霉素的杀菌作用，但是在球菌性脑膜炎时常与磺胺嘧啶钠联用；流感嗜血杆菌性脑膜炎时与氯霉素联用。

（3）与华法林同用，可加强抗凝血作用。

（4）同时服用避孕药，可能影响避孕效果。

11. 制剂 注射用青霉素钠：每支（瓶）0.24g（40万单位）、0.48g（80万单位）或0.6g（100万单位）。

注射用青霉素钾：每支0.25g（40万单位）。

注射用普鲁卡因青霉素：每瓶40万单位者，含普鲁卡因青霉素30万单位及青霉素钾盐或钠盐10万单位；每瓶80万单位者其含量加倍。既有长效，又有速效作用。每次肌肉注射40万~80万单位，1次/d。

注射用苄星青霉素（长效青霉素，长效西林）：每瓶120万单位，肌肉注射。

12. 贮法　贮存在干燥、凉暗处，勿置冰箱中，以免瓶装品吸潮。

二、青霉素 V（Phenoxymethylpenicillin）

1. 其他名称　苯甲氧青霉素，青霉素 V 钾，Penicillin V。

2. ATC 编码　J01CE10。

3. 药理学　本品属青霉素酶敏感性青霉素，常用其钾盐。本品的抗菌谱、抗菌作用均同青霉素钠。口服后不被破坏，吸收率为 60%，其吸收不受胃中食物的影响。口服后 0.5～1.0h 达血药浓度峰值。在血浆中与血浆蛋白结合率较高。56% 经肝代谢失活，20%～40% 经肾排泄。$t_{1/2}$ 为 1h。

适应证、不良反应、禁忌证、注意、药物相互作用均同青霉素钠。

4. 用法和用量　口服。成人：125～500mg（20 万～80 万单位）/次，每 6～8h1 次。儿童：每日 15～50mg/kg，分 3～6 次服用。

5. 制剂　片剂、胶囊剂：每片或粒 125mg（20 万单位）；250mg（40 万单位）；500mg（80 万单位）。还有颗粒剂或口服干糖浆。

6. 贮法　密封、遮光、凉暗干燥处保存。

三、苯唑西林钠（Oxacillin Sodium）

1. 其他名称　苯唑青霉素钠，新青霉素Ⅱ，BACTOCIL。

2. ATC 编码　J01CF04。

3. 性状　为白色粉末或结晶性粉末；无臭或微臭。在水中易溶；在丙酮或丁醇中极微溶解；在醋酸乙酯或石油醚中几乎不溶。本品游离酸的 pKa 为 2.8。水溶液的 pH 值为 5.0～7.0。

4. 药理学　本品为半合成的异噁唑类，具有耐葡萄球菌青霉素酶的性质；不为金黄色葡萄球菌所产生的青霉素酶所破坏，对产酶金黄色葡萄球菌菌株有效；但对不产酶菌株的抗菌作用不如青霉素 G。

空腹口服本品 1g，于 0.5～1.0h 血清浓度达峰值，约 12μg/ml，吸收量可达口服量的 1/3 以上；肌肉注射 0.5g，血清浓度于 0.5h 达峰值，约 16μg/ml。在体内分布广，肝、肾、肠、脾、胸腔积液和关节囊液中均可达有效治疗浓度；腹水中含量较低，痰和汗液中含量微少；本品不能透过正常脑膜。进入体内的药物，有 1/3～1/2 以原形在尿中排泄，$t_{1/2}$ 约为 0.4h。

5. 适应证　本品主要用于产酶的金黄色葡萄球菌和表皮葡萄球菌的周围感染，包括内脏、皮肤和软组织等部位的感染，但对耐甲氧西林金黄色葡萄球菌（MRSA）感染无效。对中枢感染不适用。

6. 用法和用量　静脉滴注：1 次 1～2g，必要时可用到 3g，溶于 100ml 输液内滴注 0.5～1.0h，3～4 次/d。小儿每日用量 50～100mg/kg，分次给予。肌肉注射：1 次 1g，3～4 次/d。口服、肌肉注射均较少用。肾功能轻中度不足者可按正常用量，重度不足者应适当减量。

7. 不良反应　具体如下。

（1）可出现胃肠道反应，如恶心、呕吐、腹胀、腹泻、食欲缺乏等，口服给药时较常见。其他尚有静脉炎。大剂量应用可出现神经系统反应，如抽搐、痉挛、神志不清、头痛等。偶见中性粒细胞减少，对特异体质者可致出血倾向。个别人氨基转移酶升高。

（2）尚可见药疹、药物热等过敏反应。少数人可发生白色念珠菌继发感染。

8. 禁忌证　对本品或其他青霉素类过敏者禁用。新生儿、肝肾功能严重损害者、有过敏性疾病史者慎用。

9. 注意　具体如下。

（1）本品可致过敏性休克，用药前应作过敏试验。

（2）严重肾功能不全者应减少给药剂量。

10. 药物相互作用　具体如下。

（1）丙磺舒阻滞本品的排泄，血药浓度升高，使作用维持较长。

（2）与西索米星或奈替米星联用，可增强其抗金黄色葡萄球菌的作用。

（3）与庆大霉素或氨苄西林联用，可相互增强对肠球菌的抗菌作用。

11. 制剂　注射用苯唑西林钠：每瓶 0.5g；1g（效价）。

12. 贮法　密闭、干燥处保存。

四、氯唑西林钠（Cloxacillin Sodium）

1. 其他名称　邻氯青霉素钠，氯苯西林钠，氯唑青。

2. ATC 编码　J01CF02。

3. 性状　为白色粉末或结晶性粉末；微臭，味苦；有引湿性。在水中易溶，在乙醇中溶解，在醋酸乙酯中几乎不溶。本品游离酸的 pKa 为 2.7，10% 水溶液的 pH 值为 5.0~7.0。

4. 药理学　本品为半合成的异噁唑类，具有耐抗葡萄球菌青霉素酶性质。类似苯唑西林，对产酶金黄色葡萄球菌有抗菌作用，适用于葡萄球菌感染。

口服吸收达 50%。肌肉注射 0.5g，0.5h 血清浓度达峰值，约 18μg/ml。主要由肾脏排泄、尿药浓度可达数百至 1 000μg/ml。本品蛋白结合率可达 95%，不易透过血脑屏障和进入胸腔积液。$t_{1/2}$ 约为 0.6h。

5. 适应证　主要用于产酶金黄色葡萄球菌或不产酶葡萄球菌所致的败血症、肺炎、心内膜炎、骨髓炎或皮肤软组织感染等。但对耐甲氧西林金黄色葡萄球菌（MRSA）感染无效。

6. 用法和用量　肌肉注射：1 次 0.5~1.0g，3~4 次/d。静脉滴注：1 次 1~2g，溶于 100ml 输液中，滴注 0.5~1.0h，3~4 次/d。小儿每日用量 30~50mg/kg，分次给予。口服剂量：每次 0.25~0.50g，4 次/d，空腹服用。

不良反应、禁忌证、注意、药物相互作用均参见苯唑西林钠。

7. 制剂　注射用氯唑西林钠：每瓶 0.5g（效价）。胶囊剂：每胶囊 0.125g；0.25g；0.5g。颗粒剂：50mg。

8. 贮法　密闭、干燥处保存。

五、氨苄西林（Ampicillin）

1. 其他名称　氨苄青霉素，安比西林，安必欣。

2. ATC 编码　J01CA01。

3. 性状　为白色结晶性粉末；味微苦。在水中微溶，在氯仿、乙醇、乙醚或脂肪油中不溶；在稀酸溶液或稀碱溶液中溶解。pKa 为 2.5 和 7.3。0.25% 水溶液的 pH 值为 3.5~5.5。其钠盐为白色或类白色的粉末或结晶；无臭或微臭，味微苦；有引湿性。在水中易溶，在乙醇中略溶，在乙醚中不溶。10% 水溶液的 pH 值为 8~10。

本品在干燥状态下较稳定。受潮或在水溶液中，除发生降解反应外，还发生聚合反应，生成可致敏的聚合物。

4. 药理学　为半合成的广谱青霉素，其游离酸含 3 分子结晶水，供口服用；其钠盐供注射用。对革兰阳性菌的作用与青霉素 G 近似，对绿色链球菌和肠球菌的作用较优，对其他菌的作用则较差。对耐青霉素 G 的金黄色葡萄球菌无效。革兰阴性菌中淋球菌、脑膜炎球菌、流感杆菌、百日咳杆菌、大肠杆菌、伤寒副伤寒杆菌、痢疾杆菌、奇异变形杆菌、布氏杆菌等对本品敏感，但易产生耐药性。肺炎杆菌、吲哚阳性变形杆菌、铜绿假单胞菌对本品不敏感。

正常人空腹口服 0.5g 或 1g，血清浓度 2h 达峰值，分别为 5.2μg/ml 和 7.6μg/ml。肌肉注射 0.5g，血清浓度于 0.5~1.0h 达峰值，约为 12μg/ml。体内分布广，在主要脏器中均可达有效治疗浓度。在胆汁中的浓度高于血清浓度数倍。透过正常脑膜能力低，但在脑膜发炎时则透膜量明显增加。在痰液中的浓度低。进入体内的药物，有 80% 以原形由尿排泄，$t_{1/2} \leq 1h$。

5. 适应证　本品主要用于敏感菌所致的泌尿系统、呼吸系统、胆道、肠道感染以及脑膜炎、心内膜炎等。

6. 用法和用量　口服：50~100mg/（kg·d），分成4次空腹服用；儿童50~100mg/（kg·d），分成4次。肌内注射：1次0.5~1.0g，4次/d；儿童50~150mg/（kg·d），分成4次。静脉滴注：1次1~2g，必要时可用到3g，溶于100ml输液中，滴注0.5~1.0h，2~4次/d，必要时每4h1次；儿童100~150mg/（kg·d），分4次给予。

7. 不良反应　本品可致过敏性休克，皮疹发生率较其他青霉素为高，可达10%或更多。有时也发生药热。偶见粒细胞和血小板减少，少见肝功能异常，大剂量静脉给药可发生抽搐等神经症状。

8. 禁忌证　对本品或其他青霉素类过敏者禁用；传染性单核细胞增多症、巨细胞病毒感染、淋巴细胞白血病、淋巴瘤等患者避免使用。

9. 注意　具体如下。

（1）严重肾功能损害者，有哮喘、湿疹、荨麻疹等过敏性疾病，均应慎用。

（2）用药期间如出现严重的持续性腹泻，可能是假膜性肠炎，应立即停药，确诊后采用相应抗生素治疗。

（3）本品针剂应溶解后立即使用，溶解放置后致敏物质可增多。

（4）本品在弱酸性葡萄糖液中分解较快，因此宜用中性液体作溶剂。

10. 药物相互作用　具体如下。

（1）与下列药物有配伍禁忌：氨基苷类、多黏菌素类、红霉素、四环素类、氯化钙、葡萄糖酸钙、肾上腺素、间羟胺、多巴胺、B族维生素、维生素C、含有氨基酸的注射剂等。

（2）与阿司匹林、吲哚美辛和磺胺类药物合用，可减少本药的排泄，使血药浓度升高。

（3）本品可加强华法林的抗凝血作用，降低口服避孕药的药效。

11. 制剂　胶囊剂：每胶囊0.25g。注射用氨苄西林钠：每瓶0.5g；1.0g。

12. 贮法　密闭、干燥处保存。

六、阿莫西林（Amoxicillin）

1. 其他名称　羟氨苄青霉素，阿莫仙，强必林，益萨林，再林。

2. ATC编码　J01CA04。

3. 性状　为白色或类白色结晶性粉末；味微苦。在水中微溶，在乙醇中几乎不溶。pKa为2.4、7.4和9.6。0.5%水溶液的pH值为3.5~5.5。本品的耐酸性较氨苄西林为强。

4. 药理学　抗菌谱与氨苄西林相同，微生物对本品和氨苄西林有完全的交叉耐药性。

本品口服吸收良好。服用同量药物，本品的血清药物浓度比氨苄西林高约一倍。

5. 适应证　常用于敏感菌所致的呼吸道、尿路和胆道感染以及伤寒等。

6. 用法和用量　口服：成人每日1~4g，分3~4次服。儿童每日50~100mg/kg，分3~4次服。肾功能严重不足者应延长用药间隔时间；肾小球滤过率（GFR）为10~15ml/min者8~12h给药1次；小于10ml/min者12~16h给药1次。

不良反应、禁忌证、注意、药物相互作用参见氨苄西林。

7. 制剂　片剂（胶囊）：每片（粒）0.125g；0.25g（效价）。

8. 贮法　遮光、密封保存。

七、哌拉西林钠（Piperacillin Sodium）

1. 其他名称　氧哌嗪青霉素，哌唑西林，哌氨苄青霉素。

2. ATC编码　J01CA12。

3. 性状　为白色或类白色粉末；极易引湿。在水或甲醇中极易溶解，在无水乙醇中溶解，在丙酮中不溶。10%水溶液的pH值为5.0~7.0。

4. 药理学　为半合成的氨脲苄类抗假单胞菌青霉素。对革兰阳性菌的作用与氨苄西林相似，对肠球菌有较好的抗菌作用，对于某些拟杆菌和梭菌也有一定作用。对革兰阴性菌的作用强，抗菌谱包括淋球菌、大肠杆菌、变形杆菌、克雷伯肺炎杆菌、铜绿假单胞菌、枸橼酸杆菌、肠杆菌属、嗜血杆菌等，对沙门杆菌、痢疾杆菌、一些假单胞菌（除铜绿假单胞菌外）、脑膜炎球菌、耶尔森杆菌等在体外也有抗菌作用，但其临床意义尚未明确。本品不耐酶。

本品口服不吸收。肌肉注射 2g，血清药物浓度于 0.5h 达峰值，约为 $36\mu g/ml$。于 30min 内静脉滴注 4g，即时血药浓度 $>200\mu g/ml$，于 1h 为大于等于 $100\mu g/ml$，$t_{1/2}$ 约为 1h。体内分布较广，周围器官均可达有效浓度，在胆汁和前列腺液中有较高浓度。本品主要由肾排泄，12h 内尿中可排出给药量的 $1/2\sim2/3$。

5. 适应证　临床上用于上述敏感菌株所引起的感染（对中枢感染疗效不确切）。

6. 用法和用量　尿路感染，1 次 1g，4 次/d，肌肉注射或静脉注射。其他部位（呼吸道、腹腔、胆道等）感染：$4\sim12g/d$，分 $3\sim4$ 次静脉注射或静脉滴注。严重感染可用 $10\sim24g/d$。

7. 不良反应　注射局部引起静脉炎或局部红肿。消化系统反应有腹泻、恶心、呕吐，少见肝功能异常、胆汁淤积性黄疸等。可致皮疹，偶见过敏性休克。神经系统可见头痛、头晕、乏力等。少见肾功能异常，白细胞减少及凝血功能障碍。

8. 禁忌证　对本品或其他青霉素类过敏者禁用。

9. 注意　具体如下。

（1）有出血史、溃疡性结肠炎、克罗恩病或假膜性结肠炎者慎用。

（2）长期用药应注意检查肝、肾功能。

10. 药物相互作用　具体如下。

（1）丙磺舒阻滞本品的排泄，血药浓度升高，使作用维持较长。

（2）与氨基苷类联用，对铜绿假单胞菌、沙雷菌、克雷伯菌、其他肠杆菌属和葡萄球菌的敏感菌株有协同抗菌作用。

（3）与肝素等抗凝血药合用，增加出血危险。与溶栓药合用，可发生严重出血。

11. 制剂　注射用哌拉西林钠：每瓶 0.5g；1.0g（效价）。

12. 贮法　密闭、在凉暗干燥处保存。

八、美洛西林钠（Mezlocillin Sodium）

1. 其他名称　美洛林，磺唑氨苄青霉素钠，诺美，诺塞林。

2. ATC 编码　J01CA10。

3. 性状　为白色结晶性粉末，极易溶于水，溶液透明，无色或微灰黄色，在 0.9% 氯化钠液或 5% 葡萄糖液中尚稳定，但应在临用前溶解为宜。

4. 药理学　抗菌谱与哌拉西林近似，主要是革兰阴性杆菌，对链球菌属（包括肠球菌）、拟杆菌属也有抗菌作用。但铜绿假单胞菌等对本品的耐药性发展较快，与氨基苷类联合可对铜绿假单胞杆菌、沙雷杆菌、克雷白杆菌等有协同抗菌作用，对 MRSA 无效。

静脉注射本品 1g，即时血药浓度为 $149\mu g/ml$；30min 时为 $40\mu g/ml$；2h 为 $5.3\mu g/ml$；6h 为 $0.5\mu g/ml$。静脉滴注 3g（历时 0.5h），1h 和 4h 的血药浓度分别为 $57\mu g/ml$ 和 $4.4\mu g/ml$。按 3g 静脉滴注，每 4h 一次，连用 7d，平均血药浓度超过 $100\mu g/ml$，全过程血药浓度 $>50\mu g/ml$。体内分布于血清、腹膜液、胸膜液、支气管与创口分泌液、骨及其他组织中，在胆汁中有甚高浓度。本品很少透过血脑屏障，但脑膜炎时，可进入脑脊液中。本品主要由肾排泄，其中有小于 10% 为代谢物。血液透析可迅速除去大部分药物，腹腔透析也可除去部分药物。

5. 适应证　本品主要用于一些革兰阴性病原菌，如假单胞菌、克雷伯菌、肠杆菌属、沙雷菌、变形杆菌、大肠杆菌、嗜血杆菌以及拟杆菌和其他一些厌氧菌（包括革兰阳性的粪链球菌）所致的下呼吸道、腹腔、胆道、尿路、妇科、皮肤及软组织部位感染以及败血症。

6. 用法和用量　用氯化钠液、葡萄糖液或乳酸钠林格液溶解后静脉注射或静脉滴注，也可肌肉注射给药。

成人一般感染每日 150～200mg/kg，或每次 2～3g，每 6h 一次；重症感染每日 200～300mg/kg，或每次 3g，每 4h 一次；极重感染可用到每日 24g 分 6 次用；淋球菌尿道炎，1～2g，只用一次，用前 0.5h 服丙磺舒 1g。

新生儿用量：小于等于 7d 龄者每日 150mg/kg 或 75mg/kg，每 12h 一次。大于 7d 龄者，根据体重不同可按每日 225～300mg/kg，或每次 75mg/kg，每日 3～4 次。

肾功能受损者：肌酐清除率＞30ml/min 者可按正常用量；10～30ml/min 者，按疾病轻重用每次 1.5～3.0g，每 8h 一次；小于 10ml/min 者用 1.5g，每 8h 一次，重症可用到 2g，每 8h 一次。

手术预防感染给药：每次 4g，于术前 1h 及术后 6～12h 各给一次。

7. 不良反应　具体如下。

（1）常见变态反应：食欲缺乏、恶心、呕吐、腹泻、肌注局部疼痛和皮疹，且多在给药过程中发生，大多程度较轻，不影响继续用药，重者停药后上述症状迅速减轻或消失。

（2）少数病例可出现血清氨基转移酶、碱性磷酸酶升高及嗜酸性粒细胞一过性增多。中性粒细胞减少、低钾血症等极为罕见。未见肾功能改变以及电解质紊乱等严重反应。

8. 禁忌证　对本品或其他青霉素类过敏者禁用。

9. 注意　用前做皮试，用青霉素钠皮试液或本品溶液（300μg/ml），阴性反应者始可用药。妊娠期妇女一般避免应用，十分必要时应慎用。哺乳妇可用本品。本品与氨基苷类可互相影响活力，勿混合给药。本品溶液贮存于冷处可析出结晶，可将容器置温水中使溶解后再应用。其他均参见青霉素。

10. 药物相互作用　具体如下。

（1）氯霉素、红霉素、四环素类等抗生素和磺胺药等抑菌剂可干扰本品的杀菌活性，不宜与本品合用，尤其是在治疗脑膜炎或急需杀菌剂的严重感染时。

（2）丙磺舒、阿司匹林、吲哚美辛、保泰松、磺胺药可减少本品自肾脏排泄，因此与本品合用时使其血药浓度增高，排泄时间延长，毒性也可能增加。

（3）本品与重金属，特别是铜、锌和汞呈配伍禁忌，因后者可破坏其氧化噻唑环。由锌化合物制造的橡皮管或瓶塞也可影响其活力。

（4）本品静脉输液加入头孢噻吩、林可霉素、四环素、万古霉素、琥乙红霉素、两性霉素 B、去甲肾上腺素、间羟胺、苯妥英钠、盐酸羟嗪、丙氯拉嗪、异丙嗪、B 族维生素、维生素 C 等后将出现混浊。

（5）避免与酸碱性较强的药物配伍，pH 值 4.5 以下会有沉淀发生，pH 值 4.0 以下及 pH 值 8.0 以上效价下降较快。

（6）本品可加强华法林的作用。

（7）与氨基糖苷类抗生素合用有协同作用，但混合后，两者的抗菌活性明显减弱，因此两药不能置同一容器内给药。

11. 制剂　粉针剂：每瓶 1g。注射剂：0.5g；1.0g。

12. 贮法　密封、在干燥凉暗处保存。

九、阿洛西林钠（Azlocillin Sodium）

1. 其他名称　苯咪唑青霉素，阿乐欣，可乐欣。

2. ATC 编码　J01CA09。

3. 性状　参见美洛西林钠。

4. 药理学　本品与美洛西林、哌拉西林同为氨脲苄类抗假单胞菌青霉素，比美洛西林在侧链上少一个甲硫酰基。本品的抗菌性质与哌拉西林、美洛西林相似。快速静脉注射 1g 后 5min 时血药峰浓度为 92.9mg/L，30min 内静脉滴注本品 5g，结束时血药浓度为 409mg/L，$t_{1/2}$ 分别为 0.7～1.1h 和 1.2～1.8h。体内分布良好，在支气管分泌物、组织间液和创口渗出物中有较高浓度，但在骨骼中浓度甚低。对铜绿假单胞菌脑膜炎患者，每 6h 静脉注射本品 5g，脑脊液中药物浓度可达 42～125mg/L（同期血药浓度为 13.7 ~ 460.0mg/L）。血浆蛋白结合率约30%，给药量的大部分（50% ~ 80%）由尿液排泄。

5. 适应证　主要用于铜绿假单胞菌与其他革兰阴性菌所致的系统感染，如败血症、脑膜炎、肺炎及尿路和软组织感染。必要时可与氨基苷类联合以加强抗铜绿假单胞菌的作用。

6. 用法和用量　尿路感染：每日 50 ~ 100mg/kg；重症感染，成人每日 200 ~ 250mg/kg，儿童每日 50 ~ 150mg/kg。

以上量分4次，静脉注射或静脉滴注，也可肌内注射给予。可用氯化钠注射液、葡萄糖液或乳酸钠林格液溶解后给予，也可加入墨菲管中，随输液进入（但要掌握速度，不宜过快）。

7. 注意　用前应做皮试，用青霉素钠皮试液或本品溶液（300μg/ml），阴性后始可用药。进药速度避免过快，以减少反应。

8. 制剂　粉针剂：每支 2g；3g；4g。

9. 贮法　密闭、干燥处保存。

十、磺苄西林钠（Sulbenicillin Sodium）

1. 其他名称　磺苄青霉素，磺苄西林，卡他西林，美罗。

2. ATC 编码　J01CA16。

3. 性状　为白色或淡黄色冻干粉末。

4. 药理学　为广谱半合成青霉素类抗生素，对大肠埃希菌、变形杆菌属、肠杆菌属、枸橼酸菌属、沙门菌属和志贺菌属等肠杆菌科细菌，以及铜绿假单胞菌、流感嗜血杆菌、奈瑟菌属等其他革兰阴性菌具有抗菌作用。本品对溶血性链球菌、肺炎链球菌以及不产青霉素酶的葡萄球菌亦具抗菌活性。本品对消化链球菌、梭状芽孢杆菌在内的厌氧菌也有一定作用。

本品口服不吸收。肌内注射本品 1g 后 0.5h 达血药峰浓度（C_{max}），为 30mg/L。静脉推注 2g 后 15min 血药浓度为 240mg/L。于 1h 内和 2h 内静脉滴注 5g，滴注结束即刻血药浓度均大于 200mg/L。血清蛋白结合率约为 50%。本品广泛分布于胆汁、腹膜液、痰液、肺、胸壁、子宫、脐带、羊水中，其中胆汁中浓度可为血浓度的 3 倍。$t_{1/2}$ 为 2.5 ~ 3.2h。24h 尿中药物排出量为给药量的 80%。

5. 适应证　临床上用于敏感的铜绿假单胞菌、某些变形杆菌属以及其他敏感革兰阴性菌所致肺炎、尿路感染、复杂性皮肤软组织感染和败血症等。对本品敏感菌所致腹腔感染、盆腔感染宜与抗厌氧菌药物联合应用。

6. 用法和用量　中度感染，成人 8g/d，重症感染或铜绿假单胞菌感染时剂量需增至 20g/d，分 4 次静脉滴注或可静脉注射；儿童根据病情每日剂量按体重 80 ~ 300mg/kg，分 4 次给药。

7. 不良反应　变态反应较常见，皮疹、发热等；过敏性休克偶见，一旦发生，必须就地抢救，予以保持气道畅通、吸氧及给用肾上腺素、糖皮质激素等治疗措施。可见恶心、呕吐等胃肠道反应。实验室检查异常包括白细胞或中性粒细胞减少，血清转氨酶一过性增高等。大剂量用药可出现血小板功能或凝血机制异常，发生出血倾向。注射部位局部疼痛、硬结等。

8. 禁忌证　对本品或其他青霉素类过敏者禁用。

9. 注意　具体如下。

（1）有哮喘、湿疹、荨麻疹等过敏史者，肝、肾功能减退者，年老、体弱者慎用。

（2）妊娠期妇女、哺乳期妇女使用应权衡利弊。

（3）用前必须皮试，可用青霉素皮试，也可用本品配成 500μg/ml 皮试液。

10. 药物相互作用　具体如下。

（1）丙磺舒可阻滞本品的排泄，血药浓度升高，使作用维持较长。

（2）与庆大霉素联用，可相互增加对肠球菌的抗菌作用。

11. 制剂　注射用磺苄西林钠：每瓶 1.0g；2g；4g。

12. 贮法　遮光，密闭，在凉暗干燥处保存。

（刘丽芳）

第四节　头孢菌素类

一、头孢氨苄（Cefalexin）

1. 其他名称　苯甘孢霉素，先锋霉素Ⅳ，赐福力欣，福林。

2. ATC 编码　J01DB01。

3. 性状　为白色或乳黄色结晶性粉末；微臭。在水中微溶，在乙醇、氯仿或乙醚中不溶。pKa 为 2.5、5.2 和 7.3。水溶液的 pH 值为 3.5～5.5。

4. 药理学　本品为半合成的第一代口服头孢菌素。对金黄色葡萄球菌（包括耐青霉素 G 菌株）、溶血性链球菌、肺炎球菌、大肠杆菌、奇异变形杆菌、克雷白杆菌（肺炎杆菌）、流感嗜血杆菌、卡他球菌等有抗菌作用。葡萄球菌的部分菌株、粪链球菌、吲哚阳性变形杆菌、肠杆菌属对本品耐药。本品对铜绿假单胞菌无抗菌作用。

本品口服吸收良好。空腹给药吸收率可达90%，口服 0.25g、0.5g、1g，1h 的平均血清药物浓度分别为 9μg/ml、18μg/ml、32μg/ml，6h 尚可测出。本品吸收后主要由尿呈原形排泄，8h 内可排出 90% 以上。口服 0.25g 后尿药峰浓度约 1mg/ml。$t_{1/2}$ 约为 0.6h。

5. 适应证　用于敏感菌所致的呼吸道、泌尿道、皮肤和软组织、生殖器官（包括前列腺）等部位的感染，也常用于中耳炎。

6. 用法和用量　成人：1～2g/d，分 3～4 次服用，空腹服用。小儿：25～50mg/（kg·d），分 3～4 次服用。

7. 不良反应　服药后常见胃肠道反应，如恶心、腹泻、食欲不振等。少见皮疹、荨麻疹、红斑、药物热等变态反应，偶见过敏性休克。用药后可出现暂时性肝功能异常。少数患者可能出现血红蛋白降低、血小板减少、中性粒细胞减少、嗜酸粒细胞增多，偶见溶血性贫血。对肾脏影响，少数患者可出现尿素氮、肌酸、肌酸酐值升高。

8. 禁忌证　对头孢菌素过敏者及有青霉素过敏性休克史者禁用。

9. 注意　具体如下。

（1）对青霉素过敏或过敏体质者慎用。

（2）肾功能严重损害者应酌减用量。

10. 药物相互作用　具体如下。

（1）与庆大霉素或阿米卡星联用，对某些敏感菌株有协同抗菌作用。

（2）与丙磺舒合用，可抑制本品在肾脏的排泄，使血药浓度升高约 30%。

（3）与肾毒性药物如强利尿剂、氨基苷类、抗肿瘤药等同用，可增加肾毒性。

（4）与华法林同用可增加出血的危险。

11. 制剂　片（胶囊）剂：每片（粒）0.125g；0.25g。颗粒剂：1g 含药 50mg。

12. 贮法　遮光、密封，在凉暗处保存。

二、头孢唑林钠（Cefazolin Sodium）

1. 其他名称　先锋霉素Ⅴ，西孢唑啉，凯复唑，赛福宁。

2. ATC 编码　J01DB04。

3. 性状　常用其钠盐，为白色或类白色的结晶性粉末，无臭，味苦，极易溶于水，微溶于甲醇，极微溶于乙醇，不溶于丙酮、乙醚或氯仿中。其游离酸的 pKa 为 2.5，溶液的 pH 值为 4.5～6（接近 5.5）。水溶液较稳定，室温下可保存 24h；受冷常析出结晶，宜温热溶化后应用。

4. 药理学　为半合成的第一代头孢菌素。抗菌谱类似头孢氨苄，对葡萄球菌（包括产酶菌株）、链球菌（肠球菌除外）、肺炎链球菌、大肠杆菌、奇异变形杆菌、克雷白杆菌、流感嗜血杆菌以及产气肠杆菌等有抗菌作用。本品的特点是对革兰阴性菌的作用较强,对葡萄球菌的 β - 内酰胺酶耐抗性较弱。

本品通常用于注射。肌肉注射 1g,1h 血药浓度为 64μg/ml;静脉注射 1g,30min 血药浓度为 106μg/ml。本品的半衰期较长（$t_{1/2}$ = 1.8h）,有效血药浓度较持久。除脑组织外,在全身分布良好,在胆汁中的浓度较低（为血清药物浓度的 1/5 ~ 1/2）。本品主要由尿呈原形排泄,肌内注射 500mg 6h 内有 60% ~ 80% 药物由尿排出,尿药峰浓度可达 1 000μg/ml。

5. 适应证　用于敏感菌所致的呼吸道、泌尿生殖系、皮肤软组织、骨和关节、胆道等感染,也可用于心内膜炎、败血症、咽和耳部感染。

6. 用法和用量　肌内或静脉注射:1 次 0.5 ~ 1.0g,3 ~ 4 次/d。革兰阳性菌所致轻度感染:1 次 0.5g,2 ~ 3 次/d;中度或重症感染:1 次 0.5 ~ 1.0g,3 ~ 4 次/d;极重感染:1 次 1.0 ~ 1.5g,4 次/d。泌尿系感染:1 次 1g,2 次/d。儿童量为 20 ~ 40mg/（kg·d）,分 3 ~ 4 次给予;重症可用到 100mg/（kg·d）。新生儿 1 次不超过 20mg/kg,2 次/d。

7. 不良反应　常见皮疹、红斑、药物热、支气管痉挛等变态反应,偶见过敏性休克。胃肠道反应有恶心、呕吐、食欲减退、腹痛、腹泻、味觉障碍等症状,偶见假膜性肠炎。用药后可出现暂时性肝功能异常。少数患者可能出现血红蛋白降低、血小板减少、中性粒细胞减少、嗜酸粒细胞增多,偶见溶血性贫血。对肾脏影响,少数患者可出现尿素氮、肌酸、肌酸酐值升高。

8. 禁忌证　对头孢菌素过敏者禁用。

9. 注意　具体如下。

(1) 青霉素过敏者,肝、肾功能不全者慎用。

(2) 肌内注射偶可引起局部疼痛,静脉注射少数患者可引起静脉炎。

(3) 有的供肌肉注射的注射剂内含利多卡因,不可注入静脉。

10. 药物相互作用　参见头孢氨苄。

11. 制剂　注射用头孢唑林钠:每瓶 0.5g;1g;2g。

12. 贮法　密封、在干燥凉暗处保存。

三、头孢羟氨苄（Cefadroxil）

1. 其他名称　羟氨苄头孢菌素,欧意,力欣奇。

2. ATC 编码　J01DB05。

3. 性状　为白色或类白色结晶性粉末,有特异性臭味。在水中微溶,在乙醇、氯仿或乙醚中几乎不溶。5% 水溶液的 pH 值为 4 ~ 6。在弱酸性条件下稳定。

4. 药理学　本品为半合成的第一代口服头孢菌素。其作用类似头孢氨苄,对金黄色葡萄球菌、溶血性链球菌、肺炎链球菌、大肠杆菌、奇异变形杆菌、肺炎克雷白杆菌等有抗菌作用。

本品口服吸收良好,受食物的影响小,口服 0.5g 或 1g 后,平均血药峰浓度分别为 16μg/ml 或 28μg/ml。体内有效浓度维持较久,用药 12h 尚可测出。有 90% 以上的药物由尿呈原形排出,1 次口服 0.5g,尿药峰浓度可达 1 800μg/ml,有效浓度可维持 20h。

5. 适应证　用于呼吸道、泌尿道、咽部、皮肤等部位的敏感菌感染。

6. 用法和用量　成人平均用量:1 ~ 2g/d,分 2 ~ 3 次口服,泌尿道感染时,也可 1 次服下。小儿量 50mg/（kg·d）,分两次服。

肾功能不全者,首次服 1g,以后按肌酐清除率制订给药方案:肌酐清除率为 25 ~ 50ml/min 者,每 12h 服 0.5g;10 ~ 25ml/min 者,每 24h 服 0.5g;小于 10ml/min 者,每 36h 服 0.5g。

不良反应、注意、药物相互作用参见头孢氨苄。

7. 制剂　片剂（胶囊剂）:每片（粒）0.125g;0.25g。

8. 贮法　遮光、密封、在干燥凉暗处保存。

四、头孢拉定（Cefradine）

本品为第一代头孢菌素。其游离酸供口服。注射制剂有两种:一种是游离酸与无水碳酸钠的混合物

(1：0.315)；另一种是游离酸与精氨酸的混合物。

1. 其他名称　头孢环己烯，先锋霉素Ⅵ，泛捷复，君必清，VELOSEF。

2. ATC 编码　J01DB09。

3. 性状　为白色或类白色的结晶性粉末；微臭。在水中略溶，在乙醇、氯仿、乙醚中几乎不溶。pKa 为 2.5 和 7.3。1% 水溶液 pH 值为 3.5~6.0。在碱性物质存在时，游离酸容易溶解。

4. 药理学　抗菌性能类似头孢氨苄，对金黄色葡萄球菌、溶血性链球菌、肺炎链球菌、大肠杆菌、奇异变形杆菌、肺炎克雷白杆菌、流感嗜血杆菌等有抗菌作用。

空腹口服 250mg 或 500mg，平均血药峰浓度于 1h 内到达，分别为 9μg/ml 或 16.5μg/ml。食物延迟本品吸收，但不影响吸收总量。90% 药物在 6h 内以原形由尿排泄，口服 250mg 后，尿药峰浓度可达 1 600μg/ml。本品的肾毒性较轻微。

静脉注射本品 1g，5min 时血药浓度为 86μg/ml；15min 为 50μg/ml；30min 为 26μg/ml；1h 为 12μg/ml；到 4h 为 1μg/ml。

5. 适应证　用于呼吸道、泌尿道、皮肤和软组织等部位的敏感菌感染，注射剂也用于败血症和骨感染。

6. 用法和用量　口服：成人 1~2g/d，分 3~4 次服用。小儿 25~50mg/（kg·d），分 3~4 次服用。肌内注射、静脉注射或滴注：成人 2~4g/d，分 4 次注射；小儿量为 50~100mg/（kg·d），分 4 次注射。肾功能不全者按患者肌酐清除率制订给药方案：肌酐清除率 >20ml/min 者，每 6h 服 500mg；15~20ml/min 者，每 6h 服 250mg；小于 15ml/min 者，每 12h 服 250mg。

7. 不良反应　长期用药可致菌群失调、B 族维生素、维生素 K 缺乏、二重感染等不良反应。

8. 禁忌证　对头孢类抗生素过敏者禁用。

9. 注意　具体如下。

（1）对青霉素过敏或有过敏体质者及肾功能不全者慎用。

（2）国内上市后不良反应报道，使用本品可能导致血尿，95% 以上是由静脉注射用药引起的。儿童是发病的易感人群，儿童患者应用本品应谨慎并在监测下用药。

10. 制剂　胶囊剂：每粒 0.25g；0.5g。干混悬剂：0.125g；0.25g。

注射用头孢拉定（添加碳酸钠）：每瓶 0.5g；1g。

注射用头孢拉定 A（添加精氨酸）：每瓶 0.5g；1g。

11. 贮法　置干燥、阴凉处，避免受热。

五、头孢呋辛钠（Cefuroxime Sodium）

1. 其他名称　头孢呋肟，新福欣，西力欣，伏乐新，达力新，ZINACEF。

2. ATC 编码　J01DC02。

3. 性状　为白色或微黄色结晶性粉末，易溶于水。其水溶液，视浓度和溶剂的不同，由浅黄色至琥珀色。其游离酸的 pKa 为 2.5，新制备液的 pH 值为 6.0~8.5。

4. 药理学　本品为半合成的第二代头孢菌素。对革兰阳性菌的抗菌作用低于或接近于第一代头孢菌素。革兰阴性的流感嗜血杆菌、淋球菌、脑膜炎球菌、大肠杆菌、克雷白杆菌、奇异变形杆菌、肠杆菌属、枸橼酸杆菌、沙门菌属、志贺菌属以及某些吲哚阳性变形杆菌对本品敏感。本品有较好的耐革兰阴性菌的 β-内酰胺酶的性能，对上述菌中耐氨苄西林或耐第一代头孢菌素的菌株也能有效。铜绿假单胞菌、弯曲杆菌、不动杆菌、沙雷杆菌大部分菌株、普通变形杆菌、难辨梭状芽孢杆菌、李斯特菌等对本品不敏感。

肌肉注射 750mg，血药浓度达峰值时间约 45min，平均浓度为 27μg/ml；静脉注射 750mg 或 1.5g，15min 血药浓度分别为 50μg/ml 或 100μg/ml，分别在 5.3h 或 8h 内维持 2μg/ml 的有效浓度，$t_{1/2}$ 约 80min。约有 90% 的药物在 8h 内由肾排泄，尿药峰浓度可达 1 300μg/ml。

5. 适应证　临床应用于敏感的革兰阴性菌所致的下呼吸道、泌尿系、皮肤和软组织、骨和关节、女性生殖器等部位的感染。对败血症、脑膜炎也有效。

6. 用法和用量 肌肉注射或静脉注射，成人：1 次 750～1 500mg，3 次/d；对严重感染，可按 1 次 1 500mg，4 次/d。应用于脑膜炎，1 日剂量在 9g 以下。儿童：平均量为 60mg/（kg·d），严重感染可用到 100mg/kg，分 3～4 次给予。肾功能不全者按患者的肌酐清除率制订给药方案：肌酐清除率 > 20ml/min 者，每日 3 次，每次 0.75～1.50g；10～20ml/min 者每次 0.75g，2 次/d；小于 10ml/min 者每次 0.75g，1 次/d。

肌肉注射：1 次用 0.75g，加注射用水 3ml，振摇使成混悬液，用粗针头作深部肌肉注射。静脉给药：每 0.75g 本品，用注射用水约 10ml，使溶解成澄明溶液，缓慢静脉注射或加到墨菲管中随输液滴入。

7. 不良反应 常见皮肤瘙痒、胃肠道反应、血红蛋白降低、转氨酶和血胆红素升高、肾功能改变等。肌内注射可致局部疼痛。

8. 注意 具体如下。

（1）对青霉素过敏或过敏体质者慎用。

（2）严重肝肾功能不全者慎用。

（3）本品可透过胎盘，也可经乳汁排出，妊娠期妇女、哺乳期妇女用药应权衡利弊。

9. 药物相互作用 具体如下。

（1）不可与氨基苷类置同一容器中注射。

（2）与高效利尿药（如呋塞米）联合应用，可致肾损害。

10. 制剂 注射用头孢呋辛钠：每瓶 0.75g；1.5g。

11. 贮法 遮光、密封、在干燥凉暗处保存。

六、头孢克洛（Cefaclor）

1. 其他名称 头孢氯氨苄，希刻劳，新达罗，再克，CECLOR。

2. ATC 编码 J01DC04。

3. 性状 为白色或类白色结晶性粉末，略溶于水（1∶100），极微溶于氯仿、乙醚或甲醇中，2.5% 水混悬液的 pH 值为 3～4.5，对胃酸稳定，遇碱逐渐分解。

4. 药理学 本品为半合成头孢菌素，抗菌谱较其他的第一代略广。抗菌性能与头孢唑啉相似，对葡萄球菌（包括产酶菌株）、化脓性链球菌、肺炎链球菌、大肠杆菌、奇异变形杆菌、流感嗜血杆菌等有良好的抗菌作用。

本品口服应用，空腹服 0.25g、0.5g 或 1g，在 30～60min 内血药峰浓度分别为 7μg/ml、13μg/ml 或 23μg/ml。主要分布于血液、内脏器官、皮肤组织中。脑组织中的浓度低。$t_{1/2}$ 为 0.6～0.9min，药物由尿呈原形排出，一次口服 0.25g，尿药峰浓度可达 600μg/ml，肾功能不全者半衰期稍延长。

5. 适应证 用于上述敏感菌所致的呼吸道、泌尿道和皮肤、软组织感染，以及中耳炎等。

6. 用法和用量 成人：口服常用量为每次 250mg，每 8h1 次。重病或微生物敏感性较差时，剂量可加倍，但不可超过 4g。儿童：口服剂量为 20mg/（kg·d），分 3 次（每 8h1 次）；重症可按 40mg/（kg·d）给予，但不超过 1g。

7. 不良反应 参见头孢氨苄。长期应用可致菌群失调，还可引起继发性感染。

8. 禁忌证 对头孢类抗生素过敏者禁用。

9. 注意 具体如下。

（1）对于肾功能轻度不全者，可不减用量；对肾功能严重不全或完全丧失者，应进行血药浓度监测，降低用量。

（2）与青霉素类有部分交叉过敏性，对青霉素过敏者应慎用。

（3）可透过胎盘，妊娠期妇女不宜应用。

（4）与食物同用时，血药峰浓度仅为空腹用药的 50%～75%，故宜空腹给药。

10. 药物相互作用　参见头孢氨苄。

11. 制剂　胶囊剂（片剂）：每粒（片）0.125g；0.25g。干混悬剂：0.125g；1.5g。

12. 贮法　遮光、密封、在干燥凉暗处保存。

七、头孢噻肟钠（Cefotaxime Sodium）

1. 其他名称　头孢氨噻肟，凯福隆，治菌必妥，泰可欣，CLAFORAN。

2. ATC 编码　J01DD01。

3. 性状　为白色、类白色或淡黄白色结晶；无臭或微有特殊臭。在水中易溶，在乙醇中微溶，在氯仿中不溶。10%溶液的 pH 值为 4.5～6.5。稀溶液无色或微黄色，浓度高时显灰黄色。若显深黄色或棕色，则表示药物已变质。

4. 药理学　本品为半合成的第三代头孢菌素。对革兰阳性菌的作用与第一代头孢菌素近似或较弱，对链球菌（肠球菌除外）抗菌作用较强。对革兰阴性菌有较强的抗菌效能。奈瑟菌属、流感杆菌、大肠杆菌、奇异变形杆菌、克雷白杆菌、沙门杆菌等对本品甚敏感；枸橼酸杆菌对本品中度敏感；沙雷杆菌、吲哚阳性变形杆菌等对本品也有一定的敏感性。铜绿假单胞菌、阴沟杆菌、脆弱拟杆菌等对本品较不敏感。

在肠道中不吸收。肌肉注射 1g，0.5h 血药浓度达峰，约为 22μg/ml，6h 降为 1.5μg/ml，$t_{1/2}$ 约为 1h，药物血浆蛋白结合率为 30%～45%。体内分布面较广，胆汁中较高，不易透过正常脑膜，但脑膜有炎症时可增加透入量。在肝内代谢为活性较低的代谢物，连同一些原形物由尿排出，尿中有较高的有效浓度。

5. 适应证　用于敏感菌所致的呼吸道、泌尿道、骨和关节、皮肤和软组织、腹腔、胆道、消化道、五官、生殖器等部位的感染，对烧伤、外伤引起的感染以及败血症、中枢感染也有效。

6. 用法和用量　临用前，加灭菌注射用水适量使溶解，溶解后立即使用。成人：肌肉或静脉注射，1 次 0.5～1.0g，2～4 次/d。一般感染用 2g/d，分成两次肌肉注射或静脉注射；中等或较重感染 3～6g/d，分为 3 次肌肉注射或静脉注射；败血症等 6～8g/d，分为 3～4 次静脉给药；极重感染不超过 12g/d，分为 6 次静脉给药；淋病用 1g 肌肉注射（单次给药已足）。静脉滴注，2～3g/d。小儿：肌肉注射或静脉注射为 50～100mg/（kg·d），分成 2～3 次给予。婴幼儿不能肌肉注射。

7. 不良反应　过敏反应可致皮疹、发热、瘙痒等。消化系统出现食欲缺乏、恶心、呕吐、腹泻等。肝功能异常，一过性血尿素氮和肌酸酐增高。偶见白细胞、中性粒细胞、血小板减少，嗜酸性粒细胞增多。长期用药可致二重感染，如念珠菌病、假膜性肠炎等。

8. 禁忌证　对头孢类抗生素过敏者禁用。

9. 注意　具体如下。

（1）对青霉素过敏和过敏体质者、严重肾功能不全者慎用。

（2）溃疡性结肠炎、克罗恩病或假膜性肠炎者慎用。

10. 药物相互作用　具体如下。

（1）与庆大霉素或妥布霉素合用，对铜绿假单胞菌有协同抗菌作用。

（2）与阿米卡星合用，对大肠杆菌、肺炎克雷白杆菌有协同作用。

（3）与氨基苷类、其他头孢菌素或强利尿剂同用，可能增加肾毒性。

（4）与丙磺舒合用，可抑制本品在肾脏的排泄，提高血药浓度及延长血浆半衰期。

11. 制剂　注射用头孢噻肟钠：每瓶 0.5g；1g；2g。

12. 贮法　密封、在干燥凉暗处保存。

八、头孢曲松钠（Ceftriaxone Sodium）

1. 其他名称　头孢三嗪，罗氏芬，菌必治，罗塞秦，ROCEPHIN。

2. ATC 编码　J01DD04。

3. 性状 为白色至黄色的结晶性粉末，溶于水，略溶于甲醇，极微溶于乙醇，水溶液因浓度不同而显黄色至琥珀色。其1%溶液的pH值约为6.7。

4. 药理学 本品为半合成的第三代头孢菌素。抗菌谱与头孢噻肟近似，对革兰阳性菌有中度的抗菌作用。对革兰阴性菌的作用强，主要敏感菌有金黄色葡萄球菌、链球菌属、肺炎链球菌、嗜血杆菌属、奈瑟菌属、大肠杆菌、肺炎克雷白杆菌、沙雷杆菌、各型变形杆菌、枸橼酸杆菌、伤寒杆菌、痢疾杆菌、消化球菌、消化链球菌、梭状芽孢杆菌等。铜绿假单胞菌、肠杆菌属对本品也敏感。产酶金黄色葡萄球菌、耐氨苄青霉素的流感嗜血杆菌、耐第一代头孢菌素和庆大霉素的一些革兰阴性菌常可对本品敏感。但粪链球菌和耐甲氧西林的葡萄球菌对本品均耐药。

在消化道不吸收。肌肉注射1g，血药浓度2h达峰值，约为$76\mu g/ml$，到12h尚有约$29\mu g/ml$。静脉滴注1g，历时0.5h，滴完当时血药浓度约为$150\mu g/ml$，到12h约$28\mu g/ml$，24h约$9\mu g/ml$。体内分布广，可透过血脑屏障，并可进入羊水和骨组织。在体内不经生物转化，以原形排出体外，约2/3量通过肾脏，1/3通过胆道排泄，因此在尿液和胆汁中有很高的浓度。$t_{1/2}$为$6\sim8h$。

5. 适应证 用于敏感菌所致的肺炎、支气管炎、腹膜炎、胸膜炎，以及皮肤和软组织、尿路、胆道、骨及关节、五官、创面等部位的感染，还用于败血症和脑膜炎。

6. 用法和用量 一般感染，每日1g，1次肌肉注射或静脉注射。严重感染，每日2g，分2次给予。脑膜炎，可按$100mg/(g\cdot d)$（但总量不超过4g），分2次给予。淋病，单次用药250mg即足。儿童用量一般按成人量的1/2给予。肌肉注射：将1次药量溶于适量0.5%盐酸利多卡因注射液，做深部肌肉注射。静脉注射：按1g药物用10ml灭菌注射用水溶解，缓缓注入，历时$2\sim4min$。静脉滴注：成人1次量1g或2g/d，溶于等渗氯化钠注射液或5%～10%葡萄糖液50～100ml中，于0.5～1.0h内滴入。

7. 不良反应 参见头孢噻肟钠。

8. 禁忌证 对头孢类抗生素过敏者禁用。

9. 注意 具体如下。

（1）青少年、儿童使用本品，偶可致胆结石，但停药后可消失。

（2）对青霉素过敏和过敏体质者、严重肾功能不全者慎用。

（3）本品不能加入哈特曼氏以及林格氏等含有钙的溶液中使用。头孢曲松禁用于正在或准备接受含钙的静脉注射用产品的新生儿。

10. 药物相互作用 具体如下。

（1）与氨基苷类药合用，有协同抗菌作用，但同时可能加重肾损害。

（2）本品与含钙剂或含钙产品合并用药有可能导致致死性结局的不良事件。

（3）本药可影响乙醇代谢，使血中乙酰醛浓度升高，出现双硫仑样反应。

（4）丙磺舒不影响本药的消除。

11. 制剂 注射用头孢曲松钠：每瓶0.5g；1g；2g。

12. 贮法 遮光、密封、在干燥凉暗处保存。

九、头孢哌酮钠 （Cefoperazone Sodium）

1. 其他名称 头孢氧哌唑，先锋必，CEFOBID。

2. ATC编码 J01DD12。

3. 性状 为白色或类白色结晶性粉末；无臭，有引湿性。在水中易溶，在甲醇中略溶，在乙醇中极微溶解，在丙酮和醋酸乙酯中不溶。25%水溶液的pH值为4.5～6.5。水溶液因浓度不同由无色到浅黄色。

4. 药理学 本品为半合成的第三代头孢菌素。抗菌性能与头孢噻肟相似。对革兰阳性菌的作用较弱，仅溶血性链球菌和肺炎链球菌较为敏感。对大多数的革兰阴性菌，本品的作用略次于头孢噻肟，对铜绿假单胞菌的作用较强。

口服不吸收，肌肉注射1g后1h，血药浓度达峰值，约为$65\mu g/ml$。静脉注射1g后数分钟内血药浓度可达 175μg/ml。在 2h 内滴注本品 1g，结束时，血药浓度为 100μg/ml，到第 10h 约为 4μg/ml。$t_{1/2}$ 约为 2h。本品由尿和胆汁排泄，因此在尿液和胆汁中有很高的浓度，还可以分布到胸腔积液、腹水、羊水、痰液中，在脑膜发炎时，可进入脑脊液。

5. 适应证 用于各种敏感菌所致的呼吸道、泌尿道、腹膜、胸膜、皮肤和软组织、骨和关节、五官等部位的感染，还可用于败血症和脑膜炎等。

6. 用法和用量 肌肉或静脉注射，成人 1 次 1~2g，2~4g/d。严重感染，1 次 2~4g，6~8g/d。小儿每日 50~150mg/kg，分 2~4 次注射。

7. 不良反应 参见头孢噻肟钠。可干扰体内维生素 K 的代谢，造成出血倾向，大剂量或长期用药时尤应注意。

8. 禁忌证 对头孢类抗生素过敏者禁用。肝功能不全及胆道阻塞患者禁用。

9. 注意 具体如下。

（1）对青霉素过敏和过敏体质者慎用。

（2）本品可透过胎盘，少量可经乳汁排出，妊娠期妇女、哺乳期妇女用药应权衡利弊。

10. 药物相互作用 具体如下。

（1）与氨基苷类合用，对大肠杆菌、铜绿假单胞菌某些敏感菌株有协同抗菌作用。

（2）与非甾体镇痛药、血小板聚集抑制药合用，可增加出血的危险性。

（3）与氨基苷类、其他头孢菌素或强利尿剂同用，可能增加肾毒性。

（4）抗凝药或溶栓药同用，可干扰维生素 K 代谢，导致低凝血酶原血症。

11. 制剂 注射用头孢哌酮钠：每瓶 0.5g；1g；2g。

注射用头孢哌酮钠/舒巴坦（1∶1；2∶1；4∶1；8∶1）

国家药品不良反应监测中心提示，警惕注射用头孢哌酮钠/舒巴坦钠严重不良反应，主要以全身性损害、呼吸系统损害为主。对死亡病例报告分析显示，54% 的患者存在合并用药情况，14% 存在多种药品混合静脉滴注的情况。儿童患者存在不同程度的超剂量用药，尤其是一次用药剂量过大的问题。

用药期间饮酒：注射用头孢哌酮钠/舒巴坦钠可影响乙醇代谢，使血中乙酰醛浓度上升，如在用药期间及停药后 5d 内饮酒，或者使用含乙醇成分的药物或食物，可能会出现双硫仑样反应。注射用头孢哌酮钠/舒巴坦钠严重病例报告中，用药前后饮酒引起的双硫仑样反应约占 6%。

12. 贮法 密封、在干燥凉暗处保存。

十、头孢他啶（Ceftazidime）

1. 其他名称 头孢羧甲噻肟，复达欣，FORTUM。

2. ATC 编码 J01DD02。

3. 性状 为无色或微黄色粉末，加水即泡腾溶解生成澄明药液。因浓度的不同，药液可由浅黄色至琥珀色。新制备液的 pH 值为 6~8。

4. 药理学 对革兰阳性菌的作用与第一代头孢菌素近似或较弱；葡萄球菌、链球菌 A 和 B 群、肺炎链球菌对本品敏感。对革兰阴性菌的作用突出，对大肠杆菌、肠杆菌属、克雷白杆菌、枸橼酸杆菌、奇异变形杆菌、普通变形杆菌、流感嗜血杆菌（包括耐氨苄西林菌株）、脑膜炎球菌等有良好的抗菌作用。对铜绿假单胞菌的作用强，超过其他 β-内酰胺类和氨基苷类抗生素。对某些拟杆菌也有效。肠球菌、耐甲氧西林的葡萄球菌、李斯特菌、螺旋杆菌、难辨梭状芽孢杆菌和脆弱拟杆菌（大部分菌株）对本品耐药。

口服不吸收，静脉注射 1g，0.5h 血药浓度为 60μg/ml，1h 为 39μg/ml，2h 为 23μg/ml，4h 为 11μg/ml，8h 尚有 3μg/ml。$t_{1/2}$ 为 1.8~2.0h。本品体内分布广，可进入胸腔积液、腹水、痰液、淋巴液、脑脊液（脑膜发炎时）中，在骨组织、胆汁、心肌中也有一定的浓度。本品在体内不代谢，由肾脏排泄，在尿中达甚高浓度。

5. 适应证 用于革兰阴性菌的敏感菌株所致的下呼吸道、皮肤和软组织、骨和关节、胸腔、腹腔、泌尿生殖系以及中枢等部位感染，也用于败血症。

6. 用法和用量　轻症剂量为1g/d，分2次肌肉注射。中度感染1次1g，2～3次/d，肌肉注射或静脉注射。重症1次可用2g，2～3次/d，静脉滴注或静脉注射。本品可加入氯化钠注射液、5%～10%葡萄糖注射液、含乳酸钠的输液、右旋糖酐输液中。

7. 不良反应　长期用药可发生菌群失调和二重感染。可引起念珠菌病及维生素K、B族维生素缺乏。

8. 禁忌证　对头孢类抗生素过敏者禁用。

9. 注意　具体如下。

（1）对青霉素过敏或过敏体质者慎用。早产儿及2个月以内的新生儿慎用。

（2）本品遇碳酸氢钠不稳定，不可配伍。

10. 药物相互作用　具体如下。

（1）与美洛西林或哌拉西林联用，对大肠杆菌、铜绿假单胞菌有协同或累加作用。

（2）与氨基苷类合用，有协同抗菌作用。

（3）与氨基苷类、抗肿瘤药或强利尿剂同用，可加重肾毒性。

（4）与氯霉素合用，有相互拮抗作用。

11. 制剂　注射用头孢他啶：每瓶1g；2g。

12. 贮法　密封、在干燥凉暗处保存。

十一、头孢美唑（Cefmetazole）

1. 其他名称　先锋美他醇，头孢甲氧氰唑，CEFMETAZON。

2. ATC编码　J01DC09。

3. 性状　常用其钠盐，为白色或微黄色粉末或团块；几无臭；极易溶于水，易溶于甲醇，略溶于丙酮，微溶于乙醇。有引湿性。

4. 药理学　系第二代头孢霉素类半合成抗生素，性能与第二代头孢菌素相近。抗菌谱包括革兰阳性、阴性菌和厌氧菌，对葡萄球菌、大肠杆菌、克雷白杆菌、吲哚阴性和阳性变形杆菌、脆弱拟杆菌等有良好的抗菌作用。本品的耐酶性能强，对一些已对头孢菌素耐药的病原菌也可有效。

静脉注射1g，10min时血药浓度为188μg/ml；静脉滴注1g历时1h，滴完时为76μg/ml；静脉注射1g，6h血药浓度为1.9μg/ml；而静脉滴注1g，6h血药浓度为2.7μg/ml。$t_{1/2}$约为1h。易透入子宫，在胆汁中也有较高浓度。在体内几不代谢，6h内有85%～90%原形药物由尿排出，尿药浓度甚高。

5. 适应证　用于葡萄球菌、大肠杆菌、克雷白杆菌、吲哚阴性和阳性杆菌、拟杆菌等微生物的敏感菌株所致的肺炎、支气管炎、胆道感染、腹膜炎、泌尿系统感染、子宫及附件感染等。

6. 用法和用量　静脉注射或静脉滴注。成人，量为1～2g/d，分为2次；儿童，为25～100mg/（kg·d），分为2～4次。重症或顽症时，成人可用到4g/d，儿童可用到150mg/（kg·d）。溶剂可选用等渗氯化钠注射液或5%葡萄糖液，静注时还可用灭菌注射用水（但不适用于滴注，因渗透压过低）。

7. 不良反应　可致过敏，出现荨麻疹、皮疹、药热等，偶可致休克。偶可致BUN升高，停药可恢复。嗜酸性粒细胞增多、白细胞减少以及红细胞减少。少数患者可有氨基转移酶和碱性磷酸酶升高。消化道不良反应有恶心、呕吐和腹泻等。极少数病例可致假膜性肠炎，也可致念珠菌二重感染。

8. 禁忌证　对头孢类抗生素过敏者禁用。

9. 注意　具体如下。

（1）对其他头孢菌素类药物过敏者，以及过敏体质者应慎用。

（2）由于主要经肾排泄，肾功能受损者应慎用。

（3）妊娠期妇女、哺乳期妇女慎用。

10. 药物相互作用　参见头孢噻肟钠。

11. 制剂　注射用头孢美唑钠：每瓶0.25g；0.5g；1g；2g（效价）。

12. 贮法　密闭、在干燥凉暗处保存。

十二、头孢克肟（Cefixime）

1. 其他名称　氨噻肟烯头孢菌素，世伏素，达力芬，CEFSPAN。

2. ATC 编码　J01DD08。

3. 性状　为白色至淡黄色结晶性粉末，无味，具轻微特异臭，易溶于甲醇、二甲亚砜，略溶于丙酮，难溶于乙醇，几不溶于水、醋酸乙酯、乙醚、己烷中。

4. 药理学　本品为口服用的第三代头孢菌素类抗生素。具第三代头孢菌素的抗菌特性，其抗菌谱包括链球菌、肺炎链球菌、淋球菌、大肠杆菌、克雷白杆菌、卡他布拉汉菌、沙雷杆菌、枸橼酸杆菌、阴沟肠杆菌、产气肠杆菌、流感嗜血杆菌等。对细菌的 β-内酰胺酶甚稳定。

正常人 1 次空腹口服 50mg、100mg、200mg，4h 血中药物水平达峰，分别为 0.69μg/ml、1.18μg/ml、1.95μg/ml，$t_{1/2}$ 为 2.3~2.5h。儿童 1 次按 1.5mg/kg、3.0mg/kg、6.0mg/kg 空腹服用，3~4h 血药水平达峰，分别为 1.14μg/ml、2.01μg/ml、3.97μg/ml，$t_{1/2}$ 为 3.2~3.7h。体内分布，以痰、扁桃体、颌窦、中耳分泌物及胆汁中浓度较高。0~12h 的尿排泄率为 20%~25%，口服 50mg，4~6h 尿液药物峰浓度为 42.9%。

5. 适应证　用于上述敏感菌所引起的肺炎、支气管炎、泌尿道炎、淋病、胆囊炎、胆管炎、猩红热、中耳炎、副鼻窦炎等。

6. 用法和用量　成人及体重为 30kg 以上的儿童：1 次 50~100mg，2 次/d；重症 1 次口服量可增至 200mg。体重为 30kg 以下的儿童：1 次 1.5~3.0mg/kg，2 次/d；重症 1 次量可增至 6mg/kg。

7. 不良反应　本品偶引起变态反应，如皮疹、瘙痒、发热、颗粒性白细胞减少、嗜酸性粒细胞增多、血小板减少；可致肝氨基转移酶及碱性磷酸酶升高；可致菌群失常，并引起维生素缺乏或二重感染，也可致过敏性休克。

8. 禁忌证　对头孢类抗生素过敏者禁用。

9. 注意　具体如下。

（1）肾功能不全者应减量使用。

（2）妊娠期妇女、新生儿、早产儿均宜慎用。

（3）本品可干扰尿糖反应，使 Benedict、Fehling 及 Clintest 试验出现假阳性反应。并可使直接血清抗球蛋白试验（Coombs test）出现阳性反应。

10. 药物相互作用　参见头孢氨苄。

11. 制剂　胶囊剂：每粒 50mg 或 100mg；颗粒：每 1g 中含本品 50mg（效价）。

12. 贮法　遮光、密封、凉暗处保存。

（刘丽芳）

第五节　β-内酰胺酶抑制剂

一、克拉维酸钾（Potassium Clavulanate）

1. 其他名称　棒酸钾。

2. 性状　为无色针状结晶，易溶于水，水溶液不稳定。

3. 药理学　本品是由棒状链霉菌（Streptomyces clavuligerus）所产生的一种新型 β-内酰胺抗生素。仅有微弱的抗菌活性，但可与多数的 β-内酰胺酶牢固结合，生成不可逆的结合物。它具有强力而广谱的抑制 β-内酰胺酶的作用，不仅对葡萄球菌的酶有作用，而且对多种革兰阴性菌所产生的酶也有作用，因此为一有效的 β-内酰胺酶抑制药。

口服 125mg，1~2h 内平均血清峰药浓度为 2.3μg/ml，在 6h 内，血清 AUC 为 5μg/（ml·h），$t_{1/2}$

约为 1h。本品在体内分布较广，可渗入许多体液中，但在脑组织和脑脊液中浓度甚微。在 6h 内，有 25%～40% 药物以原形由尿排泄。

单独应用无效。常与青霉素类药物联合应用以克服微生物产 β-内酰胺酶而引起的耐药性，提高疗效。

二、舒巴坦（Sulbactam）

1. 其他名称　舒巴克坦，青霉烷砜钠。
2. ATC 编码　J01CG01。
3. 性状　常用其钠盐，为白色或类白色结晶性粉末，溶于水，在水溶液中尚稳定。
4. 药理学　本品为不可逆性竞争型 β-内酰胺酶抑制剂，由合成法制取。可抑制 β-内酰胺酶Ⅱ、Ⅲ、Ⅳ、Ⅴ等型酶（对Ⅰ型酶无效）对青霉素、头孢菌素类的破坏；与氨苄西林联合应用可使葡萄球菌、卡他球菌、奈瑟球菌、嗜血杆菌、大肠杆菌、克雷白杆菌、部分变形杆菌以及拟杆菌等微生物对氨苄西林的最低抑菌浓度（MIC）下降而增效，并可使产酶菌株对氨苄西林恢复敏感；而单独应用则仅对奈瑟球菌淋球菌、脑膜炎球菌洧抗菌作用。

在消化道吸收很少，注射后很快分布到各组织中，在血液、肾、心、肺、脾、肝中的浓度均较高，主要经肾排泄，尿中有很高浓度，正常人脑组织中浓度甚低，$t_{1/2} < 1h$。

单独应用仅对淋球菌和脑膜炎球菌的周围感染有效，但较少单独应用。

5. 制剂　注射用舒巴坦钠：0.5g；1g。

三、他唑巴坦（Tazobactam）

1. 其他名称　三唑巴坦。
2. ATC 编码　J01CG02。
3. 性状　常用其钠盐，为白色或类白色结晶性粉末，水中溶解度 50mg/ml，为澄清无色溶液。
4. 药理学　本品既属 β-内酰胺类抗生素，又为 β-内酰胺酶抑制剂，但其抗菌作用微弱；而具有较广谱的抑酶功能，作用比克拉维酸和舒巴坦强。临床上常与 β-内酰胺类抗生素联合应用。

（王永杰）

第六节　碳青霉烯类

一、亚胺培南-西司他汀钠（Imipenem/Cilastatin Sodium）

1. 其他名称　亚胺硫霉素-西拉司丁钠，伊米配能-西司他丁钠，泰能，TIENAM。
2. ATC 编码　J01DH51。
3. 性状　亚胺培南为白色至浅茶色结晶性粉末，不引湿，遇紫外光线易变质，略溶于水，微溶于甲醇。西司他汀钠为类白色无定形物，有引湿性，极易溶于水或甲醇中。
4. 药理学　亚胺培南为具有碳青霉烯（carbopenem）环的硫霉素类（thienamycins）抗生素，由链霉菌 S. cattleya 培养液中分离出硫霉素经半合成制取。西司他汀系由合成法制取。亚胺培南对革兰阳性、阴性的需氧和厌氧菌具有抗菌作用。肺炎链球菌、化脓性链球菌、金黄色葡萄球菌（包括产酶株）、大肠杆菌、克雷白杆菌、不动杆菌部分菌株、脆弱拟杆菌及其他拟杆菌、消化球菌和消化链球菌的部分菌株对本品甚敏感。粪链球菌、表皮链球菌、流感嗜血杆菌、奇异变形杆菌、沙雷杆菌、产气肠杆菌、阴沟肠杆菌、铜绿假单胞菌、气性坏疽梭菌、难辨梭菌等对本品也相当敏感。本品有较好的耐酶性能，与其他 β-内酰胺类药物间较少出现交叉耐药性。

口服不吸收，静脉注射本品 250mg，500mg 和 1 000mg（均按亚胺培南计量）后 20min，血药峰浓度分别为 20μg/ml、35μg/ml 或 66μg/ml，蛋白结合率约为 20%。体内分布以细胞间液、肾脏、上额窦、子宫颈、卵巢、盆腔、肺等部位最高，在胆汁、前列腺、扁桃体、痰中也有较多量，并有一定量进入脑脊液中。$t_{1/2}$ 约为1h。

亚胺培南单独应用，受肾肽酶的影响而分解，在尿中只能回收少量的原形药物。西司他汀是肾肽酶抑制剂，保护亚胺培南在肾脏中不受破坏，因此在尿中回收的原形药物可达70%。西司他汀并阻抑亚胺培南进入肾小管上皮组织，因而减少亚胺培南的排泄并减轻其肾毒性。

5. 适应证　用于敏感菌所致的腹膜炎、肝胆感染、腹腔内脓肿、阑尾炎、妇科感染、下呼吸道感染、皮肤和软组织感染、尿路感染、骨和关节感染以及败血症等。

6. 用法和用量　静脉滴注或肌内注射。用量以亚胺培南计，根据病情，1次0.25~1.00g，2~4次/d。对中度感染一般可按1次1g，2次/d给予。静脉滴注可选用等渗氯化钠注射液、5%~10%葡萄糖液作溶剂。每0.5g药物用100ml溶剂，制成5mg/ml液体，缓缓滴入。肌内注射用1%利多卡因注射液为溶剂，以减轻疼痛。

对肾功能不全者应按肌酐清除率调整剂量：肌酐清除率为31~70ml/min的患者，每6~8h用0.5g，每日最高剂量为1.5~2.0g；肌酐清除率为21~30ml/min者，每8~12h用0.5g，每日最高剂量为1.0~1.5g；肌酐清除率为小于20ml/min者，每12h用0.25~0.50g，每日最高剂量为0.5~1.0g。

7. 不良反应　本品可引起恶心、呕吐、腹泻等胃肠道症状，也偶引起假膜性肠炎。血液学方面的不良反应有嗜酸性粒细胞增多、白细胞减少、中性粒细胞减少、粒细胞缺少、血小板减少或增多、血红蛋白减少等，并可致抗人球蛋白（Coombs）试验阳性。对肝脏的不良反应有氨基转移酶、血胆红素或碱性磷酸酶的升高。肾功能方面的不良反应有血肌酐和血尿素氮的升高。但儿童用本药时常可发现红色尿，这是由于药物引起变色，并非血尿。也可发生神经系统方面的症状，如肌痉挛、精神障碍等。也可致过敏反应，如皮肤瘙痒、皮疹、荨麻疹、药热等。可引起注射部位疼痛、血栓性静脉炎等。

8. 禁忌证　对本药任何成分过敏者禁用。对β-内酰胺类有过敏性休克史者禁用。

9. 注意　具体如下。

（1）严重肾功能不全者、中枢神经系统疾病患者、过敏体质者慎用。

（2）婴儿、妊娠期妇女及哺乳期妇女使用本品应权衡利弊。

（3）注射时应注意改换注射部位以防止发生血栓性静脉炎。

（4）本品应在使用前溶解，用盐水溶解的药液只能在室温存放10h，含葡萄糖的药液只能存放4h。

10. 药物相互作用　具体如下。

（1）与氨基苷类合用，对铜绿假单胞菌有协同抗菌作用。

（2）与丙磺舒合用，可使亚胺培南血药浓度升高，半衰期延长。

（3）与环孢霉素同用可增加神经毒性作用。

（4）亚胺培南与更昔洛韦合用可引起癫痫发作。

（5）本品不可与含乳酸钠的输液或其他碱性药液相配伍。

11. 制剂　注射用亚胺培南-西司他汀：每支0.25g；0.5g；1g（以亚胺培南计量）。其中含有等量的西司他汀钠。

12. 贮法　密闭、避光，室温下保存。

二、美罗培南（Meropenem）

1. 其他名称　倍能，美平，海正美特，MEPEM。

2. ATC编码　J01DH02。

3. 性状　本品为白色至浅黄色粉末，略溶于水，几不溶于乙醇或乙醚。

4. 药理学　对大肠杆菌和铜绿假单胞菌的青霉素结合蛋白（PBP）2、3、4和金葡菌的PBP 1、2、4有强的亲和力。抗菌谱与亚胺培南近似，经临床证实的有效菌有肺炎链球菌（耐青霉株除外）、绿色链球菌、大肠杆菌、流感嗜血杆菌（包括产β-内酰胺酶株）、肺炎克雷伯菌、脑膜炎奈瑟球菌、铜绿假单胞菌、脆弱拟杆菌、丙酸消化球菌等。此外，在体外对下列菌显示明显抗菌作用：金葡菌和表皮葡萄球菌（包括产酶株）、不动杆菌、气单胞菌、弯曲菌、枸橼酸杆菌、阴沟肠杆菌、流感嗜血杆菌（耐氨苄西林和非产酶株）、哈夫尼亚菌、卡他莫拉菌（包括产酶株）、摩根杆菌、巴斯德杆菌、奇异变形杆菌、普通变形杆菌、沙门菌属、沙雷杆菌、志贺菌属、结肠炎耶尔森菌、多种拟杆菌、难辨梭状芽孢杆菌、真杆菌、梭杆菌等。本品对多数的 β–内酰胺酶有良好的耐抗力（除金属 β–内酰胺酶外）。本品不用于耐甲氧西林的葡萄球菌（MRSA、MRSE）感染，对李斯特菌无效。与其他碳青霉烯类显示交叉耐药性。

以 0.5g 或 1g 做 30min 静脉滴注结束时血药浓度平均为 23μg/ml 或 49μg/ml，以上量做静脉注射给药后 30min 血药浓度平均为 45μg/ml 或 112μg/ml。静脉给药 500mg 后 6h 血药浓度降为约 1μg/ml。消除半衰期约为 1h，在 12h 内约 65% 药物以原形自尿排泄，在用药后 5h 内尿药浓度 >10μg/ml。本品的血浆蛋白结合率约 2%，药物易渗入各种组织及体液（包括脑脊液）达到有效浓度，肾功能不全者药物的尿排泄减少。并用丙磺舒可使 $t_{1/2}$ 延长，AUC 增大。

5. 适应证　用于敏感菌所致的呼吸道、尿路、肝胆、外科、骨科、妇科、五官科感染以及腹膜炎、皮肤化脓性疾病等。本品可适用于敏感菌所致脑膜炎。

6. 用法和用量　成人每日 0.5～1.0g，分为 2～3 次，稀释后静脉滴注每次 30min。重症每日剂量可增至 2g。连续应用不超过 2 周。

本品每 0.5g 用生理盐水约 100ml 溶解，不可用注射用水。

7. 不良反应　不良反应占用药者的小于 1%，其中腹泻（5%）、恶心和呕吐（3.9%）、头痛（2.8%）、皮疹（1.7%）、瘙痒（1.6%）、窒息（1.2%）和便秘（1.2%），其他尚有腹痛、药热、腹胀、背痛、肝功能异常、心脏症状、肺栓塞、低血压、晕厥、黄疸、贫血、外周水肿、缺氧、呼吸障碍、出汗、少尿、肾衰。本品尚可致多种神经、精神症状，尤其是对有癫痫史、细菌性脑膜炎和肾衰患者。注射局部的刺激反应也有时发生。

8. 禁忌证　对本药或其他碳青霉烯类抗生素过敏者禁用。

9. 注意　具体如下。

（1）对过敏体质可致过敏性休克，其他变态反应者、曾有青霉素或头孢菌素过敏史者应慎用。

（2）严重肝肾功能不全、癫痫、潜在神经疾患者慎用。

（3）使用本品的第 3d 应考虑是否有必要继续用药、停药或换用其他药物。

（4）本品用生理盐水溶解者，可在室温 4h 内或 4℃ 24h 内应用；用 5% 葡萄糖液溶解者，在室温 1h 内或 4℃ 4h 内应用。

10. 药物相互作用　具体如下。

（1）与氨基苷类合用，对某些铜绿假单胞菌有协同抗菌作用。

（2）与丙磺舒合用，可抑制美罗培南肾脏排泄，导致血药浓度升高，半衰期延长。

（3）与丙戊酸合用，可致后者血药浓度降低而导致癫痫复发。

11. 制剂　粉针剂：每瓶 0.5g；1g。

12. 贮法　密闭、在凉暗干燥处保存。

三、帕尼培南–倍他米隆（Panipenem and Betamipron）

1. 其他名称　克倍宁，康彼灵，CARBENIN。

2. 药理学　本品是帕尼培南和倍他米隆的复方制剂。帕尼培南属于碳青霉烯类抗生素，其抗菌谱和作用性质类似美罗培南，具有对 β–内酰胺酶高度稳定性和酶抑制作用。倍他米隆无抗菌活性，作为有机阴离子转移抑制剂，通过抑制帕尼培南向肾皮质转移，从而减少帕尼培南在肾组织中的蓄积，降低其肾毒性。本品对金黄色葡萄球菌、表皮葡萄球菌、大肠埃希菌、肺炎杆菌、流感杆菌、阴沟杆菌、变形杆菌、枸橼酸杆菌及类杆菌属等具有较强的抗菌活性，对铜绿假单胞菌有较强的作用。对军团菌、沙眼衣原体和肺炎衣原体无效。

静脉滴注 0.5g，帕尼培南血药浓度为 27.5μg/ml，倍他米隆为 15.6μg/ml。血浆半衰期分别为

70min 和 40min。24h 尿液中排出帕尼培南 28.5%，倍他米隆 9.7%。

3. 适应证　用于治疗敏感菌引起的呼吸系统、泌尿生殖系统、腹内、眼科、皮肤及软组织、骨及关节的感染。如急慢性支气管炎、肺炎、肺脓肿，胆囊炎、腹膜炎、肝脓肿，肾盂肾炎、前列腺炎、子宫内感染，角膜溃疡、眼球炎，丹毒、蜂窝织炎，骨髓炎、关节炎等。还可用于败血症、感染性心内膜炎等严重感染。

4. 用法和用量　静脉滴注：成人，一般感染，每次 0.5g，每日 2 次，用不少于 100ml 的生理盐水或 5% 葡萄糖注射液溶解后，于 30～60min 内滴注；重症或顽固性感染，剂量为每次 1g，每日 2 次，静脉滴注时间不少于 1h。儿童，每日 30～60mg/kg，分 2～3 次，每次 30min 静脉滴注；严重感染可增加至每日 100mg/kg，分 3～4 次。

5. 不良反应　常见的不良反应有腹泻、恶心、呕吐、食欲缺乏等胃肠道症状。偶见由于菌群改变引起的假膜性肠炎、口腔炎以及肝功能损害、皮疹、发热、抽搐等。罕见休克、急性肾功能不全、意识障碍、粒细胞缺乏症、溶血性贫血等。

6. 禁忌证　对本品过敏者禁用。

7. 注意　具体如下。

（1）用药前应做皮肤过敏试验。

（2）对碳青霉烯类、青霉素类及头孢菌素类药物有过敏史者、过敏体质者、老年患者及严重肾功能损害者慎用。早产儿、新生儿、妊娠和哺乳期妇女不宜使用。

8. 药物相互作用　参见美罗培南。

9. 制剂　注射用帕尼培南-倍他米隆：250mg/瓶；500mg/瓶。帕尼培南与等量倍他米隆配伍，以帕尼培南含量计。

10. 贮法　密闭、干燥、避光、室温保存。

四、厄他培南（Etapenem）

1. 其他名称　艾他培南，怡万之，INVANZ。

2. ATC 编码　J01DH03。

3. 性状　本品为白色至类白色的冻干块状物。其水溶液为无色或淡黄色。

4. 药理学　本品属于碳青霉烯类衍生物，对革兰阳性菌、革兰阴性菌和厌氧菌均有抗菌作用，甲氧西林敏感葡萄球菌、肺炎链球菌、化脓性链球菌等以及肠杆菌属、嗜血杆菌属、卡他莫拉菌、脑膜炎奈瑟菌等对本品敏感，而 MRSA、肠球菌属、铜绿假单胞菌、不动杆菌均对本品耐药。本品对革兰阳性菌的抗菌活性略低于亚胺培南，对革兰阴性菌、流感嗜血杆菌和卡他莫拉菌的抗菌活性强于亚胺培南。厄他培南对肾脱氢肽水解酶 I 较亚胺培南稳定，因此不必与西司他汀等酶抑制剂一起使用。

静脉滴注 0.5g，血药峰浓度为 71.3μg/ml。肌肉注射 1g，C_{max} 为 67μg/ml，肌肉注射生物有效率可达 90% 左右。蛋白结合率约 95%。半衰期为 4.5h，尿中和胆汁中分别排出 80% 和 20%，本品可经血液透析清除。

5. 适应证　用于治疗敏感菌引起的呼吸系统、泌尿生殖系统、腹腔、皮肤及软组织、盆腔等部位的感染。

6. 用法和用量　静脉滴注：成人，每日 1g，用不少于 100ml 的生理盐水稀释。肾功能不全者，肌酐消除率 <30ml/min，每天剂量 0.5g。3 个月及以上的儿童每天两次按 15mg/kg 给予肌肉注射或静脉滴注，日剂量不超过 1g。

7. 不良反应　常见的不良反应有腹泻、恶心、呕吐等胃肠道症状。还可有静脉炎、头痛和女性阴道炎。癫痫发生率 0.5%，实验室指标有 ALT、AST、ALP 和肌酐值升高。

8. 禁忌证　对本品过敏者禁用。

9. 注意　具体如下。

（1）对碳青霉烯类、青霉素类及头孢菌素类药物有过敏史者、过敏体质者、老年患者及严重肾功能损害者慎用。

（2）妊娠、哺乳期妇女使用应权衡利弊。3个月以下儿童使用本药无安全性、有效性数据。

（3）本品不得与其他药物混合或一同输注。不得使用含葡萄糖的溶媒稀释。

（4）输液配制后应在6h内使用。

10. 药物相互作用　参见美罗培南。

11. 制剂　注射用厄他培南：每支1g。

12. 贮法　密闭、干燥、避光、25℃以下保存。

五、氨曲南（Aztreonam）

1. 其他名称　噻肟单酰胺菌素，君刻单，AZACTAM。

2. ATC编码　J01DF01。

3. 性状　为白色或类白色粉末，加水猛烈振摇溶解，生成无色或浅灰黄色溶液，放置时可显浅品红色，pH值4.5~7.5。

4. 药理学　本品是一种单酰胺环类（monobactams）β-内酰胺抗生素。在1978年，从美国新泽西州土壤菌紫色杆菌 Chromobacterium, violaceum, 的培养液中首先发现。本品已用合成法制得。抗菌谱主要包括革兰阴性菌，诸如大肠杆菌、克雷白杆菌、沙雷杆菌、奇异变形杆菌、吲哚阳性变形杆菌、枸橼酸杆菌、流感嗜血杆菌、铜绿假单胞菌及其他假单胞菌、某些肠杆菌属、淋球菌等。与头孢他啶、庆大霉素相比，对产气杆菌、阴沟肠杆菌的作用高于头孢他啶，但低于庆大霉素；对铜绿假单胞菌的作用低于头孢他啶，与庆大霉素相近；对于质粒传导的β-内酰胺酶，本品较第三代头孢菌素为稳定。

口服不吸收，肌肉注射1g，1h血药浓度达峰值，约为46μg/ml，$t_{1/2}$约1.8h；静脉注射1g，5min血药浓度约为125μg/ml，1h约为49μg/ml，$t_{1/2}$约1.6h。体内分布较广，在脓疱液、心包液、胸腔积液、滑膜液、胆汁、骨组织、肾、肺、皮肤等部位有较高浓度；在前列腺、子宫肌肉、支气管分泌物中也有一定浓度，在脑脊液中浓度低。主要由尿排泄，在尿中原形药物的浓度甚高。在乳汁中的浓度甚低，为血药浓度的1%，平均0.3μg/ml，母乳内总量约0.3mg/d。

5. 适应证　用于敏感的革兰阴性菌所致的感染，包括肺炎、胸膜炎、腹腔感染、胆道感染、骨和关节感染、皮肤和软组织炎症，尤适用于尿路感染，也用于败血症。由于本品有较好的耐酶性能，因此，当细菌对青霉素类、头孢菌素类、氨基苷类等药物不敏感时，可试用本品。

6. 用法和用量　肌肉注射、静脉注射、静脉滴注。成人，一般感染，3~4g/d，分2~3次给予；严重感染，1次2g，3~4次/d，最大剂量为8g/d；无其他并发症的尿路感染，只需用1g，分1~2次给予。儿童，每次30mg/kg，3次/d，重症感染可增加至4次/d给药，最大剂量为120mg/（kg·d）。肌肉注射：每1g药物，加液体3~4ml溶解。静脉注射：每1g药物，加液体10ml溶解，缓慢注射。静脉滴注：每1g药物，加液体50ml以上溶解（浓度不超过2%），滴注时间20~60min。

注射时，下列药液可用作本品的溶解稀释液：灭菌注射用水、等渗氯化钠注射液、林格液、乳酸钠林格液、5%~10%葡萄糖液、葡萄糖氯化钠注射液等。用于肌内注射时，还可用含苯甲醇的氯化钠注射液作溶剂。

7. 不良反应　有皮肤症状，如皮疹、紫癜、瘙痒等；消化道症状，如腹泻、恶心、呕吐、味觉改变、黄疸以及药物性肝炎；局部刺激症状，如血栓性静脉炎、注射部位肿胀；其他尚有神经系统症状、阴道炎、口腔损害、乏力、眩晕、出血等。

8. 禁忌证　对本品过敏者禁用。

9. 注意　具体如下。

（1）本品与青霉素类之间不存在交叉过敏反应，但对于青霉素过敏者及过敏体质者仍须慎用。

（2）肾功能不全者应调整用药剂量。

（3）本品对肝脏毒性不大，但对肝功能已受损的患者应观察其动态变化。

10. 药物相互作用　具体如下。

（1）本品与氨基苷类（庆大霉素、妥布霉素、阿米卡星等）联合，对多数肠杆菌属和铜绿假单胞菌有协同抗菌作用，不可混合静滴。

（2）本品与头孢西丁，在体外与体内均有拮抗作用。

11. 制剂　注射用氨曲南：每瓶1g（效价）。内含精氨酸0.78g（稳定、助溶用）。

12. 贮法　密闭、避光保存。

（王永杰）

第七节　氨基苷类

一、卡那霉素（Kanamycin）

1. ATC 编码　J01GB04。

2. 性状　常用其硫酸盐，为白色或类白色结晶性粉末；无臭；有引湿性。在水中易溶，在氯仿或乙醚中几乎不溶。单硫酸卡那霉素的12%水溶液的pH值为7.0～9.0；硫酸卡那霉素（卡那霉素和其硫酸盐的分子比约为1：1.7）的30%水溶液的pH值为6.0～8.0。水溶液稳定，于100℃，30min灭菌不损失效价。

3. 药理学　大肠杆菌、克雷白杆菌、肠杆菌属、变形杆菌、结核杆菌和金黄色葡萄球菌的一些菌株对本品敏感。铜绿假单胞菌、革兰阳性菌（除金黄色葡萄球菌外）、厌氧菌、非典型性分枝杆菌、立克次体、真菌、病毒等对本品均耐药。微生物对本品与其他氨基苷类药物间存在有一定的交叉耐药性。

肌肉注射0.5g，1h血药浓度达峰，约为20μg/ml，$t_{1/2}$约为2.5h，血浆蛋白结合率很低，分布容积（V_d）为（0.26±0.05）L/kg，用药后24h内有90%的药物自尿中以原形排泄。本品较易渗入胸腔积液、腹水。在脑脊液中不能达到有效浓度。

4. 适应证　口服用于治疗敏感菌所致的肠道感染及用作肠道手术前准备，并有减少肠道细菌产生氨的作用，对肝硬化消化道出血患者的肝性脑病有一定防止作用。

肌肉注射用于敏感菌所致的系统感染，如肺炎、败血症、尿路感染等，常与其他抗菌药物联合应用。

5. 用法和用量　肌肉注射或静脉滴注：1次0.5g，1.0～1.2g/d；小儿每日15～25mg/kg，分2次给予。静脉滴注时应将一次用量以输液约100ml稀释，滴入时间为30～60min，切勿过速。口服：用于防止肝性脑病，4g/d，分次给予。腹部手术前准备：1g/h，连续4次（常与甲硝唑联合应用）后，改为每6h1次，连服36～72h。

6. 禁忌证　对本品或其他氨基苷类药物过敏者禁用。

7. 注意　具体如下。

（1）肾功能不全者、儿童、妊娠期妇女及哺乳期妇女均慎用。

（2）氨基苷类药物的毒性与其血药浓度密切相关。为了防止血药浓度骤然升高，本品规定只可作肌肉注射和静脉滴注，有呼吸抑制作用，不可静脉注射，以防意外。

8. 药物相互作用　具体如下。

（1）与其他氨基苷类药物联用，可增加耳毒性、肾毒性及神经肌肉阻滞作用。

（2）与其他具有耳毒性、肾毒性、神经肌肉阻滞作用的药合用，可能使毒性增加。

9. 制剂　注射用硫酸卡那霉素：每瓶0.5g；1g。

注射液（含单硫酸卡那霉素）：每支500mg（2ml）。

滴眼液：8ml（40mg）。

10. 贮法　密闭、干燥处保存。

二、阿米卡星（Amikacin）

1. 其他名称 丁胺卡那霉素，阿米卡霉素。

2. ATC 编码 J01GB06。

3. 性状 常用其硫酸盐，为白色或类白色结晶性粉末；几乎无臭，无味。在水中极易溶解，在甲醇、丙酮或氯仿中几乎不溶。1%水溶液的 pH 值为 6.0~7.5。

4. 药理学 抗菌谱与庆大霉素相似，对大肠杆菌、铜绿假单胞菌、吲哚阴性和阳性变形杆菌、克雷白杆菌、不动杆菌、枸橼酸杆菌以及沙雷杆菌和肠杆菌的部分菌株有很强的抗菌作用。对于结核杆菌、非典型性分枝杆菌和金黄色葡萄球菌（产酶和不产酶株）也有很强的抗菌作用。其他革兰阳性球菌（包括粪链球菌）、厌氧菌、立克次体、真菌和病毒均对本品不敏感。本品的耐酶性能较强，当微生物对其他氨基苷类耐药后，对本品还常敏感。

药物动力学性质与卡那霉素接近。肌肉注射 7.5mg/kg 后血药峰浓度可达 18~25μg/ml。成人 7.5mg/kg 30min 滴入后 1.5h 血药峰浓度可达 25μg/ml；8~12h 谷浓度低于 2μg/ml。因此，对于重症患者应给药 3 次/d。本品的蛋白结合率低（约 4%），V_d 为（0.21±0.08）L/kg，$t_{1/2}$ 为 1.8~2.5h。体内分布状况与卡那霉素相近。用药后 24h 内有 94%~98% 的药物在尿中以原形排泄，肾功能不全者排泄量显著减少。本品不易透过血脑屏障。

5. 适应证 临床主要用于对卡那霉素或庆大霉素耐药的革兰阴性杆菌所致的尿路、下呼吸道、腹腔、软组织、骨和关节、生殖系统等部位的感染，以及败血症等。

6. 用法和用量 肌肉注射或静脉滴注：成人 7.5mg/kg，每 12h 一次，每日总量不超过 1.5g，可用 7~10d；无并发症的尿路感染，每次 0.2g，每 12h 一次；小儿，开始用 10mg/kg，以后 7.5mg/kg，每 12h 1 次；较大儿童可按成人用量。

给药途径以肌肉注射为主，也可用 100~200ml 输液稀释后静脉滴注，30~60min 进入体内，儿童则为 1~2h。疗程一般不超过 10d。

肾功能不全者首次剂量 7.5mg/kg，以后则调整使血药峰浓度为 25μg/ml，谷浓度 5~8μg/ml。

7. 禁忌证 对本品或其他氨基苷类药物过敏者禁用。

8. 注意 具体如下。

（1）本品的耳毒性和肾毒性与卡那霉素近似，对于肾功能减退、脱水、应用强利尿剂的患者以及老年患者均应谨慎使用。

（2）对于铜绿假单胞菌感染，常需与抗假单胞菌青霉素（如哌拉西林等）联合应用。但两者不可置于同一点滴器中，以免降效。

（3）本品干扰正常菌群，长期应用可导致非敏感菌过度生长。

9. 制剂 注射液：每支 0.1g（1ml）；0.2g（2ml）。

注射用硫酸阿米卡星：每瓶：0.2g。

10. 贮法 密闭、遮光、在阴凉处保存。

三、妥布霉素（Tobramycin）

1. ATC 编码 J01GB01。

2. 性状 游离碱为白色或类白色粉末，易溶于水（1∶1.5），极微溶解于乙醇（1∶2 000），几不溶于氯仿或乙醚，10% 溶液的 pH 值为 9~11。制造注射液时，加入适量硫酸，调节 pH 值使接近 5.8。

3. 药理学 抗菌谱与庆大霉素近似，主要包括革兰阴性杆菌，如铜绿假单胞菌、大肠杆菌、克雷白杆菌、肠杆菌属、吲哚阴性和阳性变形杆菌、枸橼酸杆菌和普鲁威登菌。对于铜绿假单胞菌的抗菌作用较庆大霉素强 3~5 倍。对庆大霉素中度敏感的铜绿假单胞菌对本品高度敏感。但对其他革兰阴性菌，本品的作用则低于庆大霉素。对金黄色葡萄球菌有抗菌作用，对链球菌无效。与庆大霉素有交叉耐药，仅有10%对庆大霉素耐药菌株而对妥布霉素仍敏感。

药物动力学性质与庆大霉素近似。肌肉注射1mg/kg后,血浆峰浓度在30~90min后达到4μg/ml。血浆半衰期2~3h。

4. 适应证 临床主要用于铜绿假单胞菌感染。如烧伤、败血症等。对其他敏感革兰阴性杆菌所致的感染也可应用。与庆大霉素间存在较密切的交叉耐药性。

5. 用法和用量 肌肉注射或静脉滴注,4.5mg/(kg·d),分为2次给予,剂量不可超过5mg/(kg·d)。静脉滴注时1次量用输液100ml稀释,于30min左右滴入。新生儿量4mg/(kg·d),分为2次给予。一般用药不超过7~10d。

6. 禁忌证 对本品或其他氨基苷类药物过敏者禁用。

7. 注意 具体如下。

(1)一般认为,本品的血药峰浓度超过12μg/ml和谷浓度超过2μg/ml时易出现毒性反应。

(2)对肾功能不全者,应进行血药浓度监测。

(3)一个疗程不超过7~10d。

8. 制剂 注射液:每支80mg(2ml)。

9. 贮法 密闭、在凉暗处保存。

四、庆大霉素(Gentamicin)

1. ATC编码 J01GB03。

2. 性状 常用其硫酸盐,为白色或类白色结晶性粉末;无臭;有引湿性。在水中易溶,在乙醇、乙醚、丙酮或氯仿中不溶。其4%水溶液的pH值为3.5~5.5。本品1mg相当于1 000单位。

3. 药理学 对大肠杆菌、产气杆菌、克雷白杆菌、奇异变形杆菌、某些吲哚阳性变形杆菌、铜绿假单胞菌、某些奈瑟菌、某些无色素沙雷杆菌和志贺菌等革兰阴性菌有抗菌作用。革兰阳性菌中,金黄色葡萄球菌对本品尚可有一定敏感性;链球菌(包括化脓性链球菌、肺炎球菌、粪链球菌等)均对本品耐药。厌氧菌(拟杆菌属)、结核杆菌、立克次体、病毒和真菌亦对本品耐药。近年来,由于本品的广泛应用,耐药菌株逐渐增多,铜绿假单胞菌、克雷白杆菌、沙雷杆菌和吲哚阳性变形杆菌对本品的耐药率甚高。

肌肉注射本品1.5mg/kg后30~60min或静脉滴注(历时30min)同量药物30min时血药达峰,为4~8μg/ml;谷浓度则低于2μg/ml。V_d为0.25L/kg,$t_{1/2}$为1.8~2.5h。本品注射后24h内有40%~65%药物以原形自尿排泄。

4. 适应证 临床主要用于大肠杆菌、痢疾杆菌、克雷伯肺炎杆菌、变形杆菌、铜绿假单胞菌等革兰阴性菌引起的系统或局部感染(对中枢感染无效)。

5. 用法和用量 肌肉注射或静脉滴注:1次80mg,2~3次/d(间隔8h)。对于革兰阴性杆菌所致重症感染或铜绿假单胞菌全身感染,可用到5mg/(kg·d)。静脉滴注给药可将1次量(80mg),用输液100ml稀释,于30min左右滴入。小儿3~5mg/(kg·d),分2~3次给予。

口服:一次80~160mg,3~4次/d。小儿每日10~15mg/kg,分3~4次服,用于肠道感染或术前准备。

6. 注意 具体如下。

(1)本品血药峰浓度超过12μg/ml,谷浓度超过2μg/ml以上时可出现毒性反应,对于肾功能不全者或长期用药者应进行药物监测。

(2)本品宜分2~3次/d给药,以维持有效血药浓度,并减轻毒性反应。不要把一日量集中在1次给予。

(3)毒性反应与卡那霉素近似,因剂量小,故毒性反应稍轻。但若用量过大或疗程延长,仍可发生耳、肾损害,应予以注意。

(4)对链球菌感染无效。由链球菌引起的上呼吸道感染不应使用。

（5）有抑制呼吸作用，不可静脉注射。

7. 药物相互作用　具体如下。

（1）与其他氨基苷类药物联用，可增加耳毒性、肾毒性及神经肌肉阻滞作用。

（2）与其他具有耳毒性、肾毒性、神经肌肉阻滞作用的药合用，可能使毒性增加。

（3）可减少扎西他滨的肾脏排泄。

（4）与双膦酸盐类药物合用可引起严重的低钙血症。

8. 制剂　注射液：每支20mg（1ml）；40mg（1ml）；80mg（2ml）。片剂：每片40mg。

庆大霉素珠链：系由塑料制的小珠，串联成链。含有庆大霉素，放置脓腔中，缓慢地释放药物起局部抗菌作用（1mg＝庆大霉素1 000单位）。

滴眼液：8ml（40mg）。

9. 贮法　密闭、凉暗处保存。

（薛　强）

第八节　大环内酯类

一、红霉素（Erythromycin）

1. 其他名称　新红康。

2. ATC编码　J01FA01。

3. 性状　红霉素为白色或类白色的结晶或粉末；无臭，味苦；微有引湿性。在甲醇、乙醇或丙酮中易溶，在水中极微溶解。其0.066%水溶液的pH值为8.0～10.5。

乳糖酸红霉素为红霉素的乳糖醛酸盐（lactobionate），为白色或类白色的结晶或粉末；无臭、味苦。在水或乙醇中易溶，在丙酮或氯仿中微溶，在乙醚中不溶。其8.5%水溶液的pH为6.0～7.5。

游离碱的pKa为8.9。本品在酸性条件下不稳定，在中性、弱碱性液中较为稳定。

4. 药理学　抗菌谱与青霉素近似，对革兰阳性菌，如葡萄球菌、化脓性链球菌、绿色链球菌、肺炎链球菌、粪链球菌、梭状芽孢杆菌、白喉杆菌、痤疮丙酸杆菌、李斯特菌等有较强的抑制作用。对革兰阳性菌，如淋球菌、螺旋杆菌、百日咳杆菌、布氏杆菌、军团菌，以及流感嗜血杆菌、拟杆菌（口咽部菌株）也有相当的抑制作用。此外，对支原体、放线菌、螺旋体、立克次体、衣原体、奴卡菌、少数分枝杆菌和阿米巴原虫有抑制作用。金黄色葡萄球菌对本品易耐药。

口服吸收率为18%～45%，口服250mg后2～3h，血药峰浓度为0.3～0.7μg/ml，静脉给药可获较高的血药浓度。血浆蛋白结合率为73%，V_d约为0.72L/kg。体内分布较广，胆汁中浓度可为血清浓度的30倍，但难以通过正常的血脑屏障。大部分在体内代谢，有10%～15%呈原形由尿排泄，$t_{1/2}$为1.5h（正常人），无尿者为6h。

5. 适应证　临床主要应用于链球菌引起的扁桃体炎、猩红热、白喉及带菌者、淋病、李斯特菌病、肺炎链球菌下呼吸道感染（以上适用于不耐青霉素的患者）。对于军团菌肺炎和支原体肺炎，本品可作为首选药应用。尚可应用于流感杆菌引起的上呼吸道感染、金黄色葡萄球菌皮肤及软组织感染、梅毒、肠道阿米巴病等。

6. 用法和用量　口服：成人1～2g/d，分3～4次服用，整片吞服；小儿，每日30～50mg/kg，分3～4次服用。静脉滴注：成人1～2g/d，分3～4次滴注；小儿每日30～50mg/kg，分3～4次滴注。用时，将乳糖酸红霉素溶于10ml灭菌注射用水中，再添加到输液500ml中，缓慢滴入（最后稀释浓度一般小于0.1%）。不能直接用含盐输液溶解。

7. 不良反应　本品有潜在的肝毒性，长期及大剂量服用可引起胆汁淤积和肝酶升高，尤其是酯化红霉素较易引起。还可致耳鸣、听觉减退，注射给药较易引起。其他常见消化道反应，药物热、皮疹、荨麻疹等变态反应。心血管系统可见室性心律失常、室性心动过速、QT间期延长等。

8. 禁忌证　对本药或其他大环内酯类药过敏者禁用。慢性肝病及肝功能损害者、妊娠期妇女禁用。

9. 注意　具体如下。

（1）红霉素为抑菌性药物，给药应按一定时间间隔进行，以保持体内药物浓度，利于作用发挥。

（2）红霉素片应整片吞服，若服用药粉，则受胃酸破坏而发生降效。幼儿可服用对酸稳定的酯化红霉素。

（3）静脉滴注易引起静脉炎，滴注速度宜缓慢。

（4）红霉素在酸性输液中破坏降效，一般不应与低 pH 的葡萄糖输液配伍。在 5%～10% 葡萄糖输液 500ml 中，添加维生素 C 注射液（抗坏血酸钠 1g）或 5% 碳酸氢钠注射液 0.5ml 使 pH 值升高到 5 以上，再加红霉素乳糖酸盐，则有助稳定。

10. 药物相互作用　具体如下。

（1）与氯霉素、林可霉素类药物相互拮抗。

（2）本品可抑制阿司咪唑、特非那定、西沙必利等药物的代谢，诱发尖端扭转性心律失常。

（3）本品可干扰茶碱的代谢，使茶碱血药浓度升高，毒性增加。

（4）β－内酰胺类药物与本品联用，一般认为可发生降效作用；本品可阻挠性激素类的肠肝循环，与口服避孕药合用可使之降效。

11. 制剂　片剂（肠溶）：每片 0.1g（10 万单位）；0.125g（12.5 万单位）；0.25g（25 万单位）。

注射用乳糖酸红霉素：每瓶 0.25g（25 万单位）；0.3g（30 万单位）。

红霉素软膏：1%；红霉素眼膏：0.5%。

12. 贮法　密闭、避光、干燥处保存。

二、琥乙红霉素（Erythromycin Ethylsuccinate）

1. 其他名称　琥珀酸红霉素，利君沙。

2. ATC 编码　D10AF02；J01FA01；S01AA17。

3. 性状　为白色结晶性粉末；无臭，无味。在无水乙醇、丙酮或氯仿中易溶，在乙醚中略溶，在水中几乎不溶。

4. 药理学　在体内水解，释放出红霉素而起抗菌作用。因无味，且在胃液中稳定，故可制成不同的口服剂型，供儿童和成人应用。

5. 适应证　适应证与红霉素同。

6. 用法和用量　口服：成人 1 次 0.25～0.50g，3～4 次/d；小儿量 30～50mg/（kg·d），分 3～4 次用。或按下列方案应用：体重小于 5kg 者，1 次 40mg/kg，4 次/d；5～7kg 者，1 次 50mg，4 次/d；7～11kg 者，1 次 100mg，4 次/d；11～23kg 者，1 次 200mg，4 次/d；23～45kg 者，1 次 300mg，4 次/d；大于 45kg 者，按成人量给予。

7. 注意　具体如下。

（1）本品的肝毒性虽较依托红霉素为低，但由于体内红霉素是经肝代谢和排泄的，故肝功能不全者仍应慎用。

（2）红霉素可透过胎盘和进入乳汁，虽毒性不大，但在妊娠期与哺乳期内均应慎用。

（3）食物对本品的吸收影响不大，故可食后（或食前）服用。

（4）其他参见红霉素。

8. 制剂　片剂：每片 0.1g；0.125g（按红霉素计）。颗粒剂：每袋 0.05g；0.1g；0.125g；0.25g（按红霉素计）。

9. 贮法　密闭、避光、干燥处保存。

三、罗红霉素（Roxithromycin）

1. 其他名称　罗力得，罗迈欣，欣美罗，严迪。

2. ATC 编码　J01FA06。

3. 药理学　抗菌谱与红霉素相近，对金黄色葡萄球菌（MRSA 除外）、链球菌（包括肺炎链球菌和A、B、C 型链球菌，但 G 型和肠球菌除外）、棒状杆菌、李斯特菌、卡他摩拉菌（卡他球菌）、军团菌等高度敏感或较敏感。对口腔拟杆菌、产黑拟杆菌、消化球菌、消化链球菌、痤疮丙酸杆菌等厌氧菌以及脑炎弓形体、衣原体、梅毒螺旋体等也有较好的抗菌作用。对螺旋杆菌、淋球菌、脑膜炎球菌、百日咳杆菌等作用较弱。

口服单剂量 150mg，2h 血浆浓度达峰，平均 6.6~7.9μg/ml，AUC 为 72.6~81.0（μg·h)/ml[口服红霉素 500mg 则为 6.97（μg·h）/ml]。进食后服药则吸收减少。但若与牛奶同服，因本品的脂溶性强而吸收良好，在组织和体液中分布较红霉素明显为高。在母乳中含量甚低。主要通过粪和尿排泄，以原形药物排出，也有部分脱糖代谢物。本品的 $t_{1/2}$ 为 8.4~15.5h，远比红霉素长。老年人的药动学无明显改变。肾功能不全者，$t_{1/2}$ 延长，AUC 增大，但一般不需调节剂量（因粪排泄增加）。严重酒精性肝硬化者，半衰期延长两倍，需调整给药间隔时间。

4. 适应证　临床应用于上述敏感菌所致的呼吸道、泌尿道、皮肤和软组织、五官科感染。

5. 用法和用量　成人：每次 150mg，2 次/d，餐前服。幼儿：每次 2.5~5.0mg/kg，2 次/d。老年人与肾功能一般减退者不需调整剂量。严重肝硬化者，每日 150mg。

6. 不良反应　发生率约为 4.1%，常见有恶心（1.3%）、腹痛（1.2%）、腹泻（0.8%），较少见反应有呕吐、头痛、头晕、便秘、皮疹和瘙痒，严重反应应停药。

7. 注意　具体如下。

（1）本品的与红霉素间存在交叉耐药性。

（2）餐前空腹服用有利于吸收及提高疗效。

（3）其他参见红霉素。

8. 制剂　片剂：每片 150mg；250mg；300mg。

9. 贮法　密闭、干燥、室温下保存。

四、克拉霉素（Clarithromycin）

1. 其他名称　甲红霉素，克拉仙，甲力，卡斯迈欣。

2. ATC 编码　J01FA09。

3. 性状　为白色或类白色结晶性粉末，几不溶于水，略溶于甲醇或乙醇，溶于丙酮。

4. 药理学　本品的抗菌谱与红霉素近似，对葡萄球菌、肺炎链球菌、化脓性链球菌、卡他球菌、肺炎支原体等有抗菌作用。本品对流感嗜血杆菌有较强的作用，14-OH-代谢物对该菌的作用为母体药物的两倍。

口服迅速吸收，绝对生物利用度约 50%，食物对药物吸收和 14-OH-代谢物的生成略有延迟作用，但不影响总的生物利用度，此影响可忽略不计。

空腹服本品 250mg，2h 血药达峰值；按 12h1 次给药，2~3d 达稳态，峰坪浓度为 1μg/ml，$t_{1/2}$ 为 3~4h；14-OH-代谢物的峰坪浓度为 0.6μg/ml，$t_{1/2}$ 为 5~6h。若按 500mg，每 12h1 次给药，则峰坪浓度为 2~3μg/ml，$t_{1/2}$ 为 5~7h；14-OH-代谢物的峰坪浓度为 1μg/ml，$t_{1/2}$ 为 7h。口服本品 250mg 或 500mg，每 12h1 次，尿中原形药物浓度分别约为 20% 和 30%；14-OH-代谢物浓度分别为 10% 和 15%。肝功能不全者 14-OH-代谢物浓度降低，其消除可由母体药物的肾排泄增多而补偿。但肾功能不全者，则药物可潴留。本品在扁桃体内浓度为血清浓度的一倍，肺内浓度为血清浓度的 5 倍。

5. 适应证　临床用于化脓性链球菌所致的咽炎和扁桃体炎，肺炎链球菌所致的急性中耳炎、肺炎和支气管炎，流感嗜血杆菌、卡他球菌所致支气管炎，支原体肺炎以及葡萄球菌、链球菌所致皮肤及软组织感染。

6. 用法和用量　轻症：每次 250mg，重症每次 500mg，均为 12h1 次口服，1 个疗程 7～14d。12 岁以上儿童按成人量。6 个月以上小儿至 1 2 岁以下儿童用量每日 15mg/kg，分为 2 次；或按以下方法口服给药：8～11kg 体重每次 62.5mg，12～19kg 体重每次 125mg，20～29kg 体重每次 187.5mg，30～40kg 体重每次 250mg，按上量每日用药 2 次。

7. 不良反应　不良反应有腹泻（3%）、恶心（3%）、味觉改变（3%）、消化不良（2%）、腹痛或不适（2%）、头痛（2%），一般程度较轻。尚可见 ALT、AST、LDH、碱性磷酸酶、胆红素升高（均低于 1%）；白细胞减少（低于 1%）、凝血酶原时间延长（1%）、BUN 升高（4%）、血清肌酐值升高（低于 1%）等。

8. 禁忌证　对本药或其他大环内酯类药过敏者禁用。慢性肝病及肝功能损害者、心脏病、妊娠期妇女禁用。

9. 注意　具体如下。

（1）哺乳期妇女慎用（宜暂停哺乳）。

（2）肝功能不全者慎用本品。

（3）肾功能严重损害，肌酐消除率 <30mg/L 者，需做剂量调整。

（4）本品与其他大环内酯类、林可霉素和克林霉素存在交叉耐药。

10. 药物相互作用　具体如下。

（1）本品可使下列联合应用的药物血药浓度发生变化：地高辛（增高）、茶碱（增高）、口服抗凝血药（增高）、麦角胺或二氢麦角碱（增高）、三唑仑（增高）而显示更强的作用。对于卡马西平、环胞素、苯妥英等也可有类似的阻滞代谢而使作用加强。

（2）利托那韦、氟康唑可抑制本药的代谢，使血药浓度增加。

11. 制剂　片剂：每片 250mg 或 500mg。

12. 贮法　遮光、密闭、阴凉干燥处保存。

五、阿奇霉素（Azithromycin）

1. 其他名称　希舒美，泰力特，芙奇星，丽珠奇乐。

2. ATC 编码　J01FA10。

3. 药理学　本品的抗菌谱与红霉素相近，作用较强，对流感嗜血杆菌、淋球菌的作用比红霉素强 4 倍；对军团菌强 2 倍；对绝大多数革兰阴性菌的 MIC <1μg/ml，对梭状芽孢杆菌的作用也比红霉素强，在应用于金黄色葡萄球菌感染中也比红霉素有效。此外，本品对弓形体（toxoplasma）、梅毒螺旋体也有良好的杀灭作用。

本品的口服生物利用度约为 40%，分布容积为 23L/kg，消除率为 10ml/（min·kg），$t_{1/2}$ 约 41h，体内的血药浓度高于红霉素。

4. 适应证　临床应用于敏感微生物所致的呼吸道、皮肤和软组织感染。

5. 用法和用量　每日只需服 1 次，成人 500mg；儿童 10mg/kg，连用 3d。

重症可注射给药，每日 1 次，每次 500mg，以注射用水 5ml 溶解后，加入 0.9% 氯化钠液或 5% 葡萄糖液中使成 1～2mg/ml 浓度，静脉滴注 1～2h，约 2d 症状控制后改成口服巩固疗效。

6. 不良反应　本品的总不良反应率约为 12%，消化道反应（包括呕吐、腹泻、腹痛等）约 9.6%；神经系统反应 1.3%；皮疹小于 1%；ALT 和 AST 升高分别为 1.7% 和 1.5%；少数患者出现白细胞计数、中性粒细胞及血小板减少。

7. 禁忌证　对本药或其他大环内酯类药过敏者禁用。

8. 注意　具体如下。

（1）肝肾功能不全者、妊娠期妇女和哺乳期妇女均需慎用。

（2）口服宜空腹服用。注射剂不宜肌肉注射。

（3）其他参见红霉素。

9. 制剂　片剂（胶囊）：每粒250mg或500mg。

乳糖酸阿奇霉素（冻干粉针）：每支500mg。

10. 贮法　密闭、阴凉干燥处保存。

（薛　强）

第九节　糖肽类

一、去甲万古霉素（Noryancomycin）

1. 其他名称　万迅。

2. ATC编码　J01XA01。

3. 性状　常用其盐酸盐，为淡棕色粉末；无臭，味苦。在水中易溶，在甲醇中微溶，在丙酮、丁醇或乙醚中不溶；在溶液中能被多种重金属盐类沉淀。5%水溶液的pH值为2.8~4.5。脲可增大本品在水中的溶解度。

4. 药理学　对化脓性链球菌、肺炎链球菌、金黄色葡萄球菌、表皮葡萄球菌等有强大的抗菌作用。厌氧链球菌、难辨梭状芽孢杆菌、炭疽杆菌、放线菌、白喉杆菌、淋球菌对本品也甚敏感。绿色链球菌、牛链球菌、粪链球菌等也有一定的敏感性。革兰阴性杆菌、分枝杆菌、拟杆菌、真菌等对本品不敏感。

口服不吸收。静脉滴注给药1g，可在多数组织、胸水、腹水、心包液、滑膜液中达到治疗浓度，但在胆汁中浓度甚低。本品不透过正常人的血脑屏障，但在脑膜炎患者有可能达到治疗浓度。本品应用后24h内，80%以上的药物自尿排泄，正常肾功能的成人$t_{1/2}$为6~8h，无尿患者可延长到8~10d。

5. 适应证　主要用于葡萄球菌（包括产酶株和耐甲氧西林株）、肠球菌（耐氨苄西林株）、难辨梭状芽孢杆菌等所致的系统感染和肠道感染，如心内膜炎、败血症，以及假膜性肠炎等。

6. 用法和用量　口服（治疗假膜性肠炎）：成人1次0.4g，每6h1次，每日量不可超过4g；儿童酌减。静脉滴注：成人量0.8~1.6g/d，1次或分次给予；小儿量为16~24mg/（kg·d），1次或分次给予。一般将1次量的药物先用10ml灭菌注射用水溶解，再加入到适量等渗氯化钠注射液或葡萄糖输液中，缓慢滴注。如采取连续滴注给药，则可将1d量药物加到24h内所用的输液中给予。

7. 不良反应　可引起口麻、刺痛感、皮肤瘙痒、嗜酸性粒细胞增多、一过性白细胞减少、药物热、感冒样反应以及血压剧降、过敏性休克反应等。可致严重的耳中毒和肾中毒，大剂量和长时间应用时尤易发生。输入速度过快、剂量过大可产生红斑样或荨麻疹样反应，皮肤发红（称为红颈综合征），尤以躯干上部为甚。

8. 禁忌证　对本药或万古霉素类抗生素过敏者禁用。肾功能不全者禁用。

9. 注意　具体如下。

（1）新生儿、妊娠期妇女和哺乳期妇女用药应权衡利弊。

（2）输入药液过浓可致血栓性静脉炎，应适当控制药液浓度和滴速。

（3）不可肌内注射，因可致剧烈疼痛。

10. 药物相互作用　具体如下。

（1）与氨基苷类药合用对肠球菌有协同抗菌作用，但肾毒性、耳毒性可能增加。

（2）考来烯胺可使本药失活。

（3）与耳毒性、肾毒性药物联用可导致毒性增强。

（4）与许多药物可产生沉淀反应，含本品的输液中不得添加其他药物。

11. 制剂　注射用盐酸去甲万古霉素：每瓶0.4g（40万单位）［相当万古霉素约0.5g（50万单位）］。

12. 贮法　密闭、在凉暗处保存。

二、万古霉素（Vancomycin）

1. 其他名称　盐酸万古霉素，稳可信，来可信，方刻林，VANCOR。

2. ATC 编码　J01XA01。

3. 性状　其盐酸盐为白色粉末，极易溶于水，易溶于甲醇，微溶于乙醇、丙酮和乙醚。

4. 药理学　属于糖肽类抗生素。对金黄色葡萄球菌、表皮葡萄球菌、化脓性链球菌、肺炎链球菌等有较强抗菌活性，对厌氧链球菌、难辨梭状芽孢杆菌、炭疽杆菌、放线菌、白喉杆菌、淋球菌、草绿色链球菌、粪链球菌等有一定的抗菌作用。本品对革兰阳性菌有较强的杀菌作用，对多数革兰阴性菌、分枝杆菌属、立克次体属、衣原体属或真菌均无效。

口服吸收不良，静脉给药分布较广，分布容积为 0.43 ~ 1.25L/kg，血清、心包、胸膜、腹膜、腹水和滑膜液中可达有效抗菌浓度。本品可透过胎盘，脑膜发炎时可渗入脑脊液并达有效抗菌浓度。蛋白结合率约55%，成人消除半衰期平均为 6h，严重肾功能不全者可延长至 7.5d，小儿为 2 ~ 3h。药物经肝脏代谢，24h 内80% ~90% 以原形经肾排泄，少量通过胆汁和乳汁排出。

5. 适应证　临床用于革兰阳性菌严重感染，尤其是对其他抗菌药耐药的耐甲氧西林菌株。血液透析患者发生葡萄球菌属所致的动静脉分流感染。口服用于对甲硝唑无效的假膜性结肠炎或多重耐药葡萄球菌小肠结肠炎。

6. 用法和用量　口服：每次 125 ~500mg，每 6h1 次，每日剂量不宜超过 4g，1 个疗程 5 ~10d；小儿 1 次 10mg/kg，每 6h1 次，1 个疗程 5 ~10d。

静脉滴注：全身感染，成人每 6h7.5mg/kg，或每 12h15mg/kg。严重感染，可 3 ~4g/d 短期应用；新生儿（0 ~7d）首次 15mg/kg，以后 10mg/kg，每 12h 给药 1 次；婴儿（7d ~1 个月）首次 15mg/kg，以后 10mg/kg，每 8h 给药 1 次；儿童每次 10mg/kg，每 6h 给药 1 次，或每次 20mg/kg，每 12h1 次。

注意、禁忌证、药物相互作用同去甲万古霉素。

7. 制剂　胶囊：每粒 20mg；250mg。注射用盐酸万古霉素：每支 0.5g；1.0g。

8. 贮法　室温下保存。

三、替考拉宁（Teicoplanin）

1. ATC 编码　J01XA02。

2. 性状　本品为白色冻干状物和粉末。

3. 药理学　对金葡菌、链球菌、李斯特菌、肠球菌等革兰阳性菌和一些厌氧菌有抗菌作用。对所有革兰阴性菌、分枝杆菌、真菌等均无效。

口服不吸收，静脉注射给药后，药物广泛分布于体内周围部位，包括胆汁、扁桃体、黏膜、肝、胰、胃、肾等部位，但在皮肤和脑脊液中浓度甚低。本品蛋白结合率为 90% ~95%。药物大部以原形随尿液排泄。半衰期可达 70 ~100h。

4. 适应证　临床用于耐甲氧西林金黄色葡萄球菌和耐氨苄西林肠球菌所致的系统感染（对中枢感染无效）。

本类药物（万古霉素与本品）限用于上述适应证，其目的是防止过度应用（即用于其他抗生素能控制的一些病原菌感染而造成耐药菌滋长）。

5. 用法和用量　首剂（第 1d）400mg，次日开始每日 200mg，静脉注射或肌内注射；严重感染，每次 400mg，每日 2 次，3d 后减为 200 ~400mg/d。

用前以注射用水溶解，静脉注射应不少于 1min。若采取静脉滴注，则将药物加入 0.9% 氯化钠液中，静脉滴注不少于 30min。也可采用肌肉注射。

6. 不良反应　不良反应与去甲万古霉素近似而较轻。本品有肾毒性，可引起血清肌酐短暂升高；有耳毒性反应；曾有引起白细胞减少，中性粒细胞减少，血小板增多的报道；尚有头晕和消化道反应，肝功能一时性障碍，皮肤变态反应以及肌肉注射部位红肿等。

7. 注意　具体如下。

（1）肾功能不全者应减量慎用，用药时监测肾功能。

（2）妊娠期妇女不宜使用，哺乳期妇女应用本品，建议暂停哺乳。

（3）本品可与万古霉素（去甲万古霉素）有交叉过敏反应。对万古霉素过敏者慎用。

（4）本品宜现配现用，若保存在4℃条件下，不可超过24h。

（5）其他参见去甲万古霉素。

8. 制剂　粉针：每支200mg；400mg。

9. 贮法　密闭，于10℃以下贮存。

（李云霞）

第十节　其他抗菌抗生素

一、克林霉素（Clindamycin）

1. 其他名称　林大霉素、氯洁霉素、氯林可霉素、氯林肯霉素、氯林霉素、盐酸克林霉素、盐酸氯洁霉素。

2. 药理作用　克林霉素磷酸酯为化学合成的克林霉素衍生物，在体外无抗菌活性，进入体内后迅速被水解为克林霉素发挥抗菌活性。体外试验表明，克林霉素对以下微生物有活性：需氧革兰阳性球菌：金黄色葡萄球菌和表皮葡萄球菌（均包括产青霉素酶和不产青霉素酶的菌株）、链球菌（粪肠道球菌除外）、肺炎球菌。厌氧革兰阴性杆菌属：拟杆菌属（含脆弱拟杆菌群和产黑拟杆菌群）和梭杆菌。厌氧革兰阳性不产芽孢杆菌属：丙酸杆菌属、真细菌属和放线菌属。厌氧和微需氧的革兰阳性杆菌属：消化球菌属、微需氧链球菌和消化链球菌属。

3. 适应证　具体如下。

（1）革兰阳性菌引起的下列各种感染性疾病：①扁桃体炎、化脓性中耳炎、鼻窦炎等。②急性支气管炎、慢性支气管炎急性发作、肺炎、肺脓肿和支气管扩张并发感染等。③皮肤和软组织感染：疖、痈、脓肿、蜂窝组织炎、创伤和手术后感染等。④泌尿系统感染：急性尿道炎、急性肾盂肾炎、前列腺炎等。⑤其他：骨髓炎、败血症、腹膜炎和口腔感染等

（2）厌氧菌引起的各种感染性疾病：①脓胸、肺脓肿、厌氧菌引起的肺部感染。②皮肤和软组织感染、败血症。③腹内感染：腹膜炎、腹腔内脓肿。④女性盆腔及生殖器感染：子宫内膜炎、非淋球菌性输卵管及卵巢脓肿、盆腔蜂窝组织炎及妇科手术后感染等。

4. 用法用量　具体如下。

（1）口服：盐酸盐，成人重症感染，一次口服150～300mg，必要时至450mg，每6h1次。儿童重症8～16mg/（kg·d），必要时可至20mg/kg，分3～4次用。棕榈酸酯盐酸盐，供儿童用，重症感染8～12mg/（kg·d），极严重可增至20～25mg/（kg·d），分3～4次给药。

（2）注射：磷酸酯注射剂，静脉滴注或肌肉注射，成人革兰阳性需氧菌感染，0.6～1.2g/d，厌氧菌感染1.2～2.7g/d，极严重感染可用至4.8g/d，分2～4次用。儿童1月龄以上，重症感染15～25mg/（kg·d），极严重感染25～40mg/kg，分3～4次用。肌肉注射一次不超过0.6g，超过此量应静脉给药。

5. 不良反应　在国家药品不良反应监测中心病例报告数据库中，克林霉素注射剂不良反应或事件问题较为严重，主要以全身性损害、呼吸系统损害、泌尿系统损害为主，其中导致急性肾功能损害、血尿的问题相对突出。

（1）局部反应：肌肉注射后，在注射部位偶可见出现疼痛、硬结及无菌性脓肿。长期静脉滴注应注意静脉炎的出现。

（2）胃肠道反应：偶见恶心、呕吐、腹痛及腹泻。1%～2%的患者可出现伪膜性肠炎。

· 103 ·

（3）过敏反应：少数患者可出现药物性皮疹，偶见剥脱性皮炎。

（4）对造血系统基本无毒性反应，偶可引起中性粒细胞减少、嗜酸性粒细胞增多、血小板减少等，一般轻微，为一过性。

（5）可发生一过性碱性磷酸酶、血清转氨酶轻度升高及黄疸、肾功能异常。

6. 禁忌　对克林霉素过敏者禁用。

7. 注意事项　具体如下。

（1）与青霉素、头孢菌素类抗生素无交叉过敏反应，可用于对青霉素过敏者。

（2）肝肾功能损害者及胃肠疾病如溃疡性结肠炎、局限性肠炎、相关肠炎的患者要慎用。

（3）使用本品时，应注意可能发生的伪膜性肠炎，如出现伪膜性肠炎，先进行补充水、电解质、蛋白质，然后给甲硝唑口服，每次 250～500mg，3 次/d，无效时再选用万古霉素口服，每次 0.125～0.500g，每日 4 次。

（4）FDA 对本药的妊娠安全性分级为 B 级。

8. 药物相互作用　具体如下。

（1）克林霉素具有神经肌肉阻滞作用，可能会增强其他神经肌肉阻滞药的作用，所以，凡使用这些药物的患者应慎用克林霉素。

（2）业已证实克林霉素与红霉素、氯霉素之间的拮抗作用具有临床意义，两种药物不应同时使用。

（3）本品与新生霉素、卡那霉素、氨苄西林、苯妥英钠、巴比妥盐酸盐、氨茶碱、葡萄糖酸钙及硫酸镁可产生配伍禁忌

（4）本品与阿片类镇痛药合用，可能使呼吸中枢抑制现象加重。

9. 规格　胶囊剂：75mg；150mg。注射剂：2ml：0.15g；2ml：0.3g。

二、磷霉素（Fosfomycin）

1. 其他名称　复美欣、美乐力。

2. 药理作用　磷霉素可抑制细菌细胞壁的早期合成，其分子结构与磷酸烯醇丙酮酸相似，因此可与细菌竞争同一转移酶，使细菌细胞壁合成受到抑制而导致细菌死亡。磷霉素对金黄色葡萄球菌、表皮葡萄球菌等革兰阳性球菌具抗菌作用。对大肠埃希菌、沙雷菌属、志贺菌属、耶尔森菌、铜绿假单胞菌、肺炎克雷白菌、产气肠杆菌、弧菌属和产气单胞菌属等革兰阴性菌也具有较强的抗菌活性。磷霉素为一种游离酸，药用品有钙盐和二钠盐两种。

3. 适应证　本品用于敏感菌所致的呼吸道感染、尿路感染、皮肤软组织感染等。也可与其他抗生素联合应用治疗由敏感菌所致重症感染如败血症、腹膜炎、骨髓炎等。

4. 用法用量　口服磷霉素钙，适用于尿路感染及轻症感染，成人 2～4g/d，儿童量为 50～100mg/（kg·d），分 3～4 次服用。

静脉滴注磷霉素钠用于中度或重度系统感染。成人：4～12g/d，严重感染可增至 16g/d，分 2～3 次滴注；儿童：0.1～0.3/（kg·d），分 2～3 次滴注。

5. 不良反应　具体如下。

（1）主要为轻度的胃肠道反应，如恶心、食欲缺乏、中上腹不适、稀便或轻度腹泻，一般不影响继续用药。

（2）偶可发生皮疹、嗜酸性粒细胞增多、红细胞及血小板一过性降低、白细胞降低、血清氨基转移酶一过性升高、头晕、头痛等反应。

（3）注射部位静脉炎。

（4）极个别患者可能出现休克。

6. 禁忌　对本品过敏者禁用。

7. 注意事项　具体如下。

（1）本品静脉滴注速度宜缓慢，每次静脉滴注时间应在 1h 以上。

（2）肝、肾功能减退者慎用。

（3）用于严重感染时除需应用较大剂量外，尚需与其他抗生素如 β-内酰胺类或氨基糖苷类联合应用。用于金黄色葡萄球菌感染时，也宜与其他抗生素联合应用。

（4）应用较大剂量时应监测肝功能。

（5）本品在体外对二磷酸腺苷（ADP）介导的血小板凝集有抑制作用，剂量加大时作用更为显著，但临床应用中尚未见引起出血的报道。

（6）FDA 对本药的妊娠安全性分级为 B 级。

8. 药物相互作用 具体如下。

（1）与 β-内酰胺类抗生素合用对金黄色葡萄球菌（包括甲氧西林耐药菌）、铜绿假单胞菌具有协同作用。

（2）与氨基糖苷类抗生素合用时具协同作用。

（3）本品的体外抗菌活性易受培养基中葡萄糖或磷酸盐的干扰而减弱，加入少量葡萄糖-6-磷酸盐则可增强本品的作用。

（4）钙盐或抗酸药可抑制本品的吸收。

9. 规格 注射用磷霉素钠：1g（100 万 IV）；2g（200 万 IV）；4g（400 万 IV）。磷霉素钙胶囊：0.1g；0.2g。

三、多黏菌素 B（Polymyxin B）

1. 其他名称 阿罗多黏。

2. 药理作用 对铜绿假单胞菌、大肠杆菌、肺炎克雷白杆菌，以及嗜血杆菌、肠杆菌属、沙门菌属、志贺菌属、百日咳杆菌、巴斯德菌和弧菌等革兰阴性菌有抗菌作用。沙雷菌属、奈瑟菌、变形杆菌属、布鲁菌属和专性厌氧菌均对本类药物不敏感。所有革兰阳性菌对黏菌素类均耐药。本品属窄谱抗生素。口服不吸收，注射后主要由尿排出。

3. 适应证 主要用于铜绿假单胞菌及其他假单胞菌引起的创面、尿路以及眼、耳、气管等部位感染，也可用于败血症、腹膜炎。

4. 用法用量 静脉滴注，每 50mg 本品，以 5% 葡萄糖注射液 500ml 稀释后滴注。肾功能正常者 1.5～2.5mg/（kg·d），分成 2 次，每 12h 滴注 1 次。婴儿肾功能正常者可耐受 4mg/（kg·d）。

5. 不良反应 具体如下。

（1）胃肠道反应：纳减、恶心和呕吐等。

（2）过敏反应：皮疹、瘙痒等。

6. 禁忌 对黏菌素类过敏者禁用。

7. 注意事项 具体如下。

（1）严重肾功能损害者慎用。

（2）不宜与其他有肾毒性或神经肌肉阻滞作用的药物合用，以免发生意外。

（3）静脉注射可能导致呼吸抑制，一般不采用。

（4）FDA 对本药的妊娠安全性分级为 B 级。

8. 药物相互作用 磺胺药、TMP、利福平和半合成青霉素会增强多黏菌素对大肠杆菌、肠杆菌属、肺炎杆菌、铜绿假单胞菌等的抗菌作用。

9. 规格 注射剂：50mg（50 万 IV）。

四、黏菌素（Colistin）

1. 其他名称 多黏菌素 E、可利迈仙。

2. 药理作用 黏菌素主要作用于细菌细胞膜，使细胞内的重要物质外漏，其次影响核质和核糖体的功能，为慢效杀菌剂。大肠埃希菌、克雷白菌属、肠杆菌属对本品敏感，本品对铜绿假单胞菌的抗菌活性差异较大。不动杆菌属、沙门菌属、志贺菌属、流感嗜血杆菌、百日咳鲍特菌、嗜肺军团菌通常敏感。霍乱弧菌可敏感，但埃尔托型弧菌耐药。沙雷菌属、脑膜炎奈瑟菌、淋病奈瑟菌、变形杆菌属、布鲁菌属均耐药。脆弱拟杆菌耐药，而其他拟杆菌属和真杆菌属则很敏感。所有革兰阳性菌对黏菌素均耐药。本品属窄谱抗生素。

3. 适应证　用于肠道手术前准备，或用于大肠杆菌性肠炎和对其他药物耐药的菌痢。外用于烧伤和外伤引起的铜绿假单胞菌局部感染和耳、眼等部位敏感菌感染。

4. 用法用量　口服，成人每日 100 万~300 万 IV，分 3 次服。儿童一次 25 万~50 万 IV，3~4 次/d。宜空腹给药。

5. 不良反应　具体如下。

（1）胃肠道反应：纳减、恶心和呕吐等。

（2）过敏反应：皮疹、瘙痒等。

6. 禁忌　对黏菌素类过敏者禁用。

7. 注意事项　具体如下。

（1）严重肾功能损害者慎用。

（2）不宜与其他有肾毒性药物合用。

8. 药物相互作用　磺胺药、TMP、利福平和半合成青霉素会增强多黏菌素对大肠杆菌、肠杆菌属、肺炎杆菌、铜绿假单胞菌等的抗菌作用。

9. 规格　片剂：50 万 IV；100 万 IV；300 万 IV。

五、夫西地酸钠（Fusidate Sodium）

1. 其他名称　褐霉酸钠、梭链孢酸钠。

2. 药理作用　夫西地酸钠通过抑制细菌的蛋白质合成而产生杀菌作用，对一系列革兰阳性细菌有强大的抗菌作用。葡萄球菌，包括对青霉素、甲氧西林和其他抗生素耐药的菌株，均对本品高度敏感。夫西地酸钠与临床使用的其他抗菌药物之间无交叉耐药性。对因严重或深部感染而需长时间用药时，建议夫西地酸钠与其他抗葡萄球菌药物联用，以减少耐药性的产生。夫西地酸钠可与耐青霉素酶的青霉素类、头孢菌素类、红霉素、氨基糖苷类、林可霉素、利福平及万古霉素联合使用，并可获得相加或协同作用的效果。

3. 适应证　用于由各种敏感细菌尤其是葡萄球菌引起的各种感染，如骨髓炎、败血症、心内膜炎，反复感染的囊性纤维化、肺炎、皮肤及软组织感染，外科及创伤性感染等。

4. 用法用量　成人：每次 500mg，每天 3 次，重症加倍。每日总量不得超过 2g。1 岁以下儿童：每日 50mg/kg，分 3 次给药。1~5 岁儿童：每次 250mg，每日 3 次。

5. 不良反应　具体如下。

（1）静脉注射本品可能会导致血栓性静脉炎和静脉痉挛。

（2）每天用药 1.5~3.0g 时有可逆性转氨酶增高的报道。个别患者用药后出现可逆行黄疸，这主要见于大剂量静脉给药，尤其是严重的金黄色葡萄球菌性菌血症的患者。

6. 禁忌　对本品过敏者、肝功能不全者禁用。

7. 注意事项　具体如下。

（1）根据夫西地酸钠的代谢和排泄特点，肾功能不全及血液透析患者使用本品无须调整剂量，而本品的透析清除量也不高。

（2）由于夫西地酸钠可通过胎盘，理论上又有导致核黄疸的危险，因此妊娠的后 3 个月应避免使用。

（3）静脉注射（夫西地酸二乙醇胺）可致脉管痉挛、静脉炎、溶血。使用磷酸盐－枸橼酸盐缓冲液溶解药物，注射后可致低钙血症。

（4）局部用药可致过敏症状。

（5）当长期大剂量用药或夫西地酸钠联合其他排出途径相似的药物（如林可霉素或利福平）应用时，对肝功能不全和胆道异常的患者应定期检查肝功能

8. 药物相互作用 具体如下。

（1）偶有报道本品可增加香豆素类药物的抗凝血作用。

（2）与阿托伐他汀同用，可使两者血药浓度明显升高，引起肌酸激酶浓度上升，出现肌无力、疼痛。

9. 规格 片剂：250mg。混悬剂：5ml：250mg。霜膏：2%。

六、利福昔明（Rifaximin）

1. 其他名称 利福西亚胺、莱利清、威利宁。

2. 药理作用 本品为利福霉素的半合成衍生物，系广谱肠道抗生素，通过与依赖 DNA 的 RNA 多聚酶 β 亚单位不可逆地结合，抑制细胞 RNA 的合成，最终抑制细胞蛋白质的合成，发挥杀菌作用。对革兰阳性需氧菌中的金黄色葡萄球菌、粪链球菌，革兰阴性需氧菌中的沙门菌属、志贺菌属和大肠埃希菌、小肠耶尔森菌，革兰阳性厌氧菌中的拟杆菌属等均有高度抗菌活性。

3. 适应证 用于敏感菌所致的肠道感染，预防胃肠道围术期感染性并发症，也可用于其他器官的感染。

4. 用法用量 具体如下。

（1）肠道感染：成人每次 200mg，每日 4 次，连续使用 5~7d；6~12 岁儿童，每次 100~200mg，每日 4 次。

（2）手术前后预防感染：成人每次 400mg，6~12 岁儿童每次 200~400mg，每日 2 次，在手术前 3 天给药。

（3）高氨血症的辅助治疗：成人每次 400mg，1 个疗程 7~21d。6~12 岁儿童每次 200~300mg，每日 3 次。

5. 不良反应 具体如下。

（1）中枢神经系统：有出现头痛的报道。

（2）肝性脑病患者服用本药后可出现体重下降，血清钾和血清钠浓度轻度升高。

（3）胃肠道系统：常见的症状为腹胀、腹痛、恶心和呕吐。

（4）皮肤：大剂量长期用药，极少数患者可能出现荨麻疹样皮肤反应。

（5）其他：足部水肿。

6. 禁忌 具体如下。

（1）对本药或利福霉素过敏者禁用。

（2）肠梗阻者、严重的肠道溃疡性病变者禁用。

7. 注意事项 具体如下。

（1）儿童连续服用本药不能超过 7d。

（2）对 6 岁以下儿童建议不要服用本药。

（3）长期大剂量用药或肠黏膜受损时，会有极少量（少于1%）被吸收，导致尿液呈粉红色。

（4）如果出现对抗生素不敏感的微生物，应中断治疗并采取其他适当治疗措施。

（5）对驾驶和操纵机器的影响未知。

8. 药物相互作用 口服利福昔明只有少于 1% 口服剂量经胃肠道吸收，所以利福昔明不会引起因药物的相互作用而导致的全身问题。

9. 规格 片剂、胶囊剂：200mg。

（李云霞）

第五章

临床常见病药物治疗

第一节　药物治疗学概述

一、概述

（一）药物治疗学概念、内容与任务

药物治疗学（pharmacotherapeutics）是一门研究药物预防、治疗疾病的理论和方法的学科，在传统的药理学和临床医学之间发挥桥梁纽带作用，其主要内容和任务包括：

（1）综合疾病的病因和发病机制、患者的个体差异、药物的作用特点三方面因素，对患者实施合理用药。

（2）研究影响药物对机体作用的因素。

（3）研究药物相互作用对药效的影响。

药物治疗学在长期临床药物治疗实践中，经历了由简单到复杂、由初级到高级、由经验到科学的发展过程，目前已发展成集药理学、生理学、生物化学、内科学、分子生物学、遗传学、基因组学等多学科交叉的一门综合学科。

（二）药物治疗原则

1. 药物治疗的一般原则　疾病治疗一贯遵循预防为主、防治结合的原则，即实施未病防病，有病防重和重病防危的策略。在长期的临床药物治疗实践中，药物治疗原则包括：

（1）分线原则：如抗生素类药、抗结核病药、抗精神病药等。

（2）阶梯用药原则：如癌症疼痛的治疗。

（3）风险－效益比最大原则以及个体化治疗原则：使患者获得必要（适度、规范）、有效、安全、经济的药物治疗，药物治疗的原则如下。

1）药物治疗的必要性：许多疾病尤其是内科系统的疾病，尽管药物治疗常常具有不可替代性，但是对于具体的患者，面对众多可选择的药物，只有通过利弊权衡，使患者接受药物治疗的预期获益大于药物可能对机体造成的伤害，才能体现药物治疗的必要性，患者才值得承受风险来换取药物治疗的效果。并且在治疗过程中，还须在明确疾病诊断的基础上，从病情的实际需求出发，以循证医学为依据，选择适当的药物治疗方案，即药物治疗的适度性原则，从而达到治疗疾病的目的。

2）药物治疗的有效性：只有在患者的实际获益大于药物可能带来损害的前提下，药物治疗的有效性才有意义。在权衡利弊，选择合适药物的前提下，要达到理想的药物治疗效果，还要考虑：药物方面因素，如药物的生物学特性、理化性质、剂型、剂量，给药途径以及药物间的相互作用等；机体方面的因素，如患者年龄、体重、性别、精神因素、病理状态及遗传因素等；药物治疗的依从性，是指患者遵从医嘱或治疗方案的程度，包括遵守医疗约定，采纳健康促进行为的忠告。

3）药物治疗的安全性：保证患者用药的安全性是药物治疗的前提。影响药物安全性的原因包括药物本身固有的生物学特性、药物制剂中不符合标准的有毒、有害物质超标或有效成分含量过高及药物

的不合理使用。

4）药物治疗的经济性：以最低的药物成本实现最佳的治疗效果，但是成本和效果两者都是相对的，有时成本高并不意味着效果好，出现此问题可用现代经济学研究手段解决。

5）药物治疗的规范性：药物治疗的规范性是保证合理用药的重要措施。在给患者实施药物治疗时，医师首先要熟悉相关疾病治疗指南或标准，尽量按公认的指南或标准去选药用药，减少随意性和盲目性。

2. 药物治疗的基本过程　药物治疗的程序首先需要明确患者的问题（诊断），随后拟定治疗目标并选择恰当的药物、剂量和疗程（选择治疗方案），开始治疗（处方＋指导），经过一定时间后检查治疗结果，进行评估和干预，决定继续、调整或终止治疗方案。

药物治疗方案的制定需要综合考虑患者的病理、生理情况，药物的性质、相互作用以及药物在患者体内的药动学变化，实行个体化给药，实现最大的治疗效益。优化药物治疗的最实用方法是治疗－监测－治疗的反复尝试。

二、药物相互作用和疾病对临床用药的影响

为提高疗效、减轻不良反应而采取两种或两种以上药物同时或先后应用，称为联合用药。药物相互作用（drug interaction）通常是指在体内发生药物代谢动力学和药效学方面的相互影响。由于药物之间或药物与机体之间的相互反应，改变了药物体内过程、理化性质或组织对药物敏感性，使药物的药理效应发生改变，增加或降低药物的不良反应，这种因联合用药使原有的药物效应增强者，称为协同作用（synergism），使原有的药物效应减弱者称为拮抗作用（antagonism）。

（一）药物相互作用机制和临床对策

1. 药物相互作用　是指同时或相继使用两种或两种以上药物时，由于药物之间的相互影响而导致其中一种或几种药物作用的强弱、持续时间甚至性质发生不同程度改变的现象。按照发生原理，药物相互作用可分为药效学相互作用和药物代谢动力学相互作用，或改变药物的毒性效应，掩盖不良反应等表现。药效学相互作用可导致效应的相加、协同和拮抗。

（1）相加：指两种性质相同的药物联合应用所产生的效应相等或接近分别应用所产生的效应之和。

（2）协同：即两药联合应用所产生的效应明显超过两者之和，又称为增效。

（3）拮抗：即两药联合应用所产生的效应小于单独应用一种药物时的效应。

药物代谢动力学相互作用是指药物的联合应用可使一种药物的吸收、分布、代谢、排泄或生物转化受其他药物的影响而有所改变，导致体内药量或血药浓度的改变，从而影响了药物的效应。根据发生环节不同，表现为：

（1）影响药物吸收的相互作用：主要表现在加速或延缓胃排空、影响药物与吸收部位的接触、改变胃肠道 pH。

（2）影响药物分布的相互作用：主要表现在药物与血浆蛋白结合位点的竞争、影响药物分布过程，使药物的组织分布量发生改变，进而改变药物的药动学参数及药物的作用强度。

（3）影响药物代谢的相互作用：药物在体内代谢一般是经酶的催化，该环节相互作用主要是使药物由活性体转化为无活性体的代谢物或少数前体药物在体内转化为有活性的药物而起作用。

（4）影响药物排泄的相互作用：主要发生在肾的肾小管分泌和肾小管重吸收过程。

2. 临床药物治疗对策　在临床药物治疗的实践中，联合治疗的效果往往优于单一药物，如心力衰竭、严重高血压和心肌梗死等疾病的治疗，常需要 2～3 种或以上的药物联合应用；肿瘤和严重感染时，联合用药可提高患者的生存率，特别是肿瘤化疗，联合用药组成的一线标准化疗方案，可改善患者生存期和生活质量。

（二）疾病对药物代谢动力学、药效学的影响

疾病可引起机体各种生理、生化过程发生一系列改变，对药物的体内过程、药物与受体的亲和力、

组织器官对药物作用的敏感性等产生影响。

1. 疾病对药物代谢动力学影响　有以下几种情况。

（1）疾病对药物吸收的影响：①消化道疾病可通过改变胃排空时间、改变肠蠕动、改变胃肠道分泌功能等环节影响药物吸收。②肝病变也可影响消化道吸收功能。③肾衰竭如尿毒症患者，因本身钾离子平衡失调，当服用抗酸剂尤其是含铝的抗酸剂时，将进一步减少钾的吸收。④循环衰竭使胃肠道血流量减少而减少药物的吸收。

（2）疾病对药物分布的影响：主要通过改变血浆蛋白含量和结合率、血液 pH 值等影响药物分布。此外，心力衰竭、肾衰竭也可改变药物分布，影响药物的疗效。

（3）疾病对药物生物转化的影响：如慢性肝病时，患者肝微粒体酶合成减少，细胞色素 P_{450} 含量降低，可减慢许多药物的生物转化；肾功能不全时，多种药物的代谢过程都可能受到不同程度的影响，体内氧化代谢有时加快，还原、水解和乙酰化能力降低，导致生物转化障碍，并且还可影响到药物在肝内的转化。

（4）疾病对药物排泄的影响：肾是药物及其代谢物排出体外的最重要器官，肾功能的改变会极大地影响药物的体内消除过程。

2. 疾病对药效学的影响　分为以下几种情况。

（1）疾病引起受体数目改变：如支气管哮喘患者支气管平滑肌的 β 受体数目减少；糖尿病患者易出现胰岛素抵抗现象，而使胰岛素受体数目下降。

（2）疾病引起受体敏感性改变：严重的肝病患者由于体内氨、甲硫醇及短链脂肪酸等代谢异常会使中枢神经系统对镇静催眠药、镇痛药和麻醉药的敏感性增强，甚至可诱发肝性脑病；肾衰竭时，可引起体液调节紊乱，患者会对抗高血压药变得比较敏感；器质性心脏病也可使心脏对地高辛和一些抗心律失常药等药物的敏感性发生变化。

（3）疾病引起受体及受体后效应机制的改变：药物的初始作用部位是受体，但受体仅仅是信息传导的第一站，受体激活后通过一连串的生化过程最终导致效应器官的功能变化，即受体后效应机制。药物效应是受体后效应机制的一连串生化过程，最终导致效应器官（细胞）的功能变化。

（三）疾病状态下的临床用药原则

1. 肝疾病时临床用药　鉴于肝病患者易诱发肝性脑病，且部分患者已存在胆汁郁积或体液负荷过量及腹水等病理变化，故使用药物应避免加剧这些病症。对肝病患者用药，必须衡量利弊，禁用对肝有损害的药物，并结合用药经验和血药浓度监测来调整用药和用量，尽量不选用经肝清除或肝毒性的药物。

2. 肾疾病时临床用药　肾疾病时可使主要经肾排泄药物的原形或代谢产物蓄积而增强药效，甚至产生毒性反应，临床用药均需注意监护。在严重肾功能不全时，为避免毒性反应发生，应调整剂量甚至避免使用具有直接肾毒性的药物以及易引起肾免疫损伤的药物。肾功能减退时选药应注意：

（1）选用较低浓度即可生效或毒性较低的药物：如强利尿药呋塞米毒性较依他尼酸钠低，尤其在肾衰竭时选用，增加剂量可使效应增强而不良反应较少增加。抗生素则可选用红霉素、青霉素、第三代头孢菌素类。

（2）避免使用毒性较大的药物：必须选用时，尽量选择半衰期短的药物，同时避免选用长效制剂。

（3）选用治疗效果易判断或不良反应易辨认的药物。

（4）选用经肾外途径代谢和排泄的药物：应根据肾功能损害程度，调整给药方案。

（5）必须使用有效血药浓度范围窄、毒性大、代谢产物在体内蓄积的药物，或对肾有毒性的药物时应进行血药浓度监测，根据血药浓度调整给药剂量。

3. 循环障碍性疾病对药物治疗的影响　循环障碍性疾病能迅速影响全身各个器官，尤其对肝、肾等与药物吸收、代谢直接相关的器官更为明显，所以循环障碍性疾病易引起其他器官功能改变影响药物治疗。循环障碍性疾病临床用药应注意：

（1）在周围循环衰竭时，口服、皮下或肌肉注射给药吸收差，紧急用药时如必须静脉注射，则要减慢静注速度。

（2）严重心力衰竭时由于组织灌流量下降，一般药物表观分布容积 Vd 值减少。

（3）心脏疾病会改变器官对药物的敏感性。

（4）心力衰竭者使用具有负性肌力作用的药物必须非常谨慎，低剂量就可能损害心脏功能。

三、药物治疗与合理用药

（一）循证医学的应用

1. 循证医学的概念　循证医学（evidence based medicine，EBM）是现代临床医学诊治决策的科学方法学，是在继承临床传统医学决策模式基础上的创新。其核心思想是在临床医疗实践中，对患者的诊治决策都应依赖于客观的科学证据，而不是某些个人的主观经验。

2. 循证医学的实施步骤和研究方法　如下所述。

（1）循证医学的实施步骤：提出问题、获取有关证据、评价证据、应用证据、效果评估。实际工作中，上述 5 个步骤并非泾渭分明或必须面面俱到，通常可通过三种模式把证据整合到医疗实践中，即完全实施、使用模式、复制模式。

（2）循证医学证据的评价方法：系统评价、Meta 分析。

3. 循证医学的局限性　如下所述。

（1）是一种归纳总结的思维，其结果和结论有一定的局限。

（2）本身不能提高预防和治疗效果。

（3）分析过程中往往忽视人种差异，忽视个体遗传背景的差异。

（4）缺乏客观指标和证据者无法继续循证实践。

循证医学与药物治疗学关系密切，循证医学为合理药物治疗提供科学的证据，为评价疾病治疗的效果提供了可靠依据，而药物治疗学的研究和实践是循证医学结论的由来。将循证医学应用于药物治疗学中，就是尽可能利用药物疗效和不良反应评价的最佳证据制定患者的最佳用药方案。

（二）特殊人群药物治疗

特殊人群是指妊娠和哺乳期妇女、新生儿、婴幼儿、儿童及老年人，他们的生理、生化功能与一般人群相比存在着明显差异，而这些差异影响着药物代谢动力学和药效学。高度重视特殊人群的特点，做到有针对性地合理用药，对保护特殊人群的健康尤为重要。

1. 妊娠期和哺乳期妇女用药　妊娠期与哺乳期用药不但要充分考虑妊娠期及哺乳期母体发生的一系列生理变化对药物作用的影响，更要注意药物对胎儿或新生儿的作用。

（1）妊娠期药代动力学特点：由于母体生理生化变化以及激素的影响，药物在孕妇体内的吸收、分布、消除过程，均与非妊娠时有很大不同。表现为：①药物的吸收：妊娠期间受孕、雌激素的影响，胃酸分泌减少，使弱酸性药物吸收减少，弱碱性药物吸收增多；肠蠕动减弱，使口服药物的吸收延缓，达峰时间延长，峰浓度降低。②药物的分布：妊娠期血浆容积、脂肪、体液含量均有不同程度的增加，药物的分布容积增大，血药浓度一般低于非妊娠期。同时，因妊娠期血浆容积增大，血浆蛋白的浓度相对较低，药物与蛋白结合减少，游离型药物增多，进入胎盘的药物增多，药效增强，不良反应也可能增加。③药物的消除：妊娠期间孕激素浓度的增高可增强肝药酶活性，提高肝对某些药物的代谢能力；妊娠期心排血量增加，肾血流量及肾小球滤过率均增加，肾排泄药物或其代谢产物加快，使某些药物血药浓度降低。妊娠晚期仰卧位时肾血流量减少，可使肾排泄药物速度减慢。

（2）胎儿药物代谢动力学特点：①药物的吸收：大部分药物经胎盘屏障直接转运到胎儿体内，形成羊水肠道循环。大部分经由胎盘－脐静脉血转运的药物，在未进入胎儿全身循环前须经过肝，因此在胎儿体内也存在首关消除。②药物的分布：血循环量对胎儿体内的药物分布有较大影响，胎儿的血流量多，肝内药物分布较多。胎儿血浆蛋白含量较母体低，因此进入组织中的游离型药物浓度较高，但与胎儿血浆蛋白结合的药物不能通过胎盘向母体转运，可延长药物在胎儿体内停留时间。此外，胎儿体内脂肪组织较少，可影响某些脂溶性药物的分布。③药物的消除：胎儿的肝是药物代谢的主要器官，胎盘和肾上腺也参与某些药物的代谢。由于胎儿肝、肾功能发育尚未完善，对药物的消除能力较成人低。

（3）妊娠期用药的基本原则：根据药物可能对胎儿有不良影响，美国食物药品管理局（FDA）根据动物实验和临床实践经验，将妊娠用药分为 A、B、C、D、E 五类。

A 类：早孕期用药，经临床对照观察未见对胎儿有损害，其危险性相较低，在妊娠期使用较为安全。但仍须坚持没有充分适应证绝不用药的原则。

B 类：在动物繁殖实验中未显示致畸作用，但缺少临床对照观察资料或动物繁殖实验显示不良反应，但这些不良反应未在妊娠妇女身上得到证实。

C 类：仅在动物实验证实对胎仔有致畸或杀胚胎作用，但在人类中缺乏资料证实，使用前要权衡利弊。

D 类：对胎儿危害有确切证据，但治疗孕妇疾病的效益明显超过危害，又无替代的药物。

E 类：对动物和人类均有明显的致畸作用，其危害性远远大于使用价值，这类药物在妊娠期禁忌使用。

妊娠期用药应遵循的原则：①妊娠期用药必须有明确的指征，尽量避免妊娠早期（妊娠 1~12 周）用药。②在医师指导下用药，尽量单一、小剂量用药，避免联合和大剂量用药；尽量选用老药，避免使用新药；参照 FDA 的药物分类，提倡使用 A、B 类药物，避免使用 C、D 类药物。③应用可能对胎儿有害的药物时，要权衡利弊后再决定是否用药，若病情急需应用肯定对胎儿有危害的药物，应先终止妊娠再用药。

（4）哺乳期用药：几乎所有的药物都能进入乳汁被婴儿吸收，故哺乳期用药应慎重，应权衡利弊，遵循：①尽可能减少药物对子代的影响。②由于人乳持续产生，在体内不潴留，因此哺乳期可服用较安全的药物，并应在药物的 1 个血浆半衰期后再哺乳。③对因乳母大剂量、长时间用药可能对婴儿造成不良影响的，应及时监测婴儿血药浓度。④若乳母所用药物对婴儿影响较大，则应停止哺乳，暂时实行人工喂养。

2. 小儿用药　小儿时期包括新生儿期、婴儿期、幼儿期、学龄前期、学龄期、少年期等生长发育阶段。

（1）小儿的生理特点及其对药物代谢动力学和药效学的影响：小儿，尤其是婴幼儿，机体组织中水分的比例较成人高，体表面积与体积的比例大，体脂含量较低，血浆蛋白浓度低；中枢神经系统发育不全；消化系统发育不全；肝、肾功能发育不全；小儿调节水和电解质代谢的能力较差；此外，小儿遗传缺陷也可致对某些药物反应异常。

（2）小儿用药的基本原则：①严格把握用药指征。②选择适宜的给药剂量与间隔时间。③选择适宜的给药途径。

3. 老年人用药　老年人一般指年龄超过 60 岁的人。

（1）老年人的生理特点及其对药物代谢动力学和药效学的影响：在用药时应注意老年人机体组成发生变化，包括局部循环差及肌肉萎缩、血流减少，使肌内、皮下注射的药物吸收速率下降；体液和细胞外液与体重比例减小，体内脂肪比例增加，使脂溶性药物分布容积增大；血浆蛋白结合率降低；中枢神经系统功能减退；心血管系统功能减弱；消化系统功能减弱；肝、肾功能减退。老年人的凝血功能减弱，体温调节能力、血糖调节能力降低，同化代谢小于异化代谢等特点。

（2）老年人用药的基本原则：优先治疗原则、用药简单原则、用药个体化原则、注意饮食调节原则。

（艾现印）

第二节 心血管系统疾病的药物治疗

一、高血压

（一）定义和流行病学

以血压为指征的高血压定义为：在未使用降压药物的情况下，非同日 3 次测量血压，收缩压≥140mmHg（18.62kpa）和/或舒张压≥90mmHg（11.97kpa）。收缩压≥140mmHg（18.62kpa）和舒张压＜90mmHg（11.97kpa）为单纯性收缩期高血压。我国是高血压大国，知晓率、治疗率和控制率均较低，患病率呈增长态势；从南方到北方，高血压患病率递增；不同民族之间高血压患病率存在一些差异。高钠、低钾膳食、超重和肥胖是我国高血压患病率增长的重要危险因素。

（二）病因和发病机制

高血压是遗传因素和环境因素共同作用的结果。比较确证的危险因素主要有体重、食盐摄入量、饮酒和遗传因素，此外也和性别、年龄、民族、职业史和工作紧张度等相关。高血压的发病机制不明，目前认为体内许多系统与血压的调节有关，其中最主要的是交感神经系统及肾素 – 血管紧张素系统。此外，血管舒缓肽 – 激肽 – 前列腺素系统、血管内皮松弛因子系统等都参与血压的调节。

（三）临床表现

高血压通常起病缓慢，早期常无症状，一般于查体时发现血压升高，常并发心、脑、肾和血管等病变。具体分类、分层详见表 5 – 1、5 – 2。

表 5 – 1 根据血压水平分类

分类	收缩压（mmHg）	舒张压（mmHg）
正常血压	＜120 和	＜80
正常高值	120～139 和/或	80～89
高血压	≥140 和/或	≥90
1 级高血压（轻度）	140～159 和/或	90～99
2 级高血压（中度）	160～179 和/或	100～109
3 级高血压（重度）	≥180 和/或	≥110
单纯收缩期高血压	≥140 和	＜90

表 5 – 2 患者心血管风险水平分层

其他危险因素和病史	血压（mmHg）		
	1 级高血压 SBP 140～159 或 DBP90～99	2 级高血压 SBP160～179 或 DBP100～109	3 级高血压 SBP≥180 或 DBP≥110
无	低危	中危	高危
1～2 个其他危险因素	中危	中危	很高危
≥3 个其他危险因素，或靶器官损害	高危	高危	很高危
临床并发症或合并糖尿病	很高危	很高危	很高危

（四）治疗原则

我国高血压治疗以危险分层为基础，根据血压水平启动治疗时间，包括非药物治疗和药物治疗。非药物治疗主要是生活方式干预，包括限盐、适量运动、减肥、戒烟限酒和高纤低脂饮食等，可预防或延迟高血压的发生，降低血压，提高降压药物疗效，从而降低心血管风险。大多数高血压患者尚需药物治疗，药物治疗应遵循小剂量开始、优先选择长效制剂、联合用药和个体化治疗的原则，首选指南所推荐优化的联合治疗方案。联合用药的原则：药物的作用机制互补、降压作用相加、不良反应减少或抵消。

（五）药物治疗

1. 治疗药物分类和联合用药　见表5-3和图5-1。

表5-3　各类主要降压药物的临床选用

	代表药物	适应证	限制应用	禁忌证
噻嗪类利尿药	氢氯噻嗪 吲达帕胺	心力衰竭 收缩期高血压 老年高血压	血脂异常 妊娠	痛风
襻利尿药	呋塞米	心力衰竭 肾功能不全		
醛固酮拮抗药	螺内酯	心力衰竭 心肌梗死后		肾衰竭 高血钾
β受体阻滞药	比索洛尔 噻利洛尔 美托洛尔	劳力性心绞痛 心肌梗死后 快速心律失常 心力衰竭	高三酰甘油血症 糖耐量异常 运动员或体力劳动者 外周血管疾病	哮喘 慢性阻塞性肺病 周围血管病 二至三度房室传导阻滞
血管紧张素转换酶抑制药（ACEI）	卡托普利 依那普利 雷米普利	心力衰竭 左心室肥厚 心肌梗死 糖尿病微量白蛋白尿		双侧肾动脉狭窄 血肌酐>3mg/dl 高血钾 妊娠
血管紧张素Ⅱ受体阻滞药（ARB）	氯沙坦 缬沙坦	糖尿病性肾病 蛋白尿 左心室肥厚 ACEI引起的咳嗽 代谢综合征		双侧肾动脉狭窄 血肌酐>3mg/dl 高血钾 妊娠
二氢吡啶类钙通道阻滞药（二氢吡啶类CCB）	硝苯地平 氨氯地平 尼莫地平 尼群地平	稳定性心绞痛 周围血管病 老年高血压 收缩期高血压 颈动脉粥样硬化 冠状动脉粥样硬化	心力衰竭 快速型心律失常	
非二氢吡啶类钙通道阻滞药（CCB）	地尔硫䓬 维拉帕米 氟桂利嗪	心绞痛 颈动脉粥样硬化 室上性心动过速	心力衰竭	房室传导阻滞
α_1受体阻滞药	酚妥拉明	前列腺肥大	体位性低血压	

为达降压目标，大部分高血压患者需联合用药。优化联合用药方案的选择要求协同降压增加疗效，同时和谐互补，降低不良反应，最终达到早期、平稳、持久达标，减少心血管事件，保护靶器官的目的。2010年，美国高血压协会将各种联合治疗方案归纳为优先选择、一般选择和不推荐常规应用的联合方案。优先选择的联合降压方案包括低剂量噻嗪类利尿药和ACEI/ARB联合，长效二氢吡啶类CCB联合ACEI/ARB。一般选择的联合降压方案包括二氢吡啶类CCB联合β受体阻滞药，CCB联合利尿药，β受体阻滞药联合利尿药，噻嗪类利尿药联合保钾利尿药。不推荐的联合降压方案包括ACEI联合ARB，ACEI/ARB联合β受体阻滞药，β受体阻滞药联合非二氢吡啶类CCB，中枢降压药联合β受体阻滞药。

低剂量噻嗪类利尿药和ACEI/ARB联合，利尿药的不良反应是激活肾素－血管紧张素醛固酮系统

（RAAS），可造成一些不利于降低血压的负面作用。而与 ACEI 或 ARB 合用则抵消此不利因素。此外，ACEI 和 ARB 由于可使血钾水平略有上升，从而能防止噻嗪类利尿药长期应用所致的低血钾等不良反应。ARB 或 ACEI 加噻嗪类利尿药联合治疗有协同作用，有利于改善降压效果特别适用于重度高血压、单纯收缩期高血压、老年高血压、盐敏感性高血压、并发糖尿病或超重和肥胖的高血压。但双侧肾动脉狭窄禁用，妊娠和痛风等患者慎用。长效二氢吡啶类 CCB 和 ACEI/ARB 的联合应用，提供了两条不同但却互补的降压途径；且 ACEI/ARB 减少心力衰竭发生，保护肾功能，长效二氢吡啶类 CCB 具有抗动脉粥样硬化，减少心肌缺血作用；前者具有直接扩张动脉的作用，后者通过阻断 RAAS，既扩张动脉，又扩张静脉，故两药有协同降压作用，此外 ACEI/ARB 通过舒张静脉减少 CCB 引起的踝部水肿。二氢吡啶类 CCB 联合 β 受体阻滞药对交感神经活性与容量机制进行双重阻断，使降压作用明显增强。CCB 联合利尿药可降低高血压患者脑卒中发生风险，适用于低肾素高血压如老年高血压患者，我国的高血压指南将该联合方案列入优先选择的联合治疗方案。β 受体阻滞药联合利尿药能降低对方不良反应，具有较好的降压效果，但可能增加糖代谢异常和性功能障碍风险，故不推荐用于伴代谢综合征、糖耐量异常或糖尿病的高血压患者。

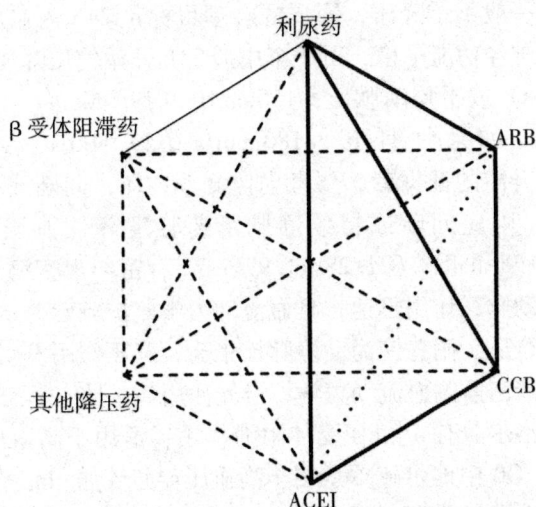

图 5-1 欧洲心脏学会/欧洲高血压学会高血压指南推荐联合治疗方案
粗实线为推荐联合方案，细实线为有效但有某些限制的联合方案，破折线为
可能有效但未很好证实的联合方案，点状线为不推荐的联合方案

2. 药物治疗方案 如下所述。

（1）高血压并发糖代谢异常的药物治疗：ACEI/ARB 是治疗糖尿病高血压的一线药物。ACEI/ARB 能明显减少新发糖尿病，且能明显改善胰岛素抵抗，全面作用于代谢综合征各个方面；此外，在降低微量蛋白尿方面也是所有降压药物中最好的。当单药有效时，可优先选用 ACEI 或 ARB，当需联合用药时，也应以其中一种为基础。ACEI 能延缓 1 型糖尿病肾病并发症的进展，ACEI 和 ARB 均能延缓 2 型糖尿病大量白蛋白尿的发生。并发大量白蛋白尿或肾功能不全的 2 型糖尿病患者，首选 ACEI/ARB。利尿药和 β 受体阻滞药能延缓 1 型糖尿病肾病进展，但不作为单药治疗首选。利尿药、β 受体阻滞药和 CCB 可作为二线药物，或者联合用药。除非血压控制不佳，或有前列腺肥大，一般不使用 α 受体阻滞药。联合治疗方案应包括 ACEI 或 ARB。专家多次讨论认为，一般糖尿病患者的降压目标是血压小于 130/80mmHg（17.29/10.64kpa）；老年或伴严重冠心病的糖尿病患者的降压目标是血压小于 140/90mmHg（18.62/11.97kpa）。

（2）高血压危象的药物治疗：高血压危象是指原发性和继发性高血压在疾病发展过程中，在某些诱因作用下，血压急骤升高伴心脏、脑和肾等靶器官损害的并发症，包括高血压急症和高血压亚急症。高血压危象时应迅速将血压降至足以阻止靶器官的进行性损害，又不导致重要器官灌注不足的水平，对于高血压急症，一般情况下，初始阶段（数分钟到 1h 内）血压控制的目标为平均动脉压的降低幅度不超过治疗前水平的25%。在随后的2～6h内将血压降至较安全水平160/100mmHg（21.28/1.30kpa）左右，如果可耐受这样的血压水平，临床情况稳定，在以后24～48h逐步降低血压达到正常水平。降压时需充分考虑到患者的年龄、病程、血压升高的程度、靶器官损害和合并的临床状况，因人而异地制定具体方案。对高血压亚急症患者，可在24～48h将血压缓慢降至160/100mmHg（21.28/1.30kpa）。没有证据说明此种情况下紧急降压治疗可以改善预后。许多高血压亚急症患者可通过口服降压药控制，如CCB、ACEI、ARB、α受体阻滞药、β受体阻滞药，还可根据情况应用襻利尿药。初始治疗可以在门诊或急诊室，用药后观察5～6h。2～3d后门诊调整剂量，此后可应用长效制剂控制至最终的靶目标血压。到急诊室就诊的高血压亚急症患者在血压初步控制后，应建议其调整口服药物治疗，并定期去高血压门诊调整治疗。许多患者因为不明确这一点而在急诊就诊后仍维持原来未达标的治疗方案，造成高血压亚急症的反复发生，最终导致严重的后果。具有高危因素的高血压亚急症如伴有心血管疾病的患者可住院治疗。急性脑卒中的血压处理缺乏临床试验足够证据，仅供参考，建议为：急性缺血性卒中溶栓前血压应控制在小于185/110mmHg（24.61/14.63kpa）。急性缺血性卒中发病24h内血压升高的患者应谨慎处理，除非收缩压≥180mmHg（23.94kpa）或舒张压≥100mmHg（13.3kpa），或伴有严重心功能不全、主动脉夹层、高血压脑病者，一般不予降压，降压的合理目标是24h内血压降低约15%。有高血压病史且正在服用降压药物者，如神经功能平稳，可于卒中后24h开始使用降压药物。急性脑出血患者，如果收缩压>200mmHg（26.6kpa）或平均动脉压>150mmHg（19.95kpa），应持续静脉滴注积极降低血压，每5min监测一次血压。如果收缩压>180mmHg（23.94kpa）或平均动脉压>130mmHg（17.29kpa），并有疑似颅内压升高的证据者，要考虑监测颅内压，间断或持续静脉给药降低血压；如没有疑似颅内压升高的证据，则应间断或持续静脉给药轻度降低血压［如平均动脉压110mmHg（14.63kpa）或目标血压为160/90mmHg（21.28/11.97kpa）］，密切观察病情变化。硝酸酯类药物小剂量仅扩张静脉，大剂量可扩张动脉，作用迅速，且血流动力学监护较硝普钠简单，对并发冠心病、心肌供血不足和心功能不全者尤为合适。硝普钠为动静脉扩张药，降压作用发生和消失均较快，适用于高血压伴急性左心衰竭患者，且应严密监测血流动力学，避光使用。α受体阻滞药以扩张动脉为主，适用于嗜铬细胞瘤高血压危象。拉贝洛尔兼有α和β受体阻滞作用，适用于高血压伴心率过快者，其α受体阻滞作用起效和消失均迅速。CCB中地尔硫草适用于高血压伴心绞痛和心率过快者。

急进型恶性高血压治疗首选卡托普利、尼卡地平、硝普钠或乌拉地尔，也可选用甲基多巴。应在24h内将血压逐渐降至160mmHg/100mmHg（21.28/13.30kpa）以下。如果已发生靶器官相关病变，降压应更迅速（首选硝普钠或乌拉地尔），目标血压应更低一些。高血压脑病首选尼群地平、尼卡地平、酚妥拉明、卡托普利或乌拉地尔，应急速降压至160mmHg/100mmHg（21.28/13.30kpa）左右。肾炎并发高血压脑病时，首选依那普利、卡托普利和肼屈嗪。脑出血首选乌拉地尔、卡托普利和依那普利，降压幅度应不超过用药前血压的20%，同时应用脱水治疗降低颅内压。蛛网膜下隙出血首选尼群地平、卡托普利和乌拉地尔，应将收缩压急速降至160mmHg（21.28kpa）以下或正常水平，尼莫地平、氟桂利嗪等能减轻某些蛛网膜下隙出血后的血管痉挛。缺血性脑卒中降压治疗要慎重，一般当舒张压>130mmHg（17.29kpa）时，方可小心将舒张压降至110mmHg（14.63kpa），一般选用硝普钠、酚妥拉明和尼群地平治疗。主动脉夹层动脉瘤应首选降低心排血量及心肌收缩力药物，如β受体阻滞药和乌拉地尔等，也可应用硝普钠。

（3）肾性高血压的药物治疗：肾实质性高血压。ACEI是肾实质性高血压的首选药物，轻中度肾功能损害的患者可选用，但需监测肌酐和血钾变化，重度肾功能损害患者是否使用ACEI有争议。ACEI应从小剂量开始，选用肾组织内RAAS亲合力较强的ACEI，有肾功能损害的患者宜选用肝、肾双通道排泄的药物。贝那普利对肾组织RAAS亲和力强，福辛普利是胆汁排泄比例最大的ACEI药物。对慢性肾小球肾炎高血压伴水钠潴留，应将利尿药作为肾实质性高血压治疗的基础。小剂量噻嗪类利尿药对低肾素性高血压最有效，当肌酐清除率低于30ml/min时，须换用襻利尿药。CCB治疗肾实质性高血压疗效肯定，但二氢吡啶类CCB存在争议。

肾血管性高血压：首选手术介入治疗。对于轻度能够控制的高血压，或存在高度手术风险者，应首选药物治疗；长期高血压已引起肾小动脉病变，使血运重建后其高血压还未能治愈者，仍需使用药物降压治疗。二氢吡啶类 CCB 对缺血肾功能的影响比 ACEI 小，是一线用药，可与其他药物联合应用。肾功能正常或伴单侧肾动脉狭窄患者，可考虑使用 ACEI 或 ARB，总体上有心血管获益；对于禁用 ACEI 或 ARB 的患者，CCB 为较安全有效的降压药物。当肾小球滤过率低于 20ml/min 时，首选袢利尿药，如呋塞米。其他如 β 受体阻滞药、α 受体阻滞药、非特异性血管扩张药及中枢降压药也可考虑适当合用。

（4）老年高血压的药物治疗：根据 2011 老年高血压的诊断与治疗中国专家共识，老龄高血压的靶目标值是控制在 150mmHg/80mmHg（19.95/10.64kpa）以内，首选噻嗪类利尿药和高亲脂性长效 CCB。CCB 适用于老年高血压，安全有效，但部分 CCB 有降压过快的不良反应及导致患者出现踝部水肿、便秘等。以二氢吡啶类 CCB 为基础的降压治疗方案更可显著降低中国老年高血压患者卒中风险。噻嗪类利尿药尤适用于老年高血压，单纯收缩期高血压或伴心力衰竭患者。对抑制肾素的药物如 β 受体阻滞药、ACEI 和 ARB、直接肾素抑制药，对老年高血压治疗效果相对欠佳。β 受体阻滞药不宜用于卒中或心脏事件的一级预防，但对于心肌梗死和心力衰竭的患者可首选 β 受体阻滞药。必要时联合用药或选用复方制剂。联合治疗基本药物方案可选择 CCB + ACEI 或 ARB + 噻嗪类利尿药，降压速度不宜过快，降压幅度不宜过大，可在数周内平稳达标。α 受体阻滞药易引起体位性低血压，特别是老年患者发生率更高，不宜作为一线用药，但对于并发前列腺肥大或使用其他降压药而血压控制不理想者，仍可考虑应用。并发脂质代谢障碍，尤其长期卧床的老年单纯收缩性高血压可优先选用此类药物。

（5）儿童与青少年高血压的药物治疗：绝大多数高血压儿童通过非药物治疗即可达到血压控制目标。如果合并下述 1 种及以上情况，则需要开始药物治疗：出现高血压临床症状，继发性高血压，高血压靶器官的损害，糖尿病，非药物治疗 6 个月后无效者。儿童高血压药物治疗的原则是从单一用药、小剂量开始。ACEI、ARB 和 CCB 在标准剂量下较少发生不良反应，通常作为首选；利尿药通常作为二线抗高血压药物或与其他类型药物联合使用，解决水钠潴留及用于肾病引起的继发性高血压；其他种类药物如 α 受体阻滞药和 β 受体阻滞药，因为不良反应多的限制，多用于严重高血压和联合用药。

（6）妊娠高血压的药物治疗：非药物治疗是妊娠并发高血压最安全有效的治疗方法。在接受非药物治疗措施后，血压仍大于等于 150mmHg/100mmHg（19.95/13.30kpa）时应开始药物治疗，治疗目标是将血压控制在（130～140）mmHg/（80～90）mmHg［（17.29～18.62）kpa/（10.64～11.97）kpa］。治疗的策略、用药时间的长短及药物的选择取决于血压升高的程度，以及对血压升高所带来危害的评估，具体如下。

镇静治疗：①硫酸镁预防子痫和治疗癫痫疗效明确，血压轻度升高的先兆子痫，由于其子痫的发生率仅 0.5%，不建议常规应用硫酸镁，但需要密切观察血压和尿蛋白变化以及胎儿状况。②镇静药常用有冬眠合剂 1 号和地西泮。

降压治疗：必须选择对胎儿安全的有效药物，积极治疗，以防卒中和子痫发生。常用于紧急降压的药物有硝苯地平、拉贝洛尔和肼屈嗪。而用于缓慢降压的药物有氧烯洛尔、阿替洛尔、甲基多巴、肼屈嗪和伊拉地平。注意长期使用 β 受体阻滞药，可能会引起胎儿生长迟缓。此外，CCB 不能与硫酸镁合用。

（六）治疗管理

1. 疗效监测　目前，我国临床应用大多以偶测血压（CBP）为主。动态血压监测（ABPM）较 CBP 更能反映实际血压水平，是高血压的诊断及其危险分层、治疗过程中的疗效监测的有效手段。除重度或 3 级高血压患者外，都应等待 ABPM 的结果才能启动降压药物治疗。同时，ABPM 可监测降压药物的昼夜药效，对整个 24h 治疗情况进行评估，制定高血压患者血压波动曲线来调整药物种类、剂型、给药时间及剂量，从而提供更加精细、个体化的降压治疗方案，并减少不良反应与过度降压。因高血压病通常与血脂和血糖异常并存，应定期监测血脂和血糖变化。长期高血压可引起肾功能减退，应定期进行尿常规及肾功能检查。

2. 不良反应管理　如下所述。

（1）利尿药：应用呋塞米时应注意耳和肾毒性，并纠正水和电解质代谢紊乱。噻嗪类药物可能的不良反应有低钾血症、高脂血症、增加胰岛素抵抗、痛风和高钙血症。此外,利尿药可减少孕妇血容量,使胎儿缺氧加重,先兆子痫妇女血容量减少,除非存在少尿情况,否则不宜使用利尿药。

（2）ACEI:主要不良反应包括低血压、干咳、肝毒性、味觉异常、高钾血症、蛋白尿、肾功能减退、皮疹、血管神经性水肿、中性粒细胞减少,还可引起胎儿生长迟缓、羊水过少、新生儿肾衰竭或胎儿畸形。

（3）ARB:不良反应与ACEI类似,但较轻微。有致畸作用,孕妇禁忌。ARB很少引起咳嗽、血管神经性水肿,引起低血压者也较少见,高血钾发生率也低于ACEI,特别是肾功能不全患者。ARB对出球小动脉和入球小动脉扩张作用相当,故较少引起肾小球滤过率（GFR）下降,导致肾功能恶化者相对少见。

（4）β受体阻滞药:选择性β受体阻滞药及具有内在拟交感活性或α受体阻滞作用的β受体阻滞药多数不良反应较轻微。常见不良反应有疲乏无力、性功能障碍、失眠多梦、抑郁、脂质代谢紊乱、糖代谢异常、心血管不良反应、抑制通气功能和停撤反应等。

（5）CCB:短效作用制剂(如舌下含服硝苯地平)可引起反射性心动过速,血压骤降和窃血现象,并可能损害靶器官。长效作用制剂(如硝苯地平控释片和第二、三代CCB)常见不良反应为面红、头痛和下肢水肿等,可与噻嗪类利尿药、ACEI/ARB合用以消除水肿。维拉帕米和地尔硫䓬可引起心动过缓,加重已有的房室传导阻滞,心功能不全患者可诱发心力衰竭,已有心率减慢、房室传导阻滞和心功能不全者应避免使用,还可引起水肿、便秘,尤其是维拉帕米,可引起顽固性便秘,也应注意。

（6）α受体阻滞药:应注意"首剂反应",首剂服药后30～40min可出现头晕、恶心、呕吐、体位性低血压等。少数患者可产生快速耐药现象,可通过增加剂量或加用噻嗪类利尿药控制。

3. 用药指导　为提高患者对治疗的顺应性,尽可能选择口服降压药,逐步降压以防血压骤降而产生心、脑和肾供血不足。降压药物药理作用不同,用药因人而异,应在医师指导下使用。必须坚持长期用药,并了解药物的作用及不良反应。当出现不良反应时应及时报告医师,调整用药。在使用降压药物过程中,从坐位起立或从卧位起立时,动作应尽量缓慢,以免血压突然降低引起晕厥而发生意外。

二、冠状动脉粥样硬化性心脏病

（一）定义和流行病学

冠状动脉粥样硬化性心脏病（简称冠心病）是指由于冠状循环改变,如冠状动脉粥样硬化使血管腔狭窄或堵塞,或/和因冠状动脉功能性改变,导致心肌缺血缺氧或坏死而引起的心脏病。近年来,我国冠心病发病率和病死率持续攀升,与人口老龄化以及社会经济发展带来的冠心病危险因素的增加密切相关,并且出现发病年龄低龄化等趋势。

（二）病因和发病机制

冠心病与冠状动脉内膜下甚至肌层形成粥样瘤或纤维 - 脂质斑块,引起动脉管腔狭窄、血栓形成、动脉壁硬化增厚和钙化等病理改变相关。主要危险因素为高血压、血脂异常、吸烟、糖代谢异常、超重、肥胖、缺少运动和心理压力等。冠心病的发病机制至今未完全明确,目前认为有多种机制共同参与,有脂质浸润学说、血栓形成学说和损伤反应学说等。

（三）临床表现

按临床表现,我国将冠心病分为心绞痛、心肌梗死、猝死、缺血性心肌病和无症状心肌缺血。近年冠心病也被分为急性冠状动脉综合征（ACS）和慢性冠状动脉疾病,其中ACS包括ST段抬高的急性心肌梗死（STEAMI）和无ST段抬高的ACS,后者又可分为非ST段抬高的心肌梗死（NSTEAMI）和不稳定型心绞痛（UA）。ACS也可包括猝死。慢性冠状动脉疾病包括稳定性心绞痛、冠状动脉痉挛、无症状心肌缺血和缺血性心力衰竭等。

（四）治疗原则

冠心病的治疗包括非药物治疗、药物治疗、介入治疗及外科手术治疗。主要目的是通过上述措施积极干预来控制危险因素，缓解症状并恢复心肌血供。应首选强化的药物治疗，对于高危患者建议采用血运重建治疗改善症状。如无禁忌证，有冠心病指征，应进行长期抗血小板治疗；根据指征可选择 β 受体阻滞药、他汀类药物、ARB 或 ACEI 治疗并发症。

（五）药物治疗方案

1. 慢性稳定性心绞痛的药物治疗　有临床证据支持的可改善稳定型心绞痛预后的药物治疗有三类。

Ⅰ 类：没有禁忌证的所有患者服用阿司匹林；接受他汀类药物的治疗；对于有 ACEI 应用指征的患者接受 ACEI 类药物治疗，包括并发高血压、心力衰竭、左心室收缩功能不全、心肌梗死后的心功能不全及糖尿病患者；陈旧性心肌梗死患者或有心力衰竭的患者应接受 β 受体阻滞药治疗。

Ⅱa 类：所有心绞痛患者和确定有冠心病的患者接受 ACEI 治疗；不能耐受阿司匹林的患者可使用氯吡格雷替代；已证明存在冠心病的高危患者，可考虑使用大剂量他汀类药物。

Ⅱb 类：有糖尿病或存在代谢综合征的患者，如同时存在低水平高密度脂蛋白和高三酰甘油血症，可考虑应用非诺贝特。

2. 非 ST 段抬高型急性冠状动脉综合征的药物治疗　药物治疗包括抗缺血治疗、抗血栓治疗（抗血小板治疗和抗凝血治疗，但不主张溶栓治疗）和调脂治疗。

（1）抗缺血治疗：主要药物有硝酸酯类、β 受体阻滞药和 CCB 等。

硝酸酯类药物可用于控制心绞痛发作，常用的含服药物为硝酸甘油、硝酸异山梨酯和 5 - 单硝酸异山梨酯。心绞痛发作时可舌下含硝酸甘油，若连续含硝酸甘油仍不能控制疼痛症状，需应用强镇痛药以缓解疼痛，并随即采用硝酸甘油或硝酸异山梨酯静脉滴注，一旦患者出现头痛或血压降低，应迅速减少静脉滴注剂量。对于中危和高危组的患者，硝酸甘油持续静脉滴注 24~48h 即可，以免产生耐药使疗效降低。硝酸异山梨酯作用的持续时间为 4~5h，以每日 3~4 次给药为妥，对劳力型心绞痛患者应集中在白天给药。5 - 单硝酸异山梨酯可每日 2 次给药；若白天和夜晚或清晨均有心绞痛发作者，可采用每 6h 给药一次，但宜短期治疗以避免出现耐药性。对于频繁发作的 UA 患者，含服硝酸异山梨酯短效药物的疗效优于长效药物。

β 受体阻滞药对 UA 患者控制心绞痛症状以及改善其近、远期预后均有效果，因此除有禁忌证如肺水肿、未稳定的左心衰竭、支气管哮喘、低血压，严重窦性心动过缓或二、三度房室传导阻滞者，应早期开始使用。在 β 受体阻滞药选择上应首选具有心脏选择性的药物，除少数症状严重者可采用静脉推注 β 受体阻滞药外，一般主张口服给药。剂量应个体化，根据症状、心率及血压情况调整剂量。不伴有劳力型心绞痛的变异性心绞痛不主张使用。

CCB 适用于硝酸酯类和 β 受体阻滞药使用已达足量、不能耐受上述两种药物及变异型心绞痛的患者。短效的二氢吡啶类药物也可用于 UA 并发高血压患者，但应与 β 受体阻滞药合用。地尔硫䓬有减慢心率，降低心肌收缩力的作用，较硝苯地平更常用于控制心绞痛发作，可与硝酸酯类合用。对于一些心绞痛反复发作、静脉滴注硝酸甘油不能控制的患者，也可试用地尔硫䓬短期静脉滴注，需个体化使用，密切观察心率、血压变化，心率低于 50min 应减少剂量或停用。维拉帕米多用于心绞痛并发支气管哮喘患者。

（2）抗血栓治疗：①抗血小板治疗，首选阿司匹林，应早期、持续和长期使用。对阿司匹林禁忌患者，选用氯吡格雷优于噻氯匹定。此外还有阿昔单抗和替罗非班等血小板 GPⅡb/Ⅲa 抑制药。②抗凝血治疗，普通肝素和低分子肝素在 UA/NSTE - MI 治疗中作为Ⅰ类建议被推荐，其他直接抗凝血酶抑制药只适用于肝素导致血小板减少患者的抗凝治疗。华法林低强度和中等强度抗凝血治疗不能使 UA/NSTEMI 获益，因而不宜使用。

（3）调脂治疗：临床常用他汀类和贝特类药物。需从小剂量开始用药，定期检查肝功能和肌酸激酶，按结果逐步递增剂量。一般不主张他汀类和贝特类联合应用。具体见调脂药物部分。

3. ST 段抬高型急性冠状动脉综合征的药物治疗　如下所述。

（1）解除疼痛：急性心肌梗死时剧烈胸痛会增加心肌耗氧量，再灌注治疗前可选用以下药物尽快解除疼痛。①吗啡和哌替啶：吗啡既有镇痛作用和减轻患者交感神经过度兴奋和濒死感，还有扩张血管降低左心室前、后负荷和心肌耗氧量的作用。或可使用哌替啶 50～100mg 肌肉注射。②硝酸酯类药物：美国心脏学会和美国心脏病学会推荐对于所有缺血性胸痛患者给予 3 次硝酸甘油舌下含服，然后评价是否静脉使用。对于反复缺血性胸痛或心力衰竭者，只要不影响改善预后的药物，可长期使用硝酸酯类。③β 受体阻滞药：AMI 早期应用能缩小梗死范围，降低并发症的发生率、溶栓治疗患者的再梗死率和心室颤动的发生率，并具有镇痛作用。无禁忌证情况下应尽早常规应用，窦性心动过速和高血压患者最适使用 β 受体阻滞药。

（2）抗栓治疗：①抗血小板治疗：主要有阿司匹林、ADP 受体拮抗药和血小板 GPⅡb/Ⅲa 抑制药。②抗凝血治疗：主要有肝素、低分子肝素、X 因子抑制药和比伐卢定等。

（3）再灌注治疗：为减少出血并发症的风险，必须先评价禁忌证和潜在获益是否大于潜在风险。如果无禁忌证，应立即给予溶栓药物治疗。溶栓治疗的得益直接与胸痛发作到给药的时间有关。目前常用的溶栓药物有链激酶、阿尼普酶和替奈普酶等。

（4）其他治疗：ACEI 是 SETMI 患者抑制 RAAS 的首选药。STEMI 早期使用 ACEI 能降低病死率，高危患者应用 ACEI 临床获益明显，前壁心肌梗死伴有左心室功能不全的患者获益最大。在无禁忌证的情况下，溶栓治疗后血压稳定即可开始使用 ACEI。一般来说，ACEI 应从低剂量开始，逐渐加量。若心肌梗死（特别是前壁心肌梗死）并发左心功能不全时，则 ACEI 治疗期应延长。对能耐受 ACEI 的患者，不推荐 ARB 替代 ACEI；不能耐受 ACEI 者用 ARB 替代。醛固酮受体拮抗药通常在 ACEI 治疗基础上使用。STEMI 患者不推荐使用短效二氢吡啶 CCB。STEMI 并发难以控制的心绞痛时，在使用 β 受体阻滞药基础上可应用地尔硫䓬。STEMI 并发难以控制的高血压时，在使用 ACEI 和 β 受体阻滞药基础上，应用长效二氢吡啶 CCB。所有无禁忌证的 STEMI 患者应尽早开始他汀类药物的治疗，且无须考虑胆固醇水平。

4. 缺血性心肌病的药物治疗　缺血性心肌病（ICM）是指长期心肌供血不足致心肌纤维化或硬化，或心肌梗死后心肌缺血区域由纤维瘢痕所替代，临床以心律失常和/或心力衰竭为表现的冠心病。其治疗主要是针对冠状动脉粥样硬化基本病变、心力衰竭和/或心律失常。

（1）冠心病的治疗：包括抗凝血、抗血小板药物、ACEI/ARB、β 受体阻滞药和他汀类等，具体可参考前述。

（2）心力衰竭的治疗：β 受体阻滞药对 ICM 治疗具有重要作用。ACEI 对难治性心力衰竭有独特疗效，对肾素不高者同样有效。利尿药应间断、小剂量地使用。强心苷对心力衰竭伴心房颤动者具有良好的疗效。对有充血性心力衰竭的患者可使用 ACEI 和利尿药，并在此基础上加小剂量洋地黄。对心肌缺血、难以控制的窦性心动过速或心房颤动的快速心室率者，在使用 ACEI 及利尿药或洋地黄基础上，初始先用小剂量 β 受体阻滞药，以后按其耐受力缓慢加量至最大有效剂量。

（3）心律失常的治疗：用药需慎重，对无症状的频发室性期前收缩，包括非持续性室性心动过速，一般不主张即刻用药。对有明显症状的非持续性室性心动过速及持续性室性心动过速，可首选胺碘酮。快速心房颤动时予以洋地黄制剂，并加适量 β 受体阻滞药治疗。缓慢型心律失常，在使用增快心律的药物基础上，可酌情给予硝酸异山梨酯。

5. 无症状性心肌缺血的药物治疗　治疗原则应与有症状的冠心病患者相同对待（详见上）。治疗原发性缺血以改善心肌供氧为主，继发性缺血以减轻需氧为主。其中硝酸酯类是基础治疗药物，β 受体阻滞药优于 CCB。CCB 可用于心率较慢者，对早晨或上午心肌缺血发作较多的患者，选择长效 CCB。此外，联合用药效果更好。

（六）治疗管理

1. 疗效监测　急性 ST 段抬高型心肌梗死溶栓治疗开始后，应监测临床症状、心电图 ST 段抬高程度及演变和心律的变化。常用的间接监测指标包括症状、心电图、心肌酶学峰值、再灌注心律失常，其中心电图和心肌损伤标志物峰值最重要。可以预测冠心病患者预后的生物标志物有 N 末端脑利钠多肽前体、生长素因子 15、Cystatin C、心房利钠肽前体碎片和肾上腺髓质前体碎片。

2. 不良反应管理　抗血小板治疗时应注意经常检查血常规，一旦出现明显的白细胞或血小板降低，应立即停药。阿司匹林主要不良反应为出血或过敏，不能耐受阿司匹林患者，可用氯吡格雷替代。应用他汀类药物时应严密监测转氨酶及肌酸激酶等生化指标，其不良反府主要为肝功能损害。ACEI 易引起刺激性干咳，可改用 ARB。有严重心动过缓和高度房室传导阻滞、窦房结功能紊乱、有明显支气管痉挛或支气管哮喘患者禁用 β 受体阻滞药。CCB 可导致便秘，胫前、踝部水肿，心动过缓或传导阻滞，头痛，颜面潮红和多尿等。非二氢吡啶类 CCB 和 β 受体阻滞药联合用药能使传导阻滞和心肌收缩力减弱更明显，要特别警惕，老年人、已有心动过缓或左心室功能不良患者避免合用。硝酸酯类药物由于其扩血管作用易造成低血压和头晕等。

3. 用药指导　告知患者用药注意事项，如阿司匹林类药物需饭后服用，以减轻对胃黏膜的刺激，并注意观察出血情况。阿司匹林肠溶片须整片吞服，单硝酸异山梨酯缓释胶囊须整粒吞服。他汀类降脂药物饭后 30min 服用，并注意是否有皮肤瘙痒和恶心呕吐等现象，可于用药初一个月检测肝功能，后根据病情定期检测。

三、心力衰竭

（一）定义和流行病学

心力衰竭（heart failure，HF）是指心功能异常、心脏泵血功能衰竭导致不能满足组织代谢的需求，或者必须通过提高心脏充盈压才能满足组织代谢需求的病理生理状态。2007 年我国慢性心力衰竭诊断治疗指南显示国外普通人群中心力衰竭的患病率为 1.5% ~ 2.0%，65 岁以上可达 6% ~ 10%，且在过去的 40 年，心力衰竭导致的死亡率增加了 6 倍，心力衰竭致死原因依次为：泵衰竭（59%）、心律失常（13%）、猝死（13%）。

（二）病因和发病机制

心力衰竭的病因包括引发心力衰竭的心脏基本病变和心力衰竭的诱发因素。前者指心脏的各种疾病（如缺血性心脏病、心肌病、高血压、心包炎、心脏瓣膜病、室间隔缺损等）所致心脏功能障碍而引起心力衰竭的发生；后者是指各种促进心力衰竭发展、加重的原因如心律失常、感染、贫血、肺栓塞等。

心力衰竭的发病机制较为复杂，迄今尚未完全阐明，但其基本机制是心肌的舒缩功能障碍，包括心肌收缩相关蛋白的破坏、心肌能量代谢紊乱、心肌兴奋 - 收缩偶联障碍、钙离子复位延缓、肌球蛋白 - 肌动蛋白复合体解离障碍、心室舒张势能减少和顺应性减低，以及心室重构。近年来，神经内分泌因子和细胞因子在心力衰竭发生发展中的作用研究也逐渐增多。

（三）临床表现

心力衰竭的临床表现主要为：①左心室肥大，左心室收缩末期容量增加及左心室射血分数（LVEF）≤40%。②有基础心脏病的病史、症状及体征。③有或无呼吸困难、乏力和液体潴留（水肿）等症状。

（四）治疗原则

心力衰竭的治疗原则包括：

（1）防治基本病因和诱因。

（2）通过休息、镇静剂及饮食控制，减少水钠潴留以减轻心脏负担。

（3）纠正代谢紊乱，改善心功能。

（4）合理应用强心药、血管扩张药、利尿药、ACEI、ARB、β 受体阻滞药、CCB、醛固酮受体拮抗药等药物以改善症状，提高生活质量，延缓心力衰竭的进程。

（5）必要时应用机械辅助循环、心脏移植等非药物治疗方法。

（五）药物治疗

1. 治疗药物分类　心力衰竭的四联基础药物治疗包括利尿药、地高辛、ACEI 和 β 受体阻滞药，一般均从小剂量开始。

（1）利尿药：常用药物包括氢氯噻嗪、呋塞米、螺内酯和氨苯蝶啶。具体用法通常从小剂量开始，并逐渐增加剂量直至尿量增加，体重每日减轻 0.5~1.0kg。一旦病情得到控制（如肺部啰音消失，水肿消退，体重稳定），即以最小有效剂量长期维持。在长期维持期间，仍应根据液体潴留情况随时调整剂量。

（2）ACEI：主要包括卡托普利、依那普利、福辛普利、赖诺普利、培哚普利和喹那普利。用药时从极小剂量开始，逐渐递增，直至达到目标剂量，一般每隔 1~2 周剂量倍增一次。有低血压史、糖尿病、氮质血症，以及服用保钾利尿剂者，剂量增加速度宜慢。调整到合适剂量后应终身维持使用，避免突然撤药。

（3）β 受体阻滞药：对心力衰竭有效的 β 受体阻滞药包括美托洛尔、比索洛尔和卡维地洛。β 受体阻滞药必须从极低剂量开始，如患者能耐受前一剂量，每隔 2~4 周将剂量加倍；如前一较低剂量出现不良反应，可延迟加量直至不良反应消失。β 受体阻滞药的目标剂量宜个体化，剂量确定应以心率为准：清晨静息心率 55~60 次/min、不低于 55 次/min，即为达到目标剂量或最大耐受量之征。一般勿超过临床试验所用的最大剂量。

（4）地高辛：用于已应用 ACEI（或 ARB）、β 受体阻滞药和利尿药治疗，而仍持续有症状的慢性收缩性心衰患者。目前多采用维持量疗法（0.125~0.250mg/d），即自开始便使用固定的剂量，并继续维持；对于 70 岁以上或肾功能受损者，地高辛宜用小剂量（0.125mg），每日 1 次或隔日 1 次。

（5）ARB：ARB 可作为 ACEI 不适合应用时的替代药物，对于轻、中度心衰且 LVEF 低下者，ARB 可代替 ACEI 作为一线治疗药物，常用的 ARB 药物包括厄贝沙坦、氯沙坦、缬沙坦和替米沙坦等。ARB 的使用应从小剂量开始，在患者能耐受的基础上逐步将剂量增至推荐剂量或可耐受的最大剂量，每隔 1~2 周可考虑调整用量，如出现肾功能恶化或血钾升高，则应终止剂量调整。

2. 药物治疗方案　如下所述。

（1）慢性心力衰竭的药物治疗：主要包括：①轻度心力衰竭，可选用 ACEI、β 受体阻滞药、小剂量利尿药等，具体根据不同个体情况选用。②中至重度心力衰竭，上述药物仍可选用，但 β 受体阻滞药必须在干体重时方可开始应用，利尿药剂量应加大，如氢氯噻嗪 50mg，每天 2 次；重度心力衰竭时常需静脉应用呋塞米（每次 20~100mg）、静脉滴注硝普钠（10~25μg/min），血压低者加用多巴胺 [2~10μg/（kg·min）]、静脉注射毛花苷丙（每次 0.2~0.4mg）。③单纯二尖瓣狭窄所致左心房衰竭，若为窦性心律时，首选硝酸酯类、禁用洋地黄类强心药。具体使用时，可选用硝酸甘油 0.5mg 舌下含服，可反复应用 5 次、每次间隔 5min，或静脉滴注硝酸甘油 10~50μg/min，同时口服或静脉应用利尿药，如呋塞米每次 20~40mg。

（2）急性心力衰竭的药物治疗

一般治疗：患者取坐位，双腿下垂，以减少静脉回流，高流量吸氧 6~8L/min，静脉注射吗啡 3~5mg，以达镇静和减少静脉回流的作用，老年患者可酌情减量。

药物治疗：根据病情，可采用利尿药、血管扩张药、洋地黄正性肌力药物和支气管解痉药等进行处理，具体药物应用如下：

利尿药适用于急性心衰伴肺循环和/或体循环明显淤血以及容量负荷过重的患者。首选呋塞米，先静脉注射 20~40mg，继以静脉滴注 5~40mg/h，总剂量在起初 6h 不超过 80mg，24h 内不超过 200mg。亦可应用托拉塞米 10~20mg 静脉注射。如呋塞米疗效不佳、加大剂量仍未见良好反应以及容量负荷过重的急性心衰患者，应加用噻嗪类和/或醛固酮受体拮抗药：氢氯噻嗪 25~50mg、每日 2 次，或螺内酯 20~40mg/d。

血管扩张药应用于急性心力衰竭早期阶段：收缩压＞110mmHg（14.63kpa）可安全使用；收缩压在 90~110mmHg（14.67/14.63kpa）的患者慎用；收缩压＜90mmHg（14.76kpa）的患者禁用，首选硝普钠静脉滴注 10μg/min 开始，血压低者加用多巴胺 2~10μg/（kg·min），使血压维持在 100mmHg/60mmHg（13.30/5.98kpa）为宜。

正性肌力药物适用于低心排血量综合征患者，对血压较低和对血管扩张药物及利尿药不耐受或反应不佳的患者尤其有效，对于 1 周内未使用过洋地黄类强心药的患者，可用毛花苷 C 0.4mg 缓慢静脉注射，但既往病史不清、心肌梗死 24h 内慎用洋地黄类药物，二尖瓣所致肺水肿者禁用。

支气管解痉药可选用氨茶碱 0.125～0.250g 或多索茶碱 0.2g 缓慢静脉推注。需要注意的是此类药物不适于冠心病如急性心肌梗死或不稳定性心绞痛所致的急性心力衰竭患者，亦不可用于伴心动过速或心律失常的患者。

（六）治疗管理

1. 疗效监测　如下所述。

（1）慢性心力衰竭：用药前及用药期间须检测患者肝肾功能、电解质、血糖、血脂、心电图、超声心动图等；监护患者在用药过程中是否出现心衰加重的症状，如体重在 1d 内增加 0.5kg 或 1 周内增加 2.5kg、呼吸困难加重（端坐呼吸）、踝部和下肢出现水肿、新出现的不规律咳嗽以及眩晕等，此外还需要积极监护患者基础疾病的药物控制情况，如血压、血糖、血脂是否达标等。

（2）急性心力衰竭：监护患者气道是否存在哮鸣音、监测血气分析的二氧化碳水平以及用药疗程，根据上述指标判定停药或减量；监护患者的尿量，根据尿量水平是否达标增减利尿药剂量；监护患者血压、心率及用药疗程，根据血压水平及用药疗程调整用药剂量。

2. 不良反应管理　如下所述。

（1）吗啡：监护患者用药时是否存在血压下降、便秘、呼吸抑制以及皮疹等变态反应。

（2）支气管解痉药：监护患者是否存在心率增快、心律失常、烦躁不安以及恶心、呕吐等茶碱中毒症状。

（3）血管扩张药与正性肌力药物：监护是否存在过量降压，以及血管扩张药与正性肌力药物导致心律失常的现象。

（4）洋地黄类药物：监护洋地黄类药物的血药浓度，观察是否存在恶心、呕吐、室性期前收缩、房室传导阻滞以及黄视、绿视等洋地黄药物中毒症状。

3. 用药指导　如下所述。

（1）慢性心力衰竭：督促并指导患者坚持正确服药并告知患者用药目的、各种药物的主要药理作用、长期服用的注意事项和主要不良反应，以提高患者在服药过程中的自我监测能力。用药指导包括：①审核患者用药是否存在遗漏、剂量、给药频率、药物相互作用、禁忌证以及超适应证的情况。②仔细询问患者的用药情况，是否存在用药时间、同服药物、饮食状态甚至随意停药等未完全按照医嘱执行的情况。③教育患者合理安排生活起居，坚持低盐饮食，轻度心衰患者通常控制每天 4g 盐，中到重度心力衰竭患者每天不超过 2g 盐，建议患者使用标准用量的小盐勺，以方便控制盐的用量。

（2）急性心力衰竭：急性心力衰竭的用药指导包括：①氨茶碱或多索茶碱静脉给药时间应短于 10min，并按时进行血药浓度监测。②呋塞米应以生理盐水为溶剂。③应根据患者的血压水平调整血管扩张剂的用量，并在 72h 内停用硝普钠。④硝普钠应以葡萄糖为溶媒，给药时应避光。⑤及时进行地高辛、华法林的血药浓度监测。

四、心律失常

（一）定义及流行病学

心律失常是指心脏电活动的频率、节律、起源部位、传导速度或激动次序的异常，而使整个心脏或其中一部分活动过快、过慢或不规划，或者部分活动的程度发生紊乱，按其发生原理分为冲动形成异常和冲动传导异常。

全球范围内，在 2004 年经临床证实的心律失常人数已达 4 000 万。近年来，随着心血管系统疾病发病率的快速上升，心律失常的发生率相应增多。发生心律失常的种类及严重程度常与心脏疾病的性质及其病情轻重有关。

（二）病因和发病机制

常见心律失常的病因可分为继发性和原发性，继发性心律失可见于各种器质性心脏病，其中在冠心病、心肌病、心肌炎和风湿性心脏病中较为多见。原发性心律失常多由于正常人过度疲劳、饮浓茶、烟酒刺激或情绪波动较大等身体或精神上的刺激而造成。

心律失常的发生机制包括心脏激动起源异常、传导异常以及起源和传导均异常。激动起源异常主要与心肌细胞膜局部离子流的改变有关，其表现形式有二，即起搏点（包括正常和异位）自律性增高和触发激动。传导异常分为传导障碍和折返激动。起源和传导均异常是指心脏内同时存在两个独立的起搏点，形成两个固定心律，由于异位起搏点周围存在保护性传入阻滞，故其激动不受窦房结激动的影响。

（三）临床表现

心律失常的临床表现主要为窦性心律失常、病态窦房结综合征、期前收缩、阵发性心动过速、心房纤维颤动、心室颤动和房室传导阻滞。

（四）治疗原则

抗心律失常药物的合理应用应注意：

（1）识别并消除各种心律失常的促发因素。

（2）明确诊断，按临床适应证合理选药。

（3）掌握患者情况，实施个体化治疗方案。

（4）注意用药禁忌，减少危险因素。

（五）药物治疗

1. 抗心律失常的药物分类　目前，抗心律失常药物分类广泛使用改良的 VaughanWilams 法，根据药物不同的电生理作用分为四类（表5-4）。

表5-4　抗心律失常药物分类

类别		常用药物
I	Ia	奎尼丁、丙吡胺、普鲁卡因胺
	Ib	利多卡因、苯妥英、美西律、妥卡尼
	Ic	氟卡尼、普罗帕酮、莫雷西嗪
II		阿替洛尔、美托洛尔、索他洛尔
III		多非利特、索他洛尔、胺碘酮
IV		维拉帕米、地尔硫草

2. 室上性快速心律失常的药物治疗　如下所述。

1）窦性心动过速：寻找病因（如缺血、心力衰竭、发热、缺氧等）并进行处理，在不违反治疗原则的情况下，可使用β受体阻滞药；不能使用β受体阻滞药时，可选用维拉帕米或地尔硫草。

2）房性期前收缩：房性期前收缩见于器质性心脏病和无器质性心脏病者。对于无器质性心脏病且单纯房性期前收缩者，去除诱发因素外一般不需治疗。症状十分明显者可考虑使用β受体阻滞药。

3）房性心动过速：房性心动过速（房速）较少见，药物疗效差，大多患者有器质性心脏病基础。应治疗基础疾病，去除诱因。发作时治疗的目的在于终止心动过速或控制心室率，可选用毛花苷C、β受体阻滞药、胺碘酮、普罗帕酮、维拉帕米或地尔硫草静脉注射。对反复发作的房速，可选用不良反应少的β受体阻滞药、维拉帕米或地尔硫草，也可合用洋地黄。如果心功能正常，且无心肌缺血，可选用Ic类或Ia类药物。对冠心病患者，可选用β受体阻滞药、胺碘酮或索他洛尔。对心力衰竭患者，可考虑首选胺碘酮。对并发病态窦房结综合征或房室传导功能障碍者，若必须长期用药，需安装心脏起搏器。对特发性房速，应首选射频消融治疗，无效者可口服胺碘酮。

4）加速性交界区心动过速：多见于心肌炎、下壁心肌梗死、心脏手术后、洋地黄过量患者，也可见于正常人。积极治疗基础疾病后心动过速仍反复发作并伴有明显症状者，可选用β受体阻滞药。如因洋地黄过量所致，应停用洋地黄，并给予钾盐、利多卡因、苯妥英或β受体阻滞药。

5）心房颤动及心房扑动

（1）心房颤动的治疗：①控制心室率：永久性心房颤动一般需用药物控制心室率，常用地高辛和β受体阻滞药，必要时两药合用，剂量根据心率控制情况而定。上述药物控制不满意者可换用地尔硫草或维拉帕米。个别难治者也可选用胺碘酮或行射频消融改良房室结。②心律转复及窦性心律（窦律）维持：房颤心律转复有药物治疗和电复律两种方法。药物转复常用Ⅰa、Ⅰc及Ⅲ类抗心律失常药，包括胺碘酮、普罗帕酮、莫雷西嗪、普鲁卡因胺、奎尼丁、丙吡胺、索他洛尔等，一般分次口服。静脉给予普罗帕酮、依布利特、多非利特、胺碘酮终止房颤也有效。有器质性心脏病、心功能不全的患者首选胺碘酮，无器质性心脏病者可首选Ⅰ类药。

（2）房扑的治疗：房扑相对少见，其药物治疗原则与房颤相同。

3. 室性心律失常的药物治疗　室性心律失常根据心电图图形、发作时间、有无器质性心脏病和预后等分类，但均不能涵盖室性心律失常的所有特点，但对合并器质性心脏病特别是缺血和心功能不全的患者有预后意义，应作为临床治疗的依据。

1）室性期前收缩：室性期前收缩从危险效益比的角度不支持常规抗心律失常药物治疗。应去除患者诱发因素，对有精神紧张和焦虑者可使用镇静药或小剂量β受体阻滞药，其治疗终点是缓解症状，而非室性期前收缩数目的明显减少。对某些室性期前收缩、心理压力大且暂时无法解决者，可考虑短时间使用Ⅰb或Ⅰc类抗心律失常药（如美西律或普罗帕酮）。

2）有器质性心脏病基础的室性心动过速：

（1）非持续性室性心动过速：发生于器质性心脏病患者的非持续性室性心动过速很可能是恶性室性心律失常的先兆，应认真评价预后并积极寻找可能存在的诱因。心腔内电生理检查是评价预后的方法之一。如果电生理检查不能诱发持续性室性心动过速，治疗主要针对病因和诱因，即治疗器质性心脏病和纠正如心衰、电解质紊乱、洋地黄中毒等诱因，在此基础上，应用β受体阻滞药有助于改善症状和预后。对于上述治疗措施效果不佳且室性心动过速发作频繁、症状明显者可以按持续性室性心动过速用抗心律失常药预防或减少发作。对于电生理检查能诱发持续性室性心动过速者，应按持续性室性心动过速处理。如果患者左心功能不全或诱发有血流动力学障碍的持续性室性心动过速或室颤，应首选埋藏式心脏复律除颤器（ICD）。无条件置入ICD者按持续性室性心动过速进行药物治疗。

（2）持续性室性心动过速：对持续性室性心动过速的治疗包括终止发作和预防复发。利多卡因较常用，但效果欠佳，剂量大时易出现消化道和神经系统不良反应，而胺碘酮静脉用药安全有效。心功能正常者也可使用普鲁卡因胺或普罗帕酮。

3）无器质性心脏病基础的室性心动过速：无器质性心脏病基础的室性心动过速药物治疗可分为以下方面。

发作时的治疗：对起源于右室流出道的特发性室性心动过速可选用维拉帕米、普罗帕酮、β受体阻滞药、腺苷或利多卡因；对左心室特发性室性心动过速，首选维拉帕米静脉注射。

预防复发的治疗：对右心室流出道室性心动过速β受体阻滞药的有效率为25%～50%，维拉帕米和地尔硫草的有效率为20%～30%，β受体阻滞药和钙拮抗药合用可增强疗效。如果无效，可换用Ⅰc类（如普罗帕酮、氟卡尼）或Ⅰa类（如普鲁卡因胺、奎尼丁）药物，其有效率为25%～59%，胺碘酮和索他洛尔的有效率为50%左右。对左心室特发性室性心动过速，可选用维拉帕米。

4）其他特殊类型的室性心动过速：

尖端扭转型室性心动过速：尖端扭转型室性心动过速发作期的紧急治疗措施如下（包括获得性QT延长综合征）：①首先寻找并处理QT延长的原因，如血钾、镁浓度降低或药物使用不当等，停用一切可能引起或加重QT延长的药物。②采用药物终止心动过速时，首选硫酸镁，首剂2～5g静脉注射（3～5min），然后以2～20mg/min速度静脉滴注。无效时，可试用利多卡因、美西律或苯妥英静脉注射。③异丙肾上腺素能增快心率，缩短心室复极时间，有助于控制扭转型室性心动过速，但可能使部分室性心动过速恶化为室颤，使用时应谨慎。

Brugada综合征：ICD能有效预防心脏性猝死，在安置ICD后，可试用胺碘酮或/和β受体阻滞药。

极短联律间期的室性心动过速：维拉帕米能有效终止并预防其发作，对反复发作的高危患者应安置 ICD。

加速性室性自主心律：在急性心肌梗死，特别是再灌注治疗时，加速性室性自主心律的发生率可达 80% 以上。由于其频率不快，通常可耐受。除治疗基础疾病外，对心律失常本身一般不需处理。

（六）治疗管理

1. 疗效监测　对心律失常积极进行药物治疗时，应结合患者的临床表现，对患者的心脏功能、肝肾功能及电解质平衡状况进行监测，必要时可考虑监测心肌损伤标记物，尤其是肌钙蛋白、BNP 或 NT‐proBNP 水平的变化，频繁或持续发作的心律失常应行动态心电图检测或行超声心动图检查了解有无潜在的结构性心脏病。

2. 不良反应管理　抗心律失常药物间的相互作用可能是相互抵消，甚至发生促心律失常的相反结果。因此，应进行不良反应监测。如地高辛与奎尼丁合用可能导致地高辛中毒，使用时应监测地高辛浓度；维拉帕米与利多卡因合用时易引发低血压现象，应避免静脉给药；β 受体阻滞药与普罗帕酮合用易使患者发生心动过缓、传导阻滞等。

3. 用药指导　督促患者遵医嘱严格掌握剂量和间隔时间，以维持有效的血药浓度，保证治疗效果。同时告诫患者药物的相互作用及可能产生的不良反应，出现明显药物不良反应时应及时报告医师，调整用药，另外，帮助患者养成良好的饮食习惯，戒烟戒酒，不饮浓茶咖啡，生活规律，避免劳累，不做剧烈运动，并定期复查心电图。

五、血脂异常和高脂蛋白血症

（一）定义和流行病学

高脂血症是指血浆胆固醇（TC）或/和三酰甘油（TG）水平过高，或血浆高密度脂蛋白胆固醇（HDL）水平过低的血脂异常现象。高脂血症是动脉粥样硬化和冠心病的主要危险因子。降低过高的血脂水平目的在于预防动脉粥样硬化和减少冠心病的发病率和病死率。流行病学资料分析表明，血胆固醇水平和冠心病的发生直接相关。胆固醇水平每升高 1%，冠心病的发生率提高 1% ~2%。

（二）病因和发病机制

1. 临界高胆固醇血症　除其基础值偏高外，主要是饮食因素即高胆固醇和高饱和脂肪酸摄入以及热量过多引起的超重，其次包括年龄效应和女性的更年期影响。

2. 轻度高胆固醇血症　一般是由于临界高胆固醇血症的原因所致，同时并发有遗传基因的异常。已知的能引起轻度高胆固醇血症因素包括低密度脂蛋白（LDL）清除率低下、产生过多和 LDL 富含胆固醇酯。

3. 重度高胆固醇血症　重度高胆固醇血症是由下列多种因素共同所致：LDL 分解代谢减少、产生增加、LDL‐APO B 代谢缺陷和 LDL 颗粒富含胆固醇酯。由此可见，大多数重度高胆固醇血症很可能是多基因缺陷与环境因素相互作用的结果。

4. 高三酰甘油血症　血浆中乳糜微粒（CM）、极低密度脂蛋白（VLDL）为富含三酰甘油最多的脂蛋白。凡引起血浆中 CM 和/或 VLDL 升高的原因均可导致高三酰甘油血症。

（三）临床表现

脂质在真皮内沉积可引起黄色瘤；脂质在血管内皮沉积可引起动脉粥样硬化，产生冠心病和外周血管病等。脂质在全身的沉积表现为黄色瘤、脂性角膜弓和高脂血症眼底改变及动脉粥样硬化病变。

1. 表型分型　根据各种血浆脂蛋白升高的程度不同，高脂蛋白血症可分为 6 型（表 5‐5）。

2. 临床分型　如下所述。

（1）高胆固醇血症：血清 TC 水平升高。

（2）高三酰甘油血症：血清 TG 水平升高。

（3）混合型高脂血症：血清 TC 与 TG 水平均升高。

（4）低高密度脂蛋白血症：血清高密度脂蛋白胆固醇（HDL－C）水平减低。

表5－5 高脂蛋白血症表型分型

表型	血浆4℃过度外观	TC	TG	CM	VLDL	LDL	备注
Ⅰ	奶油上层，下层清	↑	↑↑	↑↑	→	→	易发胰腺炎
ⅡA	透明	↑↑	→	→	→	↑↑	易发冠心病
ⅡB	透明	↑↑	↑↑	→	↑	↑	易发冠心病
Ⅲ	奶油上层，下层浑浊	↑↑	↑↑	↑	↑	↓	易发冠心病
Ⅳ	浑浊	↑→	↑↑	→	↑↑	→	易发冠心病
Ⅴ	奶油上层，下层浑浊	↑	↑↑	↑↑	↑	↓	易发胰腺炎

3. 基因分型　部分高脂血症患者存在单一或多个遗传基因缺陷，多具有家族基因聚集性，有明显的遗传倾向，称为家族性高脂血症，包括家族性高胆固醇血症、家族性载脂蛋白 β_{100} 缺陷症、家族性混合型高脂血症和家族性异常β－脂蛋白血症等。

（四）治疗原则

患者应长期坚持饮食治疗。对于原发性高脂蛋白血症，若为高胆固醇血症者应限制高胆固醇食物的摄入，宜多食植物油等不饱和脂肪酸含量丰富的食品；对内源性高三酰甘油血症者，应限制总热量的摄入，加强体育锻炼，控制体重。经调整饮食及改善生活方式3~6个月后，血脂仍不能控制于理想水平的，尤其并存多种危险因素时，应开始药物治疗。根据高脂蛋白血症的分型、危险因素、血脂水平等选择适宜药物。用药期间应监测血脂水平及其可能的不良反应。对于继发性高脂蛋白血症者，如糖尿病、甲状腺功能减退者，应积极治疗原发病。

（五）药物治疗

1. 治疗药物分类　常见的调脂药包括他汀类、贝特类、烟酸类、胆酸螯合剂、胆固醇吸收抑制剂及其他类调脂药物。

2. 药物治疗方案　如下所述。

（1）单纯性高胆固醇血症：是指血浆胆固醇水平高于正常，而血浆三酰甘油正常。可选用胆酸螯合剂、他汀类等，其中以他汀类为最佳选择。

他汀类：一般耐受性较好，服用方便，有时出现胃肠反应，需定期监测肝、肾功能及肌酸磷酸激酶。常用药物有瑞舒伐他汀、阿托伐他汀、洛伐他汀、普伐他汀、辛伐他汀和氟伐他汀，均为睡前一次服用。

胆酸螯合剂：考来替泊和考来烯胺，不良反应主要是便秘，目前已较少选用。

胆固醇吸收抑制药：如依折麦布，与他汀类联用可以使其调脂作用进一步加强。不良反应有头痛和恶心，偶有肌酶和肝酶升高。

其他类调脂药物：如普罗布考，尤其家族性高胆固醇血症患者首选，偶有肝功能损伤，肌酶一过性升高。

（2）单纯性高三酰甘油血症：轻至中度高三酰甘油血症常可通过饮食治疗使血浆三酰甘油水平降至正常，不必进行药物治疗。中度以上高三酰甘油血症可选用鱼油制剂和贝特类调脂药物。

贝特类药物：一般耐受性较好，不良反应为胃肠道反应，一过性转氨酶升高和肾功能改变等。常用药物有非诺贝特、吉非贝齐、苯扎贝特、环丙贝特及特调脂，均为饭后服用。

鱼油制剂：有轻度降低 TG 和升高 HDL－C 的作用，如多不饱和脂肪酸制剂多烯康胶丸。

（3）混合型高脂血症：是指既有血浆 TC 水平升高又有三酰甘油水平升高。若以 TC 升高为主，首选他汀类；若以三酰甘油升高为主，可先用贝特类。如果单一药物控制效果不好，则需同时选用两种制剂，均从小剂量开始，采用早晨贝特类，晚上他汀类，避免血药浓度升高，同时严密监测肝功能和肌酶。烟酸类制剂对于这种类型血脂异常也较为适合，但由于烟酸会加重糖尿病，不适用于并发糖尿病的家族性混合型高脂血症患者。胆酸分离剂会加重高三酰甘油血症，不适合用于本类患者的治疗。血液透析方法可加速降低 LDL，改善皮肤黄色瘤和心血管病变，但是儿童接受长期 LDL 分离术有困难。

（4）低高密度脂蛋白血症：首要目标是降低 LDL - C 并达到目标值。单纯低 HDL - C 时，以增加体力活动为主，必要时可考虑采用烟酸、他汀类或贝特类等升高 HDL - C 的药物，但主要是针对并发冠心病或冠心病等危症者。另外应治疗引起 HDL - C 水平降低的原发病，如肾病综合征，糖尿病等。部分患者需要联合应用调脂药物，其中常用他汀类与其他调脂药物联用。如小剂量他汀类与依折麦布联用，其降脂达标率提高，不良反应不增加，患者耐受性良好。他汀类与小剂量烟酸缓释剂联用，可明显提高 HDL - C，但个别患者因面部潮红等不良反应不能耐受，同时有增加肌病和肝毒性可能。他汀类与胆酸螯合剂联用，可增加各自降低 LDL - C 的作用，但由于后者服用不方便，故此联用仅用于其他治疗无效的患者。他汀类可与多不饱和脂肪酸联合，用于混和型高脂血症的治疗。

（六）高脂蛋白血症的治疗管理

1. 疗效监测　当前药物治疗主要以冠心病患者和心血管病高危人群为治疗对象，首选他汀类药物，所采用的药物剂量是以 LDL - C 达标为度（表 5 - 6）。

表 5 - 6　血脂异常患者开始治疗的 TC 和 LDL - C 值及其目标值

患者类别		TLC 开始（mmol/L）	药物治疗开始（mmol/L）	目标值（mmol/L）
无冠心病，有两个以下危险因子	TC	≥6.22	≥6.99	<6.22
	LDL - C	≥4.14	≥4.92	<4.14
无冠心病，但有两个或以上危险因子	TC	≥5.18	≥6.22	<5.18
	LDL - C	≥3.37	≥4.14	<3.37
合并冠心病或冠心病等危症	TC	≥4.14	≥4.14	<2.6
	LDL - C	≥2.59	≥2.59	<2.59
急性冠状动脉综合征或缺血性心血管疾病 + 糖尿病	TC	≥3.11	≥4.14	<3.11
	LDL - C	≥2.07	≥2.07	<2.07

注：TLC：治疗性生活方式改变。

2. 不良反应管理　使用降脂药物治疗时必须监测其不良反应，主要是定期检测肝功能和血肌酸磷酸激酶，详见表 5 - 7。

表 5 - 7　主要降脂药物的监测指标、相互作用及不良反应

药物	不良反应	药物相互作用	检测指标
树脂	消化不良、胃胀气、恶心、便秘、腹痛和肠胀气	胃肠结合并使带有阴离子的药物吸收减少（华法林、地高辛、甲状腺素、噻嗪类利尿药）；在服用树脂前12h或4h后服前述药物	每4~8周复查血脂情况，直到控制为止；此后长期监测，每6~12个月复查。达到稳定用药水平后检查 TG，此后需要时复查
烟酸	颜面潮红、瘙痒、刺麻感、头痛、恶心、胃灼热、乏力、皮疹，更严重的有消化性溃疡、血糖升高和痛风、肝炎及肝转氨酶升高	与降压药如仅受体阻滞药合用时可能引起低血压；应用胰岛素或口服药的患者可能要调整用药剂量，因为会使血糖水平增加	达到 1 000 ~ 1 500mg/d 剂量后检查血脂情况，此后达到稳定用药剂量后复查。LFTs 基础值，并在第 1 年中每 6~8 周复查，此后有症状时复查。检查尿酸和血糖基础水平，并在达到稳定剂量后复查，糖尿病患者测量坐位和立位血压
他汀类	头痛、消化不良、肌炎（肌肉痛 + CPK 大于正常值 10 倍）、肝转氨酶升高	与抑制或影响 P$_{450}$ 3A4 系统的药物（如环孢素、红霉素、钙拮抗药、烟酸、纤维酸衍生物）合用时使肌炎的风险增加；与洛伐他汀和辛伐他汀合用危险更大；与烟酸、纤维酸衍生物合用时应谨慎；洛伐他汀与华法林合用时使凝血时间延长	改变剂量后4~8周复查血脂情况，此后长期监测，每6~12个月复查。3 个月时 LFTs 基础值，此后定期复查。检查 CPK 基础值，并在患者有肌肉痛的症状时复查

注：LFTs：肝功能检查。

3. 用药指导 在用药过程中药师除应询问患者有无肌痛、肌无力、乏力和发热症状外，还要提醒患者注意药物的相互作用，还要定期做LFTs，当肝酶，血肌酸磷酸激酶超过上限值时应停药。药师还应经常督促、指导患者坚持饮食调整和改善生活方式，以提高药物的疗效。

（艾现印）

第三节 呼吸系统疾病的药物治疗

一、急性上呼吸道感染

（一）定义和流行病学

急性上呼吸道感染是由病原微生物引起的自鼻腔至喉部之间的急性炎症的总称。以普通感冒和流行性感冒（流感）最为常见。任何年龄、性别均可发病，以春、冬季节为多，其中流感具有传染性。因病毒间无交叉免疫，可反复发病。

（二）病因和发病机制

有70%～80%的急性上呼吸道感染由病毒引起，细菌感染常继发于病毒感染之后。普通感冒常由鼻病毒、冠状病毒、呼吸道合胞病毒和腺病毒等引起。流感由流感病毒引起，分甲、乙、丙三型。细菌感染以化脓性链球菌最为常见，其次是流感嗜血杆菌、金黄色葡萄球菌、肺炎链球菌、卡他莫拉菌等，肺炎支原体和肺炎衣原体较少见。上呼吸道感染常通过含有病毒的飞沫、雾滴，或经污染的用具进行传播。常见于机体抵抗力降低时，如受寒、劳累、淋雨等情况，原已存在或由外界侵入的病毒和/或细菌，迅速生长繁殖，导致感染。老幼体弱及有慢性呼吸道疾病者易患。

（三）临床表现

（1）急性起病：鼻、咽、喉明显充血、水肿，颌下淋巴结肿大、压痛。

（2）普通感冒早期有咽部不适、干燥或咽痛，继之出现打喷嚏、流涕、鼻塞、咳嗽。严重者可出现发热、咳嗽、头痛、全身乏力等症状。

（3）流感有畏寒、高热、头痛头晕、全身酸痛、乏力等症状，可伴有咽痛、流涕、流泪、咳嗽等，也可出现呕吐、腹泻等症状。

（4）普通感冒为自限性疾病。流感一般具有自限性，严重者可引发继发性感染，导致死亡。

（四）治疗原则

（1）轻度无并发症急性上呼吸道感染者可自行恢复。

（2）普通感冒以对症治疗为主。

（3）流感的治疗目的是改善病症、缩短病程、减少并发症、给予抗病毒治疗。严重且提示细菌感染者，给予抗菌治疗。

（4）预防流感的有效手段是接种流感疫苗。

（五）药物治疗

1. 治疗药物分类 分为以下几种情况。

（1）非甾体消炎药（non - steroid anti - inflammtory drugs，NSAIDs）：抑制环加氧酶（cyclooxygenase，COX），产生解热、镇痛、消炎作用，缓解头痛、发热等症状。

（2）抗组胺药物：阻断组胺 H_1 受体，减轻鼻痒、流鼻涕、喷嚏、眼鼻刺激等症状。

（3）黏膜减充血药物：收缩局部血管，减轻鼻塞等症状。

（4）止咳祛痰药物：止咳药可抑制咳嗽反射，减轻咳嗽等症状；祛痰药使痰液变稀，便于咳出。

（5）抗病毒药物。

2. 药物治疗方案　有以下几种方法。

（1）对症治疗：含有解热镇痛药、鼻黏膜血管收缩药、止咳药及抗过敏药等的复方制剂可有效缓解上呼吸道感染症状。

（2）抗病毒治疗：M_2 离子通道阻滞药如金刚烷胺、金刚乙胺，可用于甲型流感的预防和治疗。神经氨酸酶抑制药如奥司他韦、扎那米韦，可用于甲型、乙型流感的预防和治疗。

（3）抗菌治疗：若病毒感染后继发细菌感染，应及时使用抗生素。常用青霉素类、头孢菌素类、大环内酯类或喹诺酮类药物。

（六）治疗管理

1. 预防措施　常锻炼身体并保持良好的生活习惯，提高机体抗病能力；对易感人群可注射病毒疫苗或接种卡介苗。注意患者隔离，防止交叉感染。

2. 药学监护　儿童流感禁用阿司匹林或其他水杨酸类制剂。年老体弱者应避免使用大剂量非甾体消炎药。心脏病、高血压、糖尿病及甲亢患者慎用肾上腺素能类药物。幽门十二指肠梗阻、膀胱颈部梗阻、前列腺肥大、青光眼及甲亢患者慎用氯苯那敏等有抗 M 胆碱受体作用的药物。

二、支气管哮喘

（一）定义和流行病学

哮喘是由多种细胞（如嗜酸粒细胞、肥大细胞、T 淋巴细胞、中性粒细胞、气道上皮细胞等）和细胞组分参与的气道慢性炎症性疾病。这种慢性炎症可导致气道高反应性，通常出现广泛多变的可逆性气流受限，并引起反复发作性的喘息、气急、胸闷或咳嗽等症状。儿童患病率高于青壮年，发达国家高于发展中国家，城市高于农村。我国哮喘的患病率为 1% ~ 4%。

（二）病因和发病机制

哮喘存在家族聚集现象，亲缘关系越近，发病率越高。哮喘大多在遗传因素的基础上受到体内外多种因素激发而发病，包括吸入花粉等特异性或非特异性物质、呼吸道感染、气候改变、精神因素、剧烈运动以及药物等。阿司匹林、吲哚美辛、普萘洛尔、普罗帕酮、青霉素、磺胺类药物等可引起哮喘发作。据统计，有 4% ~ 20% 的哮喘发作是因服用阿司匹林而诱发，称为"阿司匹林哮喘"。哮喘的发病机制目前尚不完全清楚，目前认为哮喘的发病可能与I型变态反应、气道炎症反应、气道高反应性及气道神经调节失常等相关。

（三）临床表现

根据临床表现，哮喘可分为急性发作期、慢性持续期和临床缓解期。

哮喘急性发作是指喘息、气促、咳嗽、胸闷等症状突然发生，或原有症状急剧加重，常有呼吸困难，以呼气流量降低为特征，常因接触变应原、刺激物或呼吸道感染而发病，其程度轻重不一，可在数小时或数天内出现病情加重，偶尔可在数分钟内即危及生命，故应对病情作出正确评估，以便给予及时有效的紧急治疗。哮喘急性发作时按病情严重程度可分为 4 级：轻度、中度、重度、危重。慢性持续期是指每周均不同频度和/或不同程度地出现症状（喘息、气急、胸闷、咳嗽等），根据临床表现和肺功能可将慢性持续期的病情严重程度分为 4 级：间歇状态、轻度持续、中度持续、严重持续。临床缓解期系指经过治疗或未经治疗症状、体征消失，肺功能恢复到急性发作前水平，并维持 3 个月以上。

（四）治疗原则

哮喘尚不能根治，但通过有效的哮喘管理，通常可以实现哮喘控制。成功的哮喘管理目标是：①达到并维持症状的控制。②维持正常活动，包括运动能力。③维持肺功能水平尽量接近正常。④预防哮喘急性加重。⑤避免因哮喘药物治疗导致的不良反应。⑥预防哮喘导致的死亡

哮喘的管理主要包括 4 部分：①早期、定期评估和监测。②控制诱发加重哮喘的因素。③药物治疗。④在哮喘治疗中以伙伴关系的方式进行教育。

（五）药物治疗

哮喘的药物治疗应坚持对因治疗、对症治疗以及预防复发相结合，最终达到症状消失或减轻，发作次数明显减少，最大呼气流速峰值（PEF）接近正常目标。哮喘的预防和治疗应选择最低有效剂量，并密切注意有关药物不良反应的发生。在给药途径方面吸入疗法优于全身注射或口服治疗，前者的优点是气道内局部药物浓度高，用药量少，无或极少有全身不良反应。在吸入疗法中，有定量型气雾剂、干粉剂和雾化溶液等类型药物。

1. 治疗药物分类　根据哮喘的病因和发病机制，哮喘的治疗机制主要包括舒张支气管平滑肌、消除支气管黏膜的炎症水肿、避免诱发因素。消炎药物包括糖皮质激素（激素）、色甘酸钠、酮替芬以及某些炎性介质的拮抗药；支气管舒张药包括 β_2 受体激动药、茶碱类药物和抗胆碱能药物。

（1）糖皮质激素：糖皮质激素是最有效的控制气道炎症的药物，通过多个环节对哮喘产生治疗作用。给药途径包括吸入、口服和静脉应用等，吸入为首选途径。吸入糖皮质激素（inhaled glucocorticosteroid，ICS）是慢性持续期哮喘长期治疗的首选药物，局部抗炎作用强，全身性不良反应较少，在口咽部局部的不良反应包括声音嘶哑、咽部不适和念珠菌感染。

口服给药适用于中度哮喘发作、慢性持续哮喘吸入大剂量激素联合治疗无效的患者和作为静脉应用激素治疗后的序贯治疗。一般使用半衰期较短的激素（如泼尼松、泼尼松龙或甲泼尼龙等）。泼尼松的维持剂量最好每日小于等于10mg。长期口服激素可以引起骨质疏松症、高血压、糖尿病、下丘脑 - 垂体 - 肾上腺轴的抑制、肥胖症、白内障、青光眼、皮肤菲薄导致皮纹和瘀斑、肌无力等。

严重急性哮喘发作时，应经静脉及时给予琥珀酸氢化可的松（400~1 000mg/d）或甲泼尼龙（80~160mg/d）。无激素依赖倾向者，可在短期（3~5d）内停药；有激素依赖倾向者应延长给药时间，控制哮喘症状后改为口服给药，并逐步减少激素用量。

（2）β_2 受体激动药：通过作用于气道平滑肌和肥大细胞等细胞膜表面的 β_2 受体，舒张气道平滑肌、减少肥大细胞和嗜碱粒细胞脱颗粒和介质的释放、降低微血管的通透性、增加气道上皮纤毛的摆动等，从而缓解哮喘症状。此类药物较多，可分为短效（作用维持4~6h）和长效（维持12h）β_2 受体激动药。又可分为速效（数分钟起效）和慢效（30min起效）β_2 受体激动药，见表5-8。

表5-8　β_2 受体激动药分类

起效时间	作用维持时间	
	短效	长效
速效	沙丁胺醇吸入剂	福莫特罗吸入剂
	特布他林吸入剂	
	非诺特罗吸入剂	
慢效	沙丁胺醇口服剂	沙美特罗吸入剂
	特布他林口服剂	

短效 β_2 受体激动药（short - acting beta2 - agonist，SABA）吸入给药通常在数分钟内起效，疗效可维持数小时，是缓解轻至中度急性哮喘症状的首选药物，也可用于运动性哮喘。哮喘发作时每次吸入沙丁胺醇100~200μg，或特布他林250~500μg，必要时每20min重复1次。1h后疗效不满意者应向医师咨询或去急诊。这类药物长期应用可引起 β_2 受体功能下调和气道反应性增加，应按间歇使用，不宜长期、单一使用，也不宜过量应用，否则可引起心悸、肌肉震颤等症状，甲亢、高血压、心脏病患者慎用。短效 β_2 受体激动药溶液（如沙丁胺醇、特布他林）经雾化泵吸入适用于轻至重度哮喘发作。口服给药虽较方便，但心悸、骨骼肌震颤等不良反应比吸入给药时明显增加。缓释剂型和控释剂型的平喘作用维持时间可达 8~12h，如特布他林的前药班布特罗，作用可维持24h，可减少用药次数，适用于夜间哮喘患者的预防和治疗。

长效 β_2 受体激动（long - acting beta2 - agonist，LABA）吸入剂适用于哮喘（尤其是夜间哮喘和运动诱发哮喘）的预防和治疗。沙美特罗推荐剂量50μg，每日2次吸入。福莫特罗推荐剂量4.5~

$9.0\mu g$，每日 2 次吸入。福莫特罗因起效迅速，可按需用于哮喘急性发作的治疗。近年来推荐联合吸入激素和长效 β_2 受体激动药治疗哮喘。这两者具有协同的消炎和平喘作用，尤其适合于中至重度持续哮喘患者的长期治疗。但不推荐长期单独使用长效 β_2 受体激动药。

（3）茶碱：适用于轻至中度哮喘发作和维持治疗，具有舒张支气管平滑肌作用，并具有强心、利尿、扩张冠状动脉、兴奋呼吸中枢和呼吸肌等作用。口服药物包括氨茶碱和控（缓）释型茶碱。一般剂量为每日 $6\sim10mg/kg$。口服控（缓）释型茶碱后昼夜血药浓度平稳，平喘作用可维持 $12\sim24h$，尤适用于夜间哮喘症状的控制。本品与 β_2 受体激动药联合应用时，易出现心率增快和心律失常，应慎用并适当减少剂量。作为症状缓解药，在治疗重症哮喘时静脉使用茶碱可舒张支气管，负荷剂量为 $4\sim6mg/kg$，维持剂量为 $0.6\sim0.8mg/（kg\cdot h）$。由于茶碱的"治疗窗"窄，以及代谢存在较大的个体差异，可引起心律失常、血压下降、甚至死亡，在有条件的情况下应监测其血药浓度，及时调整剂量和滴速，使茶碱的血药浓度保持在 $6\sim15mg/L$ 范围内。影响茶碱代谢的因素较多，吸烟、饮酒、服用抗惊厥药、利福平等均具有肝药酶促进作用，可缩短茶碱半衰期；老人、持续发热、心力衰竭和肝功能明显障碍者，同时应用西咪替丁、大环内酯类药物（红霉素等）、氟喹诺酮类药物（环丙沙星等）和口服避孕药等都可能使茶碱血药浓度增加。多索茶碱的作用与氨茶碱相同，但不良反应较轻。

（4）抗胆碱药物：吸入抗 M 胆碱受体药物（如溴化异丙托品、噻托溴铵等）舒张支气管的作用比 β_2 受体激动药弱，起效也较慢，但长期应用不易产生耐药，与 β_2 受体激动药联合应用具有协同、互补作用。本品对有吸烟史的老年哮喘患者较为适宜，但对妊娠早期妇女和患有青光眼或前列腺肥大的患者应慎用。

（5）白三烯受体拮抗药：本品使用较为安全，尤适用于阿司匹林哮喘、运动性哮喘和伴有过敏性鼻炎哮喘患者的治疗。本品可减轻哮喘症状、改善肺功能、减少哮喘的恶化。作为联合治疗中的一种药物，此类药物可减少中至重度哮喘患者每日吸入激素的剂量，并可提高吸入激素治疗的临床疗效，联用本品与吸入激素的疗效比联用吸入长效 β_2 受体激动药与吸入激素的疗效稍差。本品服用方便，常用药物有孟鲁司特钠 10mg，1 次/d；扎鲁司特 20mg，2 次/d；异丁司特 10mg，2 次/d。

（6）抗 IgE 治疗：抗 IgE 单克隆抗体可用于血清 IgE 水平增高的哮喘患者。

2. 药物治疗方案　治疗哮喘的药物可分为控制药物和缓解药物。控制药物是指需要长期每日使用的药物，主要通过消炎作用使哮喘维持临床控制，包括吸入激素、全身用激素、白三烯调节药、长效 β_2 受体激动药（长效 β_2 受体激动药须与吸入激素联合应用）、缓释茶碱、抗 IgE 抗体及其他有助于减少全身激素剂量的药物等；缓解药物是指按需使用的药物，可通过迅速解除支气管痉挛从而缓解哮喘症状，包括速效吸入 β_2 受体激动药、全身用激素、吸入性抗胆碱能药物、短效茶碱及短效口服 β_2 受体激动药等。

（1）哮喘急性发作期的治疗：治疗目的在于通过平喘及抗炎治疗，尽快缓解症状，解除气流受限和低氧血症，同时还需制定长期治疗方案以预防再次急性发作。

对于具有哮喘相关死亡高危因素的患者，需要给予高度重视，这些患者应当尽早到医疗机构就诊。轻度和部分中度急性发作可在家中或社区治疗。治疗措施主要为重复吸入速效 β_2 受体激动药，在第 1h 每 20min 吸入 $2\sim4$ 喷。随后根据治疗反应，轻度急性发作可调整为每 $3\sim4h$ $2\sim4$ 喷，中度急性发作每 $1\sim2h$ $6\sim10$ 喷。联合使用 β_2 受体激动药和抗胆碱能制剂能够取得更好的支气管舒张作用。茶碱的支气管舒张作用弱于 SABA，不良反应较大，应慎用。部分中度和所有重度急性发作患者均应到急诊室或医院治疗。除氧疗外，应重复使用速效 β_2 受体激动药，推荐在初始治疗时连续雾化给药，随后根据需要间断给药（每 4h1 次）。中、重度哮喘急性发作应尽早使用全身激素，推荐用法：泼尼松龙 $30\sim50mg$ 每日单次给药。严重的急性发作或口服激素不能耐受时，可采用静脉注射或滴注，如甲基泼尼松龙 $80\sim160mg$，或氢化可的松 $400\sim1\,000mg$ 分次给药。静脉给药和口服给药的序贯疗法有可能减少激素用量和不良反应，具体用法为静脉使用激素 $2\sim3d$，继之以口服激素 $3\sim5d$。

重度和危重哮喘急性发作经过上述药物治疗，临床症状和肺功能无改善甚至继续恶化，应及时给予无创或有创机械通气治疗。严格控制抗菌药物的使用指征，除非有细菌感染证据，或属于重度或危重哮喘急性发作。

（2）长期治疗方案的确定：哮喘长期治疗的目标是预防复发及巩固疗效。应以患者的病情严重程度为基础，根据其控制水平分级（表5-9）选择适当的治疗方案。哮喘患者长期治疗方案分为5级，见图5-2。对以往未经规范治疗的初诊哮喘患者可选择第2级治疗方案，哮喘患者症状明显，应直接选择第3级治疗方案。每一级都应按需使用缓解药物，以迅速缓解哮喘症状。如果使用该分级治疗方案不能够使哮喘得到控制，治疗方案应该升级直至达到哮喘控制为止。当哮喘控制并维持至少3个月后，治疗方案可考虑谨慎地进行降级治疗，如减少药物种类、剂量等。

表5-9　控制水平分级

	完全控制 （满足以下所有条件）	部分控制 （在任何1周内出现以下1~2项特征）	未控制 （在任何1周内）
白天症状	无（或不超过2次/周）	超过2次/周	出现大于等于3项部分控制特征
活动受限	无	有	
夜间症状甚至憋醒	无	有	
需使用缓解药的次数	无（或不超过2次/周）	超过2次/周	
肺功能（PEF或FEV_1）	正常或不低于正常预计值/本人最佳值的80%	小于正常预计值（或本人最佳值）的80%	
急性发作	无	不低于每年1次	在任何1周内出现1次

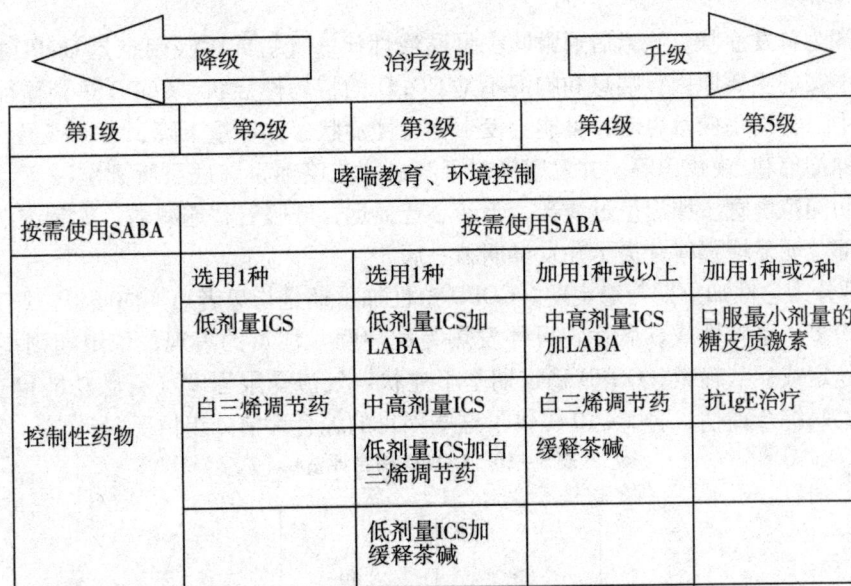

图5-2　根据哮喘病情控制分级制定治疗方案

SABA：短效β_2受体激动药；ICS：吸入糖皮质激素；LABA：长效β_2受体激动药

（六）治疗管理

通过有效的哮喘管理，通常可实现并维持哮喘控制。建立医患之间的合作关系是实现有效哮喘管理的首要措施，其中对患者进行哮喘教育是最基本的环节。此外，还应确定并减少危险因素接触。

哮喘药物的选择既要考虑药物的疗效及其安全性，也要考虑患者的实际状况，如经济收入和当地的医疗资源等。要为每个初诊患者制定哮喘防治计划，定期随访、监测，改善患者的依从性，并根据患者病情变化及时修订治疗方案。

哮喘的药学监护主要为治疗药物的疗效监护、患者依从性监护以及药物不良反应监护三方面。药师需指导患者用药，明确患者是否已知晓不同药物的作用（控制药物还是缓解症状药物）及方法（尤其需要明确各种吸入剂型，如定量气雾剂、干粉吸入器、雾化吸入器等的使用方法是否掌握）以及常见的药物不良反应及防范（如吸入糖皮质激素后应及时漱口等）。

三、慢性阻塞性肺疾病

（一）定义和流行病学

慢性阻塞性肺疾病（chronic obstructive pulmonary disease，COPD）是一种可以预防和治疗的常见疾病，其特征是持续存在的气流受限。气流受限常呈进行性发展，伴有气道和肺对有害颗粒或气体所致慢性炎症反应的增加。急性加重和合并症可影响患者整体疾病的严重程度。临床诊断 COPD 需要进行肺功能检查，吸入支气管舒张剂后 FEV1/FVC% <70% 表明存在持续性气流受限，即可诊断 COPD。COPD 目前居全球死亡原因的第 4 位，预计至 2020 年 COPD 将位居世界疾病经济负担的第 5 位。

（二）病因和发病机制

COPD 病因尚未完全阐明，一般认为与长期反复理化刺激（如吸烟、职业性粉尘和化学物质、空气污染）或感染有关，少数与过敏及遗传因素有关。呼吸道防御功能下降及免疫力降低，呼吸道易感性增高，是发病的内在因素。

目前普遍认为 COPD 以气道、肺实质和肺血管的慢性炎症为特仕。除炎症外，肺部的蛋白酶和抗蛋白酶失衡、氧化与抗氧化失衡以及自主神经系统功能紊乱（如胆碱能神经受体分布异常）等也在 COPD 发病中起重要作用。

（三）临床表现

慢性咳嗽通常为首发症状。咳嗽后通常咳少量黏液性痰。气短或呼吸困难是 COPD 的标志性症状，也是使患者焦虑不安的主要原因。喘息和胸闷不是 COPD 的特异性症状。COPD 早期体征可不明显。在疾病的临床过程中，特别是较重患者，可能会发生全身性症状，如体重下降、食欲减退、外周肌肉萎缩和功能障碍、精神抑郁和/或焦虑等。并发感染时可咳血痰或咯血，肺底可听到湿啰音。并发肺气肿时可出现桶状胸、肋间隙增宽，叩诊呈过清音，听诊心音遥远，呼吸音普遍减弱。如剑突下出现心脏搏动并且心音较心尖部位明显增强时，提示并发早期肺心病。

COPD 病程可分为急性加重期与稳定期。COPD 急性加重期是指患者短期内咳嗽、咳痰、气短和/或喘息加重，痰量增多，呈脓性或黏脓性，可伴发热等炎症明显加重的表现。稳定期则指患者咳嗽、咳痰、气短等症状稳定或症状轻微。COPD 稳定期基于症状、气流受限程度（行肺功能检查）、急性加重风险、并发症对疾病综合评估，表 5-10 提供了这些项目的综合评估分组情况。

表 5-10 COPD 综合评估

症状
（mMRC 或 CAT 评分）

患者	特征	肺功能分级	每年急性加重次数	mMRC	CAT
A 组	低风险 症状少	GOLD 1 ~ 2	≤1	0 ~ 1	<10
B 组	低风险 症状多	GOLD 1 ~ 2	≤1	≥2	≥10
C 组	高风险 症状少	GOLD 3 ~ 4	≥2	0 ~ 1	<10
D 组	高风险 症状多	GOLD 3 ~ 4	≥2	≥2	≥10

注：评估风险时，以 GOLD 肺功能分级或急性加重史评估所得到的风险最高结果为准。

（四）治疗原则

COPD 治疗应围绕以下几个方面进行。

（1）戒烟，避免或防止粉尘、烟雾和有害气体的吸入。

（2）解除气道阻塞中的可逆因素，减缓肺功能下降的进程。

（3）控制咳嗽和痰液的生成。

（4）预防和消除呼吸道感染。

（5）控制各种并发症，慢性阻塞性肺疾病急性发作往往出现一些并发症，如呼吸衰竭、右心衰竭、水电解质和酸碱失衡、心律失常、休克、肝肾功能障碍等，应采取措施处理上述并发症。

（五）药物治疗

1. 治疗药物分类 COPD 常用治疗药物按药理学可分为支气管扩张药、糖皮质激素、抗菌药物及其他药物（如祛痰药、抗氧化药、免疫调节药）等。

（1）支气管舒张药：支气管舒张药可松弛支气管平滑肌、扩张支气管、缓解气流受限，是控制 COPD 症状的主要治疗措施。短期按需应用可缓解症状，长期规则应用可预防和减轻症状，增加运动耐力，但不能使所有患者的 FEV_1 都得到改善。与口服药物相比，吸入药不良反应小，常作为首选。主要的支气管舒张药有 β_2 受体激动药、茶碱类药物、抗胆碱能药物，可单独或联合应用。

β_2 受体激动药：短效定量雾化吸入剂如沙丁胺醇、特布他林等，主要用于缓解症状，按需使用；福莫特罗为长效定量吸入剂。

茶碱类药物：可解除气道平滑肌痉挛，广泛用于 COPD 的治疗。缓释型或控释型茶碱每日 1 次或 2 次口服可达稳定血药浓度，对 COPD 有一定效果。茶碱血药浓度监测对估计疗效和不良反应有一定意义。

抗胆碱能药物：如异丙托溴铵气雾剂，可阻断 M 胆碱受体，为短效 M 受体阻断药（short - acting muscarinic antagonist，SAMA）。噻托溴铵可选择性作用于 M_3 和 M_1 受体，为长效 M 受体阻断药（long - acting muscarinic antagonist，LAMA），作用长达 24h 以上，吸入剂量为 18μg，1 次/d。长期吸入可增加深吸气量，减低呼气末肺容积，进而改善呼吸困难，提高运动耐力和生活质量，也可减少急性加重频率。

（2）糖皮质激素：COPD 稳定期长期应用糖皮质激素吸入治疗并不能阻止其 FEV_1 的降低趋势。长期规律的吸入糖皮质激素较适用于 FEV_1 <50% 预计值并且有临床症状以及反复加重的 COPD 患者。这一治疗可减少急性加重频率，改善生活质量。联合吸入糖皮质激素和 β_2 受体激动药，比各自单用效果好，目前已有布地奈德/福莫特罗、氟替卡松/沙美特罗两种联合制剂。对 COPD 患者不推荐长期口服糖皮质激素治疗。

（3）磷酸二酯酶 - 4 抑制药：对于伴有急性加重史和慢性支气管炎的 GOLD 3 级和 4 级患者，磷酸二酯酶 - 4 抑制药（Phosphodiesterase 4 inhibitor，PDE4 - I）罗氟司特与口服糖皮质激素联合应用可减少急性加重的发生。长效支气管舒张药治疗时加用罗氟司特也可减少急性加重的发生。

（4）其他药物

祛痰药（黏液溶解药）：COPD 气道内可产生大量黏液分泌物，可促使继发感染，并影响气道通畅，应用祛痰药有利于气道引流通畅，改善通气，但除少数有黏痰患者获益外，总体来说效果并不十分确切。常用药物有盐酸氨溴索、乙酰半胱氨酸等。

抗氧化药：COPD 气道炎症使氧化负荷加重，加重 COPD 的病理、生理变化。应用抗氧化药如乙酰半胱氨酸具有抗氧化作用，可降低疾病反复加重的频率。

免疫调节药：对降低 COPD 急性加重严重程度可能具有一定的作用。但尚未得到确证，不推荐作常规使用。

疫苗：流感疫苗可减少 COPD 患者的严重程度和死亡，可每年给予 1 次（秋季）或 2 次（秋、冬）。它含有灭活或活性、无活性病毒，应每年根据预测的病毒种类制备。

中医治疗：辨证施治是中医治疗的原则，COPD 治疗亦应据此原则进行。

2. 药物治疗方案　有以下几种方法。

（1）COPD 稳定期治疗：稳定期 COPD 的治疗目的是减轻症状、阻止病情发展，缓解或阻止肺功能下降，改善活动能力，提高生活质量及降低病死率。药物治疗可预防和控制症状，减少急性加重的频率和严重程度，提高运动耐力。除药物治疗外，COPD 的治疗还包括氧疗、康复治疗，甚至外科治疗等。

（2）COPD 急性加重期的治疗：首先应根据症状、血气、胸部 X 线片等评估病情的严重程度，常见治疗措施如下。

控制性氧疗：氧疗是 COPD 加重期住院患者的基础治疗。吸入氧浓度不宜过高，需注意可能发生潜在的 CO_2 潴留及呼吸性酸中毒。氧疗 30min 后复查动脉血气，确认满意的氧合水平 [Pa（O_2）> 60mmHg（7.98kpa），Sa（O_2）>90%]。

抗菌药物：引起 COPD 加重的最常见原因是气管 - 支气管感染，主要是病毒、细菌的感染。当 COPD 加重，有脓性痰者，应给予抗菌药物治疗。抗菌药物选择应依据患者肺功能及常见的致病菌，结合患者所在地区致病菌及耐药流行情况，选择敏感的抗菌药物。抗菌治疗应尽可能将细菌负荷降低到最低水平，以延长 COPD 急性加重的间隔时间。长期应用广谱抗生素和糖皮质激素易继发深部真菌感染，应密切观察真菌感染的临床征象并采用防治真菌感染措施。

支气管舒张药：短效 β_2 受体激动药较适用于 COPD 急性加重期的治疗。若效果不显著，建议加用抗胆碱能药物。对于较严重的 COPD 加重者，可考虑静脉滴注茶碱类药物。

糖皮质激素：COPD 加重期住院患者宜在应用支气管舒张药基础上，口服或静脉滴注糖皮质激素，建议口服泼尼松 30～40mg/d，连续 7～10d 后逐渐减量停药。也可以静脉给予甲泼尼龙 40mg，1 次/d，3～5d 后改为口服。

机械通气：可通过无创或有创方式给予机械通气，根据病情需要，可首选无创性机械通气。

其他治疗措施：维持液体和电解质平衡，补充营养，注意痰液引流，识别并治疗伴随疾病及并发症等。

（六）治疗管理

通过教育与管理可以提高患者及有关人员对 COPD 的认识和自身处理疾病的能力，更好地配合治疗和加强预防措施。主要内容包括：①教育与督促患者戒烟。②使患者了解 COPD 的病理生理与临床基础知识。③掌握一般和某些特殊的治疗方法。④学会自我控制病情的技巧，如腹式呼吸及缩唇呼吸锻炼等。⑤了解赴医院就诊的时机。⑥社区医师定期随访管理。

COPD 的药学监护要点主要为治疗药物的疗效监护、患者依从性监护及药物不良反应监护三方面。药师需指导患者用药，明确患者是否已知晓不同药物的作用（急性加重期用药还是稳定期用药）及方法（尤其需要明确各种吸入剂型，如定量气雾剂、干粉吸入器、雾化吸入器等的使用方法是否掌握）以及常见的药物不良反应及防范（如吸入糖皮质激素后应及时漱口等）。

四、肺结核

（一）定义和流行病学

肺结核是指由结核杆菌引起的慢性肺部感染性疾病，占各器官结核病总数的80%～90%。其他脏器的结核菌感染均称肺外结核。肺结核在许多国家和地区失控的原因主要是人免疫缺陷病毒（human immunodeficiency virus，HIV）感染的流行、多重耐药结核杆菌感染的增多等。

传染性肺结核患者排菌是传播的主要途径，尤其是痰涂片阳性患者。主要途径是患者与正常人间的飞沫传播。排菌量越多，接触时间越长，危害越大。糖尿病、硅沉着病、免疫抑制药（包括糖皮质激素使用者）、HIV感染及艾滋病患者均是结核病的易感者。

（二）病因和发病机制

结核杆菌是引起肺结核的病原菌，属于分枝杆菌，人型和牛型（尤以人型标准菌株H37Rv）是人类结核病的主要致病菌。

病灶中的结核杆菌按生长速度可分为：A群，代谢旺盛，繁殖能力强，致病力强，传染性大，但易被杀灭；B群，在吞噬细胞的酸性环境中生长受到抑制，代谢缓慢；C群，半休眠菌，只对少数药物敏感；D群，全休眠菌，逐渐被吞噬细胞消灭，一般耐药，可引起久治不愈。B、C菌群为顽固菌群。

耐药性是结核菌的重要生物学特征，抗多药结核杆菌感染已成为结核疫情回升的主要原因。根据耐药性的获得方式可分为天然耐药和获得耐药。天然耐药指从未接触药物治疗的患者，其野生结核菌株对某药不敏感，通常不引起严重后果；获得性耐药指药物与结核菌接触后出现的结核菌耐药。抗多药耐药结核菌是指体外至少对包括异烟肼和利福平两个或两个以上药物同时耐药的结核菌。耐药性产生的原因主要是结核杆菌细胞膜上的抗多药外转运泵将细胞内的药物转运至细胞外。联合用药可最大限度地减少耐药菌优势生长的机会和耐药性的产生。避免和克服细菌耐药是结核病化学治疗成功的关键。

结核菌入侵宿主体内，从感染、发病到转归均与多数细菌性疾病有显著不同，感染后是否发病，取决于宿主机体反应性和入侵结核杆菌的数量和毒力。结核菌发病引起的宿主反应具有特殊意义，分四个阶段。

第一阶段：吸入的结核菌存肺内沉淀，结核菌繁殖，在局部形成病变的同时，结核菌被非活化的肺泡巨噬细胞吞噬后运送至相应的肺门乃至纵隔淋巴结引起病变，形成早期感染灶。

第二阶段：T细胞反应期，由细胞介导的细胞免疫和迟发型过敏反应形成，对结核病发病、演变和转归起决定性影响。

第三阶段：共生期，大部分感染者结核菌可以持续存活，细胞与宿主处于共生状态。

第四阶段：在机体迟发型超敏反应的影响下，水解酶可使肺及淋巴结干酪样坏死组织液化，形成空洞，引起支气管播散，发展成活动性肺结核，乃至全身血行播散。

（三）临床表现

肺结核临床多表现为慢性过程，呈多样性，可无任何症状，待各种临床表现出现，病变已达较重程度。

发热为肺结核常见的全身毒性症状，表现为长期午后低热，次晨降至正常，伴有乏力、食欲减退、消瘦、盗汗等；若肺部病灶进展播散，则呈不规则高热。呼吸系统症状包括咳嗽、咳痰、咯血、胸痛等。病变范围较大，患侧肺部呼吸运动减弱，叩诊呈浊音，听诊时呼吸音减低，或为支气管肺泡呼吸音。锁骨上下、肩胛间区叩诊略浊，咳嗽后偶可闻及湿啰音。

临床上一般将肺结核分为以下方面。

（1）原发型肺结核：是指初次感染结核菌而发病者，多为儿童、青少年、少数民族及边远地区居民，成年人偶发。

（2）血行播散型肺结核：由于机体免疫功能降低、变态反应增高，肺内原发灶及肺门纵隔淋巴结内的结核菌通过淋巴血行引起血行播散型肺结核乃至全身血行播散型结核病。以儿童、青少年多见。

（3）继发型肺结核：是指发生于原发结核病后任何时期的肺结核，又称初染后结核病，90% 发生于成年人。

（4）结核性胸膜炎：常发生于原发感染后阶段，原发感染后机体对结核菌变态反应性增高，结核菌可经原发灶或淋巴结经淋巴、血行散播至肺及胸膜，也可作为全身散播性结核病的一个组成部分，以儿童、青少年为主。

（5）肺外结核：结核病可侵至胸壁、支气管、中枢神经系统、消化系统、泌尿生殖系统、骨关节乃至内分泌系统。

（四）治疗原则

肺结核的治疗以化学治疗（化疗）为主，目的是治愈疾病，达到杀菌灭菌、中断传播、防止复发、防止耐药性产生。其原则为：早期、联合、适量、规律、全程。

1. 早期　主要指早期治疗患者，一旦发现和确诊后立即给药治疗。对活动性病灶，早期合理化疗效果满意。

2. 联合　指根据病情及抗结核药特点，联合两种以上药物，以增强和确保疗效，同时预防耐药菌的产生。

3. 适量　指根据不同病情及不同个体，规定不同给药剂量。避免因剂量过大或不足产生不良反应或耐药性。

4. 规律　患者必须严格按照化疗方案规定的用药方法，有规律地坚持治疗，不可随意更改方案或随意停药。

5. 全程　指患者必须按照方案所定的疗程坚持治疗，短程化疗通常为 6 ~ 9 个月。

其他治疗方法如免疫治疗、介入治疗、外科手术和中医、中药等治疗方法，一般只能作为辅助治疗手段。对于严重的耐药性肺结核，宜强调综合治疗，以提高疗效。

（五）药物治疗

1. 治疗药物分类　分为以下两种情况。

（1）一线药物：异烟肼（isoniazid，INH），链霉素（streptomycin，SM），利福平（rifampicin，RFP），吡嗪酰胺（pyrazinamide，PZA），乙胺丁醇（ethambutol，EMB）和氨硫脲（thioacetazone，TB1）等。

（2）二线药物：对氨基水杨酸（aminosalicylic acid，PAS），卡那霉素（kanamycin，KM），丁胺卡那霉素（amikacin，AKM），紫霉素（viomycin，VM），卷曲霉素（capreomycin，CPM），环丝霉素（cycosefinum，CS），乙硫异烟胺（ethionamide，1314Th），丙硫异烟胺（prothionamide，1321Th）等。

2. 化疗方法　有以下几种方法。

（1）标准疗法：常用的治疗方法，使用 INH、SM 和 PAS，每日用药，1 个疗程 12 ~ 18 个月。

（2）短程疗法：使用高效抗结核药物，1 个疗程缩短为 6 ~ 9 个月，主要药物有 INH、RFP、PZA、SM。治疗 9 个月比 6 个月复发率低，一般为 INH + RFP + PZA。

（3）间歇疗法和两阶段疗法：间歇疗法是指在临床上有规律地每周 2 ~ 3 次用药，能够达到与每日用药同样的效果，且具有毒性小、费用低、患者服药方便、耐受性好、易于监督执行等优点。两阶段疗法是指在疗程开始的 2 ~ 3 个月为强化治疗阶段，每日用药；此后为巩固治疗阶段，改为每周给药 2 ~ 3 次，直至完成全疗程。

（4）督导用药：医护人员按时督促患者用药，做到亲眼看着患者服药入口，加强随访宣教，提高其依从性，能大大提高治疗成功率。

3. 化疗方案　如下所述。

（1）初治病例：未经抗结核药治疗或用药时间少于 1 个月的新发病例，可采用一线药物治疗，容易达到杀菌或抑菌作用。

（2）复治病例：复治病例的结核菌常产生继发耐药，应根据药物敏感试验选择 3 种以上敏感抗结核药物联合使用。初治失败的病例，常保留INH，加上2种以上未用过的药物，如KM、CPM、1321Th、喹诺酮类等，1个疗程一般需1年。

（六）治疗管理

1. 预防措施　结核病控制的任务是控制传染源、减少发病、死亡和传播。实施国家结核病防治工作规则，坚持预防为主的方针，防治结合，发挥各级防治机构的作用，才能全面有效的预防、控制结核病。

化学药物预防一般采用INH 300mg/d顿服，时间为1年；或INH 300mg/d顿服加利福喷汀600mg/d顿服，时间为半年。疫苗接种也是结核病控制的重要手段之一，可通过卡介苗（Bacillus Calmette - Guerin vaccine，BCG）接种等方法。

2. 药学监护　肺结核治疗药物不良反应较多，需注意防范，如异烟肼、利福平、吡嗪酰胺、对氨基水杨酸均可引起肝损害；异烟肼、乙胺丁醇、链霉素、卡那霉素等可见神经系统不良反应；胃肠道反应常见于口服对氨基水杨酸、吡嗪酰胺、利福平等；链霉素、卡那霉素、阿米卡星、卷曲霉素等具有耳毒性及肾毒性。

（郑　英）

第四节　消化系统疾病的药物治疗

一、消化性溃疡

（一）疾病定义和流行病学

消化性溃疡（peptic ulcer）主要指发生在胃和十二指肠的慢性溃疡，亦可发生于食管下段、胃空肠吻合口周围及含有异位胃黏膜的梅克尔（Meckel）憩室。因溃疡的形成和发展与胃液中胃酸和胃蛋白酶的消化作用有关，故称消化性溃疡。约95%以上的消化溃疡发生在胃或十二指肠，故又分别称为胃溃疡（gastric ulcer，GU）或十二指肠溃疡（duodenal ulcer，DU）。

消化性溃疡是一种常见病，约10%的人在其一生中患过此病。临床上，十二指肠溃疡较胃溃疡多见，以青壮年多发，男多于女，儿童亦可发病，老年患者所占比例亦逐年有所增加。胃溃疡的平均患病年龄高于十二指肠溃疡约10年。

（二）病因和发病机制

消化道黏膜的完整性依赖于侵袭因素和防御因素的平衡。侵袭因素主要包括胃酸及胃蛋白酶的侵袭作用、幽门螺旋杆菌（helicobacter pylori，Hp）感染、长期服用非甾体消炎药（nonsteroidal antiinflammatory drugs，NSAIDs）；防御因素主要是指胃和十二指肠黏膜自身的防御能力。此外，胃排空延缓和胆汁反流、胃肠肽的作用、遗传因素、药物因素、环境因素和精神因素等，都和消化性溃疡发生相关。其中，胃溃疡以黏膜防御因素减弱为主，十二指肠溃疡以侵袭因素增强为主。

（三）临床表现

多数消化性溃疡患者具有典型的临床表现，即慢性、周期性、节律性上腹痛。十二指肠溃疡以饥饿痛为主，胃溃疡以餐后痛为主。可伴有上腹饱胀、反酸、嗳气、恶心、呕吐、食欲减退、失眠等症状，疼痛较剧而影响进食者可有消瘦及贫血。部分患者平时缺乏典型临床表现，或以大出血、急性穿孔为其首发症状。特殊类型溃疡如幽门管、球后、胃底贲门区、巨大溃疡及多发性溃疡、复合性溃疡，腹痛可不典型，可有背部放射痛或夜间痛。消化性溃疡可发生上消化道出血、穿孔、幽门梗阻和癌变等并发症。

（四）治疗原则

1. 内科基本治疗　调整生活方式，工作劳逸结合，避免过劳和精神紧张，改变不良的生活习惯，戒烟酒。注意饮食，避免摄入对胃有刺激的食物，停服 NSAIDs、糖皮质激素等致溃疡药物。

2. 外科治疗　适用于急件穿孔、大量出血内科治疗无效、疑有癌变、难治性或顽固性溃疡等。

3. 药物治疗　消化性溃疡药物治疗的近期目标是缓解症状、愈合溃疡，远期目标是消除病因、根除 Hp、防止复发、避免并发症。根据病情可选择抑制胃酸分泌药物、胃黏膜保护药物、根除 Hp 药物、对症治疗药物、并发症防治药物等。

活动期的治疗首选质子泵抑制药（proton pump inhibitor，PPI）或组胺 H_2 受体拮抗药（histamine type－2 receptor antagonist，H_2RA）；并发出血等并发症以及其他治疗失败的病例应优先使用 PPI 治疗；腹痛明显者，在治疗开始阶段加用抗酸药；胃溃疡患者可考虑抑酸药和胃黏膜保护药联合应用；并发十二指肠胃反流或腹胀症状明显时可联合使用促胃肠动力药；预防溃疡复发，部分患者可采用"维持治疗"；伴有 Hp 感染时必须行根除 Hp 治疗。

（五）药物治疗

1. 治疗药物分类　有以下几种情况。

（1）抑酸药：包括①PPI，即 H^+/K^+－ATP 酶抑制药，直接作用于泌酸的最终环节——质子泵，其抑酸作用强，特异性高，持续时间长久。常用 PPI 包括：奥美拉唑（omeprazole），兰索拉唑（lansoprazole），泮托拉唑（pantoprazole），雷贝拉唑（rabeprazole）及埃索美拉唑（esomeprazole）等。②H_2RA，竞争性拮抗 H_2 受体，能明显抑制基础胃酸及食物和其他因素所引起的胃酸分泌。代表药物有：第一代产品西咪替丁（cimetidine），第二代产品雷尼替丁（ranitidine）和第三代产品法莫替丁（famotidine）、尼扎替丁（nizatidine）等。③抗胆碱能药，通过竞争性阻断胃壁细胞上的乙酰胆碱受体，减少胃酸分泌。代表药物有哌仑西平（pirenzepine）。因抗溃疡效果不理想、不良反应大，目前已很少应用。④胃泌素受体阻断药，代表药物为丙谷胺（proglumide）。抗溃疡效果弱于 H_2RA。

（2）抗酸药：主要为一些无机弱碱性物质，可中和胃酸，降低胃蛋白酶活性，减轻对胃黏膜的刺激和腐蚀，代表药物有铝碳酸镁（hydrotalcite）、氧化镁（magnesium oxide）、氢氧化铝（aluminium hydroxide）。

（3）胃黏膜保护药：通过促进胃黏液和碳酸氢钠盐分泌，刺激前列腺素合成，改善黏膜血流或在黏膜表面形成保护层增强黏膜抵抗力。常用药物有前列环素（prostaglandin，PG）衍生物、瑞巴派特（rebarnlpide）、替普瑞酮（teprenone）、吉法酯（gefarnate）、硫糖铝（sucralfate）、铋剂等。

（4）促胃肠动力药：能促进胃排空和增加胃黏膜血流量，增强幽门括约肌张力，防止胆汁反流，适用于消化性溃疡并发十二指肠胃反流或腹胀症状明显者。常用药物有甲氧氯普胺（metoclopramide）、多潘立酮（domperidone）、莫沙必利（mosapride）等。

（5）抗生素：主要有阿莫西林、克拉霉素、甲硝唑、四环素、呋喃唑酮、左氧氟沙星等，该类抗生素多在酸性环境中较稳定，在抗 Hp 感染联合用药中发挥作用。

2. 药物治疗方案　有以下几种方法。

1）消化性溃疡的治疗：首选抑酸药 PPI 或 H_2RA。

使用标准剂量的 PPI（奥美拉唑 20mg/d、兰索拉唑 30mg/d、泮托拉唑 40mg/d、雷贝拉唑 10mg/d、埃索美拉唑 20mg/d）治疗 DU 的 1 个疗程一般为 2～4 周，GU 一般为 4～8 周。对 H_2RA 无效的消化性溃疡患者，PPI 治疗 8 周后治愈率超过 90%。在消化性溃疡急性出血时，短期大剂量使用奥美拉唑治疗，对胃黏膜的愈合和预防再出血疗效良好。对 NSAIDs 相关消化性溃疡，无论是否继续使用 NSAIDs，采用奥美拉唑 20mg/d 口服 4～8 周，可实现溃疡愈合。

H_2RA 临床应用的常规剂量为：①西咪替丁，每次 200～400mg，2～4 次/d，餐后及临睡前服；或 800mg，睡前一次服。②雷尼替丁，150mg，2 次/d；或 300mg，睡前一次服。③法莫替丁，20mg，2 次/d，早餐和晚餐后服用；或 40mg，睡前一次服。④尼扎替丁，300mg，睡前一次服。H_2RA 治疗 DU 的 1 个疗程一般为 4～6 周，GU 一般为 6～8 周。

腹痛明显者，在早期联合治疗阶段可加用抗酸药。抗酸药常用给药方案：铝碳酸镁 1g，3 次/d，1 个疗程 6～8 周。

胃溃疡患者大多胃酸分泌正常，黏膜防御功能受损，故胃溃疡单用抑酸药疗效不如十二指肠溃疡，可考虑抑酸药和胃黏膜保护药联合用药。胃黏膜保护药的常用给药方案：①米索前列醇，每次200μg，4次/d，餐前及临睡前服用，1个疗程4～8周，孕妇及心脑血管疾病者禁用。②硫糖铝，每次1g，4次/d，口嚼成糊状后温开水吞服，餐前1h服用。③瑞巴派特，100mg，3次/d，餐前服用。④吉法酯，100mg，3次/d，餐前服用。⑤替普瑞酮，50mg，3次/d，餐后服用。

对于合并Hp感染的消化性溃疡患者，可联合使用铋剂。

对于合并十二指肠胃反流或腹胀症状明显的患者，可联合使用促胃肠动力药。

（2）抗Hp治疗：Hp阳性的消化性溃疡患者，无论溃疡初发还是复发、活动与否、有无并发症，均应进行抗Hp治疗。根除Hp感染可使绝大多数Hp相关性消化道溃疡患者完全康复。目前单一用药疗效差，提倡联合用药。

抗Hp感染药物主要有抑酸剂、铋剂、抗生素等。抑酸剂通过提高胃内pH，增加抗生素稳定性，提高抗Hp疗效；铋剂通过破坏Hp的细胞壁、阻止Hp黏附于胃黏膜上皮和抑制Hp所产生的蛋白酶、尿激酶和磷脂酶，从而发挥抗Hp功效；铋剂与抗生素合用有协同效应，可减少抗生素耐药机会。

抗Hp治疗的一线方案可分为PPI为基础和铋剂为基础的两大类方案，在PPI或铋剂基础上加用两个抗生素组成三联方案。

1）以PPI为基础的常用三联疗法方案（疗程为7～14d）

PPI标准剂量＋克拉霉素500mg＋阿莫西林1 000mg，2/d。

PPI标准剂量＋克拉霉素500mg＋甲硝唑400mg，2/d。

PPI标准剂量＋阿莫西林1 000mg＋甲硝唑400mg，2/d。

PPI标准剂量＋阿莫西林1 000mg＋呋喃唑酮100mg，2/d。

PPI标准剂量为：奥美拉唑20mg/d或兰索拉唑30mg/d或泮托拉唑40mg/d或雷贝拉唑10mg/d或埃索美拉唑20mg/d。出于经济因素考虑，上述方案中的PPI可用H_2RA替代，如西咪替丁400mg或雷尼替丁150mg或法莫替丁20mg，但根除率会有所降低。

2）以铋剂为基础的常用三联疗法方案（疗程为14d）

铋剂标准剂量＋克拉霉素500mg＋甲硝唑400mg，2/d。

铋剂标准剂量＋克拉霉素500mg＋呋喃唑酮100mg，2/d。

铋剂标准剂量＋四环素500mg＋甲硝唑400mg，2/d。

铋剂标准剂量为：枸橼酸铋钾220mg或240mg、果胶铋240mg。

因Hp对克拉霉素和甲硝唑的耐药率在我国逐步上升，2012年第四次全国Hp感染共识意见提出，为提高初次根除Hp的成功率，建议采用含铋剂的四联10d疗法，或采用将抗生素分为前后两个阶段的序贯疗法，根除率均可达到90%以上。

根除Hp后是否继续抗溃疡治疗：若根除Hp方案疗效稍低、溃疡面积较大、抗Hp治疗结束时患者症状未缓解或近期有出血等，应考虑在抗Hp治疗结束后继续用抑酸药PPI治疗2～4周（十二指肠溃疡）和4～6周（胃溃疡）。

复查时间：根除Hp治疗结束至少4周后进行^{13}C或^{14}C尿素呼气试验。

复发：消化性溃疡复发最常见的原因是未根除Hp，对复发的患者，应查明可能存在的持续感染，若感染存在，应再次行抗Hp治疗。

（3）维持治疗：对于Hp阴性或根除Hp后仍有严重并发症的消化性溃疡患者、高龄或伴有严重疾病的消化性溃疡患者、需长期服用NSAIDs或抗凝药物的消化性溃疡患者，应进行维持治疗。常用药物为H_2RA或PPI，给药方案为：标准剂量的半量睡前服用，治疗时间根据具体病情决定。

（六）治疗管理

1. 疗效管理　有以下两种情况。

（1）治疗消化性溃疡：要求使胃液pH＞3的时间超过18h/d，以溃疡是否愈合为标准。

PPI 抑制胃酸分泌效果较 H_2RA 更强，且作用持久，能更快地促进溃疡愈合，不易发生耐药，目前为活动期消化性溃疡治疗的首选，尤其适合疼痛严重、合并出血或其他治疗失败的患者。在 PPI 药物中，奥美拉唑、兰索拉唑、泮托拉唑等第一代 PPI 存在起效慢、药动学个体差异大、与其他药物相互作用多等问题。雷贝拉唑可作用于 H^+/K^+ - ATP 酶的 4 个位点，抑酸作用更强。因此，以雷贝拉唑和埃索美拉唑为代表的新一代 PPI 在临床上应用日趋广泛，雷贝拉唑的代谢可通过细胞色素 P_{450} 介导的代谢和非酶代谢两条途径，是受 CYP2C19 相关的多态性影响最小的质子泵抑制剂，因而雷贝拉唑与奥美拉唑等其他质子泵抑制剂相比，药物间相互作用更少，服用更为安全，而且无明显个体差异。埃索美拉唑是奥美拉唑的单一光学异构体，其口服吸收比奥美拉唑快，因此可更快地缓解症状。

（2）抗 Hp 治疗：常用的抗生素主要有阿莫西林、克拉霉素、甲硝唑、四环素、呋喃唑酮、左氧氟沙星等。阿莫西林在体内外均有良好的抗 Hp 效果，胃内 pH 值接近中性时，其杀菌活性显著增加，基本无 Hp 耐药性，缺点是可引起过敏反应，因此使用前需要做青霉素皮试。克拉霉素易于吸收，抗 Hp 效果好，但单独使用易耐药，与 PPI 合用，可提高其疗效，减少耐药发生率。甲硝唑有良好的抗 Hp 作用，但易耐药，目前已不推荐使用。四环素抗 Hp 效果好，且耐药菌株少，缺点是其不良反应较多。由于 Hp 耐药菌株的增加，呋喃唑酮和左氧氟沙星等在临床上的应用逐渐增多，两者均有较强的抗 Hp 活性。抑酸剂在根除方案中起重要作用，PPI 的抑酸作用受药物作用强度、宿主参与 PPI 代谢的 CYP2C19 基因多态性等因素影响。选择作用稳定、疗效高、受 CYP2C19 基因多态性影响较小的 PPI，如埃索美拉唑或雷贝拉唑，可提高根除率。

2. 不良反应管理　分为以下几种情况。

（1）PPI 对孕妇及儿童的安全性尚未确立，禁用于妊娠、哺乳期妇女和儿童；对严重肝受损者日剂量应予限制；对有药物过敏史、肝功能障碍患者及高龄者慎用。其中奥美拉唑、兰索拉唑、泮托拉唑服后偶见疲乏、嗜睡反应。

（2）H_2RA 对妊娠、哺乳期妇女禁用；对有过敏史、肝肾功能不全者和儿童慎用；对严重心脏及呼吸系统疾病者慎用；对急性胰腺炎、系统性红斑狼疮、器质性脑病者慎用。

（3）长期应用抗酸药最常见的不良反应是腹泻或便秘，所有抗酸药均产生暂时性代偿性盐酸分泌增多，对习惯性便秘者不宜使用。

（4）胃黏膜保护药前列环素衍生物（代表药物为米索前列醇）由于不良反应较多且价格昂贵，临床上作为二线用药，用于防治 NSAIDs 导致的溃疡。

3. 用药指导　如下所述。

（1）掌握最佳服药时间：治疗溃疡病的药物有很多种，因作用机制不同服药的时间也不同。抗酸药主要是中和胃酸，降低胃及十二指肠酸度，其最佳服药时间是餐后 60～90min；抗胆碱药能减少胃酸分泌，解除平滑肌痉挛，延长胃排空，因其作用高峰在口服后 60～90min，故服药时间在餐前 15～30min 最佳；H_2RA 通过阻断组胺 H_2 受体，减少组胺和促胃液素引起的胃酸分泌，现主张临睡前一次服药，不仅疗效好，又能减少药物的不良反应，可长期服用。

（2）注意联合用药方法：在应用一种药物治疗效果不好时，可根据患者的病情，考虑两种或三种药物联用，如抗酸药与抑制胃肠蠕动的药物联用，或 H_2RA 与抗酸药联用等，既可增加药物疗效，也可减少不良反应。而有些情况下，则应避免合用，如抗酸药可干扰硫糖铝的药理作用，两者不能合用。

由于消化道溃疡病可因 Hp 感染引起，因此尚需与抗菌药物联用，但要注意在治疗期间严禁服用对胃肠道有强烈刺激的药物，如激素类药物和解热镇痛类药物等。此外，为避免 Hp 耐药菌株的产生，严格掌握 Hp 根除的适应证，合理选用抗生素联合用药。

（3）药物相互作用：PPI 的抑酸效果较好，但是近期研究表明，PPI 可以通过竞争性结合细胞色素 P_{450} 来抑制氯吡格雷在体内的代谢，减少其活性产物的产生。流行病学研究进一步确证，PPI 药物可以降低急性冠状动脉综合征（ACS）患者体内氯吡格雷的抗血小板功能，从而增加心血管事件的风险。因此，目前建议在并发心血管疾病的人群中，如已使用抗凝药物氯吡格雷，需要评估其启用或继续服用 PPI 的风险。

　　我国 2012 版的《抗血小板药物消化道黏膜损伤的预防和治疗中国专家共识》指出，内镜和流行病学研究均发现，PPI 能明显降低服用阿司匹林或氯吡格雷患者所致消化道损伤的发生率。某些 PPI 可抑制 CYP2C19 通路而影响氯吡格雷的活化，其程度取决于 PPI 的代谢途径及其与 CYP 的亲和力。研究发现 5 种 PPI 对 CYP2C19 均具有竞争性抑制作用，其中泮托拉唑和雷贝拉唑的抑制能力最小。对于消化道出血的高危患者仍需联合 PPI，但要充分考虑不同 PPI 对氯吡格雷抗血小板作用的影响，建议避免使用对 CYP2C19 抑制作用强的 PPI，如奥美拉唑和埃索美拉唑。

二、上消化道出血

（一）疾病定义和流行病学

　　消化道出血是指屈氏韧带以上的消化器官，包括食管、胃、十二指肠、胆道、胰腺或胃空肠吻合术后的上段空肠等部位的出血。短时间内（数小时）出血量超过 1 000ml 为大出血。据统计，每年每 10 万中有 50 ~ 150 人发生上消化道出血，且男性患者明显多于女性患者，比例约为 3.25 ∶ 1，该病死亡率为 6% ~ 10%。

（二）病因和发病机制

　　上消化道出血发生原因包括：消化道黏膜发生糜烂、溃疡，侵蚀血管导致出血；门脉高压症引发食管、胃底静脉曲张破裂导致出血；药物刺激或机体急性应激引发急性胃黏膜病变导致出血；胃肿瘤患者的肿瘤组织缺血坏死形成糜烂、溃疡，腐蚀血管导致出血；胃血管性疾病，如血管瘤、动静脉畸形、胃黏膜下恒径动脉破裂（Dieulafoy 病）等导致出血；各种原因引起剧烈呕吐、干呕，使腹内压或胃内压骤然升高，造成贲门、食管远端黏膜和黏膜下层撕裂，即食管贲门黏膜撕裂综合征（Mallory - Weiss 综合征），导致出血；上消化道邻近组织器官的疾病，如胆道结石、蛔虫、肿瘤，肝癌、肝脓肿，胰腺疾病，主动脉瘤，纵隔肿瘤、脓肿等上消化道邻近组织器官的疾病，进一步发展可累及食管、胃、十二指肠等发生病变，导致出血；全身性疾病，如血液病、感染性疾病、尿毒症、遗传性疾病等，引起凝血功能障碍，导致出血。

（三）临床表现

　　1. 呕血与黑便　如下所述。

　　（1）病变部位在幽门以上者，常有呕血；病变部位在幽门以下，出血量大、速度快，亦可有呕血。

　　（2）呕血多为咖啡样或棕褐色，若出血量大、胃内停留时间短，则为暗红色血块或鲜红色。

　　（3）若出血量较少、速度慢，可仅有黑便。黑便呈柏油样，黏稠发亮。若出血量大、在肠内排泄快、停留时间短，粪便也可呈暗红或鲜红色。

　　（4）呕吐物及大便隐血试验呈阳性。

　　2. 失血性周围循环衰竭　急性大量失血，可导致循环血容量迅速减少，出现头昏、心慌、乏力、口渴、心率加快、起立时发生晕厥等。严重者呈休克状态，表现为烦躁不安或神志不清、面色苍白、四肢湿冷、口唇发绀、呼吸困难、血压下降 [收缩压 < 80mmHg（10.64kpa）]、脉压变窄 [小于 25 ~ 30mmHg（3.32 ~ 3.99kpa）]，尿量减少，严重者发生急性肾衰竭。

　　3. 贫血和血常规变化　急性大量出血早期，血红蛋白浓度、红细胞计数、血细胞比容可无变化。3 ~ 4h 后血液稀释，出现贫血。急性失血性贫血通常为正细胞、正色素性贫血。出血 24h 内网织细胞增高，4 ~ 7d 可达到 5% ~ 15%。如大出血 2 ~ 5h，白细胞计数可升高，达（1 ~ 2）× 10^{10}/L，血止后 2 ~ 3d 恢复正常。慢性失血性贫血一般为小细胞、低色素性贫血。

　　4. 发热　大量急性出血后 24h 内可出现低热，一般不超过 38.5℃，持续 3 ~ 5d。

　　5. 氮质血症　为肠源性氮质血症、肾前性氮质血症或急性肾衰竭引起，出血后数小时血尿素氮开始上升，24 ~ 48h 达高峰，3 ~ 4d 后降至正常。

（四）治疗原则

　　1. 一般治疗措施　卧床休息，保持呼吸道通畅，防止窒息。活动性出血期间应禁食，出血停止可进冷、温流质；出血量大时可放置胃管，抽取胃液并观察出血情况。胃管内灌注止血药物，如去甲肾上腺素，严密监测生命体征，如心率、血压、脉搏、呼吸等，注意肢体温度、皮肤和甲床色泽、周围静脉特别是颈静脉充盈情况、尿量等。意识障碍和排尿困难者需留置导尿管，危重大出血者必要时进行中心静脉压、血清乳酸测定。定期复查血红蛋白、红细胞计数、血细胞比容等。

2. 积极补充血容量　对于上消化道大出血，抗休克、迅速补充血容量的液体复苏措施应放在首位。应立即建立快速静脉通道，并选择较粗静脉以备输血，最好能留置导管。根据失血量在短时间内输入足量液体，以纠正循环血量的不足。对高龄、伴心肺肾疾病患者，应防止输液量过多，以免引起急性肺水肿。对于急性大量出血者，应尽可能施行中心静脉压监测，以指导液体的输入量。下述征象对血容量补充有很好的指导作用：①意识恢复。②四肢末端由湿冷、青紫转为温暖、红润，肛温与皮温差减小（1℃）。③脉搏由快弱转为正常有力，收缩压接近正常，脉压大于 30mmHg（3.99kpa）。④尿量多于 0.5ml/（kg·h）。⑤中心静脉压改善。

常用液体包括生理盐水、平衡液、全血或其他血浆代用品。失血量较大（如减少 20% 血容量以上）时，可输入胶体扩容剂。下列情况时可输血，紧急时输液、输血同时进行：①收缩压 < 90mmHg（11.97kpa），或较基础收缩压降低幅度大于 30mmHg（3.99kpa）。②血红蛋白小于 70g/L，血细胞比容小于 25%。③心率增快（大于 120 次/min）。

3. 上消化道大量出血的止血处理　如下所述。

1）急性非静脉曲张破裂出血

（1）胃内降温：通过胃管以 0~4℃ 冰水反复灌洗胃腔使胃降温，从而可使其血管收缩、血流减少并可使胃酸分泌和消化受到抑制，出血部位纤维蛋白溶解酶活力减弱，从而达到止血目的。

（2）药物止血：常用 PPI 或 H_2RA 等抑酸药物，目的是使胃内 pH 维持 6 以上，防止血痂溶解。该类药物对应激性溃疡和急性胃黏膜病变出血的防治也有良好作用。

2）急性静脉曲张破裂出血

（1）药物止血：常用药物为垂体后叶素、生长抑素及其类似物。通过收缩内脏血管、减少门静脉血流量，降低门静脉及其侧支循环压力，以达止血效果。

（2）三腔二囊管压迫止血：限于药物不能控制的出血。但该法患者痛苦，并发症多，停用后早期再出血率高，目前仅作为紧急暂时止血方法。

4. 介入治疗　介入治疗主要是指选择性腹腔动脉造影，并对发现的出血灶行血管栓塞治疗，适用于药物止血、内镜止血无效而又不能耐受手术者。对于门脉高压引起的食管胃底静脉曲张破裂出血，也可采用肝内门体静脉分流术（TIPS），也有很好的止血效果。

5. 内镜治疗　起效迅速、疗效确切，应作为治疗急性非静脉性上消化道出血的首选。我国 2009 版《急性非静脉曲张性上消化道出血诊治指南》推荐对 Forrest 分级 Ⅰa ~ Ⅱb 的出血病变行内镜下止血治疗。常用的内镜止血方法包括药物局部注射、热凝止血和机械止血 3 种。药物注射可选用 1：10 000 肾上腺素盐水、高渗钠 - 肾上腺素溶液（HSE）等，其优点为简便易行；热凝止血包括高频电凝、氩离子凝固术（APC）、热探头、微波等方法，止血效果可靠，但需要一定的设备与技术经验；机械止血主要采用各种止血夹，尤其适用于活动性出血，但对某些部位的病灶难以操作。临床证据表明，在药物注射治疗的基础上，联合一种热凝或机械止血方法，可以进一步提高局部病灶的止血效果。硬化剂注射法或皮圈套扎曲张静脉，适用于食管胃底静脉曲张破裂出血者。

6. 手术治疗　手术治疗适用于经药物和内镜治疗出血不止者，有呕血或黑便，同时伴低血压的再出血者；输血总量大于 1 600ml 仍不能止血者；出血速度过快，内镜无法看清出血病灶者；原发病灶需予切除者。

（五）药物治疗

1. 治疗药物分类　分为以下几种情况。

1）止血药

（1）血管加压素及其类似物：血管加压素通过结合血管平滑肌相应受体，收缩内脏动脉，减少内脏血流量，相应减少门静脉系统血流量。此外，血管加压素还能增加食管下端括约肌张力，收缩食管下端静脉丛，减少食管曲张静脉血流量。代表药物为：垂体后叶素、特利加压素等。

（2）生长抑素及其类似物：可选择性地直接收缩内脏血管平滑肌，并抑制其他扩张血管物质（如胰高血糖素、血管活性肠肽、P物质、降钙素其他相关肽等）的分泌，间接阻断内脏血管扩张，减少内脏血流量；还可增加食管下端括约肌张力，收缩食管下端静脉丛，减少食管曲张静脉血流量，适用于静脉曲张性消化道出血的治疗。代表药物为：生长抑素（14肽天然生长抑素）、奥曲肽（8肽生长抑素类似物）。

（3）其他止血药物：①消化道局部止血药物，代表药物为：去甲肾上腺素、孟氏液、凝血酶。②纠正凝血功能障碍和抗纤溶药物，代表药物为：巴曲酶、止血环酸、维生素K_1、止血敏。

2）抑酸药

（1）PPI：常用药物有奥美拉唑、兰索拉唑、泮托拉唑、雷贝拉唑和埃索美拉唑等。

（2）H_2RA：常用药物有西咪替丁、雷尼替丁、法莫替丁等。

2. 药物治疗方案　如下所述。

（1）静脉曲张性上消化道出血的治疗：静脉曲张性上消化道出血主要由于肝硬化、胰腺疾患等引起门静脉高压，导致食管和胃底静脉曲张破裂所致，其药物治疗原则以降低门静脉压力为主，主要选用血管加压素类或生长抑素类联合硝酸酯类血管扩张药止血。

血管加压素及其类似物的常用给药方案为：垂体后叶素0.2IV/min，静脉持续滴注，可逐渐增加剂量至0.4IV/min。但此剂量不良反应大，常见的有腹痛、血压升高、心律失常、心绞痛、心肌梗死等，有冠心病者禁用。目前主张同时使用硝酸酯类药物（如硝酸甘油），以增加疗效，减少不良反应。特利加压素为垂体后叶素的前体药物，在注射入血液后分子中的甘氨酰基被酶催化水解而产生持续低水平的加压素，对门静脉血压产生降压作用，但对动脉血压变化比使用垂体后叶素小得多，且血液的纤溶性几乎不增加。推注一次其作用可维持4~6h。静脉推注2mg/次，每4~6h重复一次，直到出血获得控制，最多使用24h。特利加压素被《肝硬化门静脉高压食管胃静脉曲张出血的防治共识》推荐为急性食管胃静脉曲张出血的一线用药。

生长抑素及其类似物的常用给药方案为：①生长抑素（14肽天然生长抑素）首剂250μ/g缓慢静脉注射，继以250μg/h的速度持续静脉滴注，至症状改善时停药。该制剂半衰期极短，滴注过程中不能中断，若中断超过5min，应重新注射首剂。②奥曲肽（8肽生长抑素类似物）首剂100μg，缓慢静脉注射，继以25~50μg/h持续静脉滴注，该制剂半衰期较长。

消化道局部止血药物，如口服或通过胃管注入去甲肾上腺素，也可用于急性非静脉曲张性上消化道出血的治疗。去甲肾上腺素可结合α肾上腺素能受体，收缩黏膜血管，促进止血。胃出血时以去甲肾上腺素8mg加入冰生理盐水100ml，每30~60min 1次。

（2）非静脉曲张性上消化道出血的治疗：非静脉曲张性上消化道出血（nonvariceal upper gastrointestinal bleeding，NVUGIB）主要由消化性溃疡、应激相关性黏膜病变、药物刺激引发的急性胃黏膜病变等导致，多为酸相关性疾病。因此，其药物治疗以抑酸为主。

抑酸药能提高胃内pH值，既可促进血小板聚集和纤维蛋白凝块的形成，避免血凝块过早溶解，有利于止血和预防再出血，又可治疗消化性溃疡。临床常用的抑酸药包括PPI和H_2RA，常用的PPI针剂有：埃索美拉唑、奥美拉唑、泮妥拉唑、兰索拉唑、雷贝拉唑等，常用的H_2RA针剂包括雷尼替丁、法莫替丁等。临床资料表明：①PPI的止血效果显著优于H_2RA，它起效快并可显著降低再出血的发生率。②尽可能早期应用PPI，内镜检查前应用PPI可以改善出血病灶的内镜下表现，从而减少内镜下止血的需要。③内镜介入治疗后，应用大剂量PPI可以降低患者再出血的发生率，并降低病死率。④静脉注射PPI剂量的选择：大剂量PPI治疗，如埃索美拉唑80mg静脉推注后，以8mg/h速度持续输注72h，适用于大量出血患者；常规剂量PPI治疗，如埃索美拉唑40mg静脉输注，每12h 1次，实用性强，适于基层医院开展。早期的分析结果显示H_2RA对出血性胃溃疡有一定疗效，但大样本随机对照临床试验发现，H_2RA与安慰剂止血效果差异无统计学意义，且药学研究显示H_2RA抑酸效果较弱，难以达到并维持胃内较高 pH 水平，在短时间内即可产生耐受性，骤然停用会引起胃酸分泌的反跳，因此目前已不常规推荐用于急性非静脉曲张性上消化道出血的治疗。

（3）补充体液：常用液体包括生理盐水、平衡液、全血或其他血浆代用品。失血量较多（减少 20% 以上血容量）时，可输入葡萄糖水或右旋糖酐等晶、胶体扩容剂。收缩压低于 90mmHg（11.97kpa）或血红蛋白低于 70g/L 者，应立即输血，紧急时输液、输血同时进行。同时，应避免输液或输血过快、过多，引起肺水肿，尽可能根据中心静脉压调整补液。

三、胃食管反流病

（一）疾病定义和流行病学

胃食管反流病（gastroesophageal reflux disease，GERD）是指胃内容物，包括从十二指肠流入胃的胆盐和胰酶等，反流入食管，引起以胃灼热、反酸为主的不适症状和/或并发症的一种疾病。根据内镜检查显示食管黏膜有无糜烂、溃疡等炎症病变，可将 GERD 分为反流性食管炎（reflux esophagitis，RE）和非糜烂性反流病（non-erosive reflux disease，NERD）。胃食管反流病在西方国家十分常见，人群中有 7%～15% 有胃食管反流症状，发病随年龄增加而增加，40～60 岁为高峰发病年龄，无性别差异，但有反流性食管炎者，男性多于女性 [（2～3）∶1]。与西方国家比较，胃食管反流病在我国发病率较低，病情亦较轻。但近年来，亚洲国家发病率呈现上升趋势。

（二）病因及发病机制

胃食管反流病是由多种因素造成的消化道动力障碍性疾病。正常情况下食管有防御胃酸及十二指肠内容物侵袭的功能，包括抗反流屏障、食管廓清功能及食管黏膜组织的抵抗力。胃食管反流病的发病是抗反流防御机制下降和反流物对食管黏膜攻击作用的结果。

（三）临床表现

1. 食管症状　胃灼热和反流是本病最常见的症状，而且具有特征性，被称为典型症状。胃灼热和反流常在餐后 1h 出现，卧位、弯腰或腹压增加时可加重，部分患者胃灼热和反流症状可在入睡时发生。其他非典型症状包括胸痛、吞咽困难、吞咽疼痛等症状。

2. 食管外症状　反流物刺激或损伤食管以外的组织或器官引起的一系列症状，如咽喉炎、慢性咳嗽和哮喘。严重者可发生吸入性肺炎，甚至出现肺间质纤维化。一些患者主诉咽部不适、异物感、棉团感，但无真正吞咽困难，称癔球症。

3. 并发症　包括上消化道出血、食管狭窄、Barrett 食管等。在食管黏膜修复过程中，鳞状上皮被柱状上皮取代称之为 Barrett 食管。Barrett 食管是食管腺癌的主要癌前病变，其腺癌的发生率较正常人高 30～50 倍。

（四）治疗原则

1. 一般治疗原则　首先应改变生活方式，摒弃不良生活习惯。睡眠时将床头端的床脚抬高 15～20cm，以患者感觉舒适为度。餐后易致反流，故睡前 3h 不宜进食，白天进餐后亦不宜立即卧床，注意减少一切影响腹压增高的因素，如肥胖、便秘、紧束腰带等。应避免进食使食管下括约肌（lowe esophageal sphincter，LES）压降低的食物，如高脂肪、巧克力、咖啡、浓茶、洋葱、大蒜等。应戒烟及禁酒。避免应用降低 LES 压的药物及影响胃排空延迟的药物。合并有心血管疾患而服用硝酸甘油制剂或钙通道阻滞药可加重反流症状。支气管哮喘患者如合并胃食管反流可加重或诱发哮喘症状，尽量避免应用茶碱及多巴胺受体激动药。体重超重是 GERD 的危险因素，减轻体重可减少 GERD 患者反流症状。

2. 药物治疗原则　药物治疗的目的是缓解疼痛或症状，减少食管反流的次数及持续时间、促进食管炎愈合、防止并发症及预防复发。GERD 的药物治疗过程分为控制发作和维持治疗两个阶段。控制发作阶段，应足量、足疗程使用治疗药物，必要时可多种药物联合使用，并根据病情采用降阶疗法或递增疗法。维持治疗阶段则以按需治疗为主要对策。

3. 外科治疗　包括内镜治疗和抗反流手术治疗。内镜治疗适合需要大剂量药物维持、药物治疗无效或不能忍受长期服药的患者。GERD 内镜治疗方法有内镜缝合（胃腔内折叠术）、射频治疗、内镜下注射治疗和/或植入治疗等。目前仅内镜缝合治疗获得我国食品药品监督管理局批准用于临床。抗反流手术主要指胃底折叠术，手术指征为：①严格内科治疗无效。②虽经内科治疗有效，但患者不能忍受长期服药。③经扩张治疗后仍反复发作的食管狭窄，特别是年轻人。④确证由反流引起的严重呼吸道疾病。手术治疗的疗效与药物治疗相当，但术后有一定并发症，且部分患者术后仍需规则用药。Barrett 食管伴高度不典型增生、食管严重狭窄等并发症，可考虑内镜或手术治疗。

（五）药物治疗

1. 治疗药物分类　分为以下几种情况。

（1）抑酸药：GERD 的药物治疗以抑制胃酸分泌、减少胃酸反流为核心，常用抑酸药主要包括 PPI 和 H_2RA。H_2RA 仅适用于轻至中度 GERD 治疗，GERD 的食管炎愈合率为 50% ~ 60%。烧心症状缓解率为 50%。PPI 抑酸能力强，是 GERD 治疗中最常用的药物，目前国内有奥美拉唑、兰索拉唑、泮托拉唑、雷贝拉唑和埃索美拉唑等可供选用。PPI 推荐采用标准剂量，每日早晚 2 次，治疗 RE 的疗程 8 周，治疗 NERD 的疗程通常长于 8 周。

（2）促胃肠动力药：能增加 LES 压力、改善食管蠕动功能、促进胃排空，从而达到减少胃内容物食管反流及减少其在食管的暴露时间。常用多潘立酮、莫沙必利等。

（3）黏膜保护药：通过覆盖病变表面形成保护膜，减轻症状，促进食管炎愈合。常用药物有硫糖铝、胶体铋剂等。

（4）抗酸药：通过中和胃酸，提高胃及食管下段 pH 值，降低反流物酸性和胃蛋白酶活性，减轻酸性反流物对食管黏膜的损伤，并可轻度增加下食管括约肌张力，从而缓解 GERD 的轻微症状。

2. 药物治疗方案　有以下几种方案。

（1）控制发作的治疗：目前控制发作的治疗方法主要分为降阶疗法和递增疗法两类。

降阶疗法：适用于有并发症、有进展性症状的重度胃食管反流病患者。第一步：促胃肠动力药 + PPI + 黏膜保护剂，以尽快缓解症状，提高愈合率；第二步：溃疡愈合及症状缓解后，改用促胃肠动力药和/或 H_2RA，必要时加用黏膜保护剂。

应用降阶治疗，50% 的糜烂性食管炎患者 1 年内可避免症状复发，尽管小部分患者即使不用治疗也无症状。降阶治疗费用较阶梯上升治疗高，但可节省进一步检查、丧失工作能力的间接费用。该法不适于轻、中度 GERD 患者，长期使用应考虑复发率、费用及潜在的安全问题。

递增疗法：依据症状的发生频率和严重程度选择药物，是治疗有短暂反流症状 GERD 的最常用方法。

第一步：采取非药物治疗（基础治疗主要为改变生活方式）或非处方药，如多潘立酮；若无效，则第二步选用低价位、疗效较肯定的药物，如促胃肠动力药和/或 H_2RA；若症状仍存在，则第三步选用价位更高、疗效更肯定的药物，如促胃肠动力药 + PPI + 黏膜保护剂。约 60% 无并发症的 GERD 患者经阶梯上升治疗后，不需侵袭性检查或长期治疗，症状缓解明显，复发率较低，成本 – 效果比较好。

（2）维持治疗：是巩固疗效、预防复发的重要措施，用最小的剂量达到长期治愈的目的，治疗应个体化。目前维持治疗的方法有三种：维持原剂量或减量间歇用药、按需治疗。采取哪一种维持治疗方法，主要由医师根据患者症状及食管炎分级来选择药物与剂量，通常严重的糜烂性食管炎（LA C ~ D 级）需足量维持治疗，NERD 可采用按需治疗。H_2RA 长期使用会产生耐受性，一般不适合作为长期维持治疗的药物。我国 2007 版的《胃食管反流病治疗共识意见》建议，维持原剂量或减量使用 PPI，1 次/d，长期使用以维持症状持久缓解，预防食管炎复发。间歇治疗是指 PPI 剂量不变，但延长用药周期，最常用的是隔日疗法。3d 1 次或周末疗法因间隔太长，不符合 PPI 的药代动力学，抑酸效果较差，不提倡使用。在维持治疗过程中若症状出现反复，应增至足量 PPI 维持。按需治疗仅在出现症状时用药，症状缓解后即停药。按需治疗建议在医师指导下，由患者自己控制用药，无固定的治疗时间，治疗费用低于维持治疗。治疗应个体化，一般对于症状频繁发作的患者可考虑予以标准剂量的 PPI，症状控制后即可考虑半量或减量维持，如症状复发则需全量维持，而对于症状发作不频繁的患者一开始即可考虑按需治疗，有症状时用药，症状消失时停药。

（3）并发症治疗：食管狭窄除极少数严重纤维狭窄需行手术切除外，绝大部分狭窄可行内镜下食管扩张术治疗。扩张术后予长程 PPI 维持治疗可防止狭窄复发。Barrett 食管必须使用 PPI 治疗及长程维持治疗，有指征者亦可考虑抗反流手术。

（六）治疗管理

1. 疗效管理　PPI 是目前疗效最好的抑酸药，标准剂量的 PPI 经 4～8 周疗程后，可治愈 85%～90% 的轻症患者及 60%～80% 的重症患者。对于重症患者或疗效不佳者，可加倍剂量或与促胃肠动力药联合使用，并适当延长疗程。促胃肠动力药通常作为"追加"方案添加在已有抑酸药物治疗方案之后。单独使用该类药物只对轻症 GERD 有效。黏膜保护药对轻症患者有效，对重症患者疗效较差。抗酸药由于其作用持续时间短，不能治愈食管炎，仅适用于症状轻、间歇发作的患者作为临时缓解症状用。

控制夜间酸突破也是 GERD 治疗的措施之一，夜间酸突破指在每天早、晚餐前服用 PPI 治疗的情况下，夜间胃内 pH 值 <4 持续时间 >1h，治疗方法包括调整 PPI 用量、睡前加用 H_2RA、应用血浆半衰期更长的 PPI 等。有部分患者经标准剂量 PPI 治疗后，症状不能缓解。可能的原因有：①患者依从性差，服药不规律。②与个体基因型差异有关。③存在夜间酸突破。④内脏高敏感。⑤存在非酸反流。

2. 不良反应管理　尽管 PPI 临床疗效出色，且无明显不良反应，但其长期使用的安全性仍值得商榷。长期使用 PPI 可使胃窦 G 细胞产生胃泌素增加，血清胃泌素浓度升高。目前还未见因使用 PPI 导致胃窦肿瘤的病例，但已有致萎缩性胃炎和十二指肠息肉的报道。因此，应警惕长期抑酸对上消化道肿瘤发生的影响。

四、炎症性肠病

（一）疾病定义和流行病学

炎症性肠病（inflammatory bowel disease，IBD）是一种病因尚未明确的慢性非特异性肠道炎症性疾病，主要包括溃疡性结肠炎（ulcerative colitis，UC）和克罗恩病（Crohn's disease，CD）。IBD 有慢性、自发性、间歇发作的病程。症状在活动期可表现为轻度到重度不等，缓解期可减轻甚至消失。一般来说，所表现出的症状取决于病变累及的肠管部位。

（二）病因与发病机制

IBD 的病因和发病机制尚未完全明确，已知肠道黏膜免疫系统异常反应导致的炎症反应在 IBD 发病中起重要作用，目前认为这是由多因素相互作用所致，主要包括环境、遗传、感染和免疫因素。环境因素作用于遗传易感者，在肠道菌丛的参与下，启动了肠道免疫及非免疫系统，最终导致免疫反应和炎症过程。由于抗原的持续刺激或/及免疫调节紊乱，这种免疫炎症反应表现为过度亢进和难于自限。一般认为 UC 和 CD 是同一疾病的不同亚类，组织损伤的基本病理过程相似，但可能由于致病因素不同，发病的具体环节不同，最终导致组织损害的表现不同。

（三）临床表现

1. 溃疡性结肠炎　临床特点：①病变主要累及结肠黏膜和黏膜下层。②范围多自远段结肠开始，可逆行向近段发展，甚至累及全结肠。③呈连续性分布。临床主要表现为腹泻、腹痛和黏液脓血便。

临床分型：按本病的病程、程度、范围及病期进行综合分型。

根据病情活动分：①初发型，指无既往史的首次发作。②慢性复发型，临床最多见，发作期与缓解期交替。③慢性持续型，症状持续，间以症状加重的急性发作。④急性暴发型，少见，急性起病，病情严重，全身毒血症状明显，可伴中毒性巨结肠、肠穿孔、败血症等并发症。上述各型可相互转化。

根据严重程度分：①轻度，最常见。腹泻 4 次/d 以下，便血轻或无，无全身症状，血沉正常（小于 20mm/h）。②中度，介于轻度和重度之间。③重度，腹泻 6 次/d 以上，明显黏液血便；伴发热、脉搏加快（大于 90/min），贫血（Hb <75% 正常值）等全身表现；血沉大于 30mm/h。

根据病变范围分：可分为直肠炎、直肠乙状结肠炎、左半结肠炎（脾曲以远）、广泛结肠型（脾曲以近）或全结肠型。

根据病情分期：分为活动期和缓解期。

2. 克罗恩病 临床特点：①可发生于消化道任何部位。②常见于回肠末端和结肠。③多呈节段性、非对称性分布。临床主要表现为腹痛、腹泻、瘘管、肛门病变和不同程度的全身症状。

根据病情严重度分：①轻度：指无全身症状、腹部压痛、包块及梗阻者。②重度：指有明显腹痛、腹泻、全身症状及并发症者。③中度：介于两者之间。

（四）治疗原则

治疗目标为缓解疾病症状、缓解黏膜炎症、维持疾病处于缓解状态、重建肠道黏膜屏障的平衡、减少复发和并发症、提高患者的生存质量。治疗原则分为一般治疗、营养支持治疗和手术治疗。

1. 一般治疗 急性发作期或病情严重时，均应卧床休息，所有克罗恩病患者必须强调戒烟。食用富含营养、少渣、易消化食物，避免牛奶和乳制品，注意多种维生素、叶酸和矿物质的补充。要纠正低蛋白血症，必要时禁食给予静脉高营养。如出现腹泻，可应用微生态制剂、双八面蒙脱石，一般不用复方苯乙哌啶。腹痛可用阿托品、匹维溴铵等治疗，中毒性巨结肠不宜用阿托品。

2. 营养支持治疗 IBD 患者营养不良情况普遍存在，营养治疗（包括肠内营养）对 IBD 具有诱导缓解、维持缓解、改善营养状态、利于疾病恢复的作用。

3. 手术治疗 如下所述。

（1）UC 手术治疗的指征：急性或慢性药物治疗失败；出现了难以控制的药物相关并发症；疾病本身或药物治疗损害生活质量；出现严重并发症，如穿孔、急性肠扩张、阻碍正常生长发育；发生直肠或结肠癌。而且，患 UC 10 年以上者或直肠活检证实有癌前病变者，应手术以防结肠癌变。

（2）CD 手术治疗的指征：药物治疗失败；因疾病或其药物治疗而丧失能力、阻碍儿童生长发育、肠梗阻、瘘管形成、脓肿形成、中毒性巨结肠、穿孔、出血或癌变。

（五）药物治疗

1. 常见治疗药物 有以下几种情况。

（1）水杨酸制剂：包括柳氮磺吡啶（SASP）、5 - 氨基水杨酸（5 - ASA）。SASP 适用于轻、中型患者或重型经糖皮质激素治疗已有缓解者。5 - ASA 新型制剂（包括美沙拉嗪、奥沙拉嗪、巴柳氮等）疗效与 SASP 相仿，优点是不良反应明显减少，但价格较昂贵。没有证据显示不同类型 5 - ASA 制剂疗效上有差别。

（2）肾上腺皮质激素：按泼尼松 0.75 ~ 1.00mg/（kg·d）剂量服用，其他类型全身作用激素的剂量按相当于上述泼尼松剂量折算给药。达到症状缓解后开始逐渐缓慢减量至停药，注意快速减量会导致早期复发。该类药物作用机制为非特异性抗炎和抑制免疫反应，适用于对氨基水杨酸制剂疗效不佳的轻、中型患者，对重症溃疡性结肠炎和克罗恩病病情活动性最强时应作为首选药物。不良反应为类肾上腺皮质功能亢进症，表现为向心性肥胖、满月脸、痤疮、低血钾、高血压、糖尿病、精神和行为异常、骨质疏松等，并可诱发和加重感染、消化性溃疡。

（3）免疫抑制药：主要用于克罗恩病的治疗，也用于顽固性即用水杨酸制剂和肾上腺皮质激素无效或依赖的溃疡性结肠炎的治疗。常用药物有硫唑嘌呤（AZA）、6 - 巯基嘌呤（6 - MP）、甲氨蝶呤（MTX）和环孢素（CsA）。该类药物最主要的不良反应是骨髓抑制，在治疗过程中，应严密观察血常规、肝功能变化。

（4）抗菌药物：主要用于重症或有中毒性巨结肠的溃疡性结肠炎或克罗恩病有肛周和结肠病变患者的治疗。常用药物为甲硝唑，其他可选用的抗菌药物有氨基糖苷类、第三代头孢菌素类和喹诺酮类。

（5）微生态制剂：改善肠道微环境，恢复机体正常菌群，下调免疫反应。如双歧杆菌活菌制剂、地衣芽孢杆菌活菌制剂等。

（6）生物制剂：如英夫利昔单抗（IFX），是一种与人肿瘤坏死因子（TNF - a）结合在一起的重组的嵌合体单克隆抗体。用于常规保守治疗无效的慢性活动性克罗恩病和有活动性瘘管形成的中、重度克罗恩病患者。溃疡性结肠炎对激素及免疫抑制剂治疗无效或激素依赖或不能耐受时，可考虑 IFX 治疗，国外研究已肯定其对溃疡性结肠炎的疗效。

2. 溃疡性结肠炎的治疗　有以下几种方法。

（1）诱导缓解（活动期治疗）

轻度溃疡性结肠炎：可选用 SASP，每日 4~6g，或相当剂量的 5-ASA 制剂。

直肠乙状结肠炎：局部用 5-ASA 栓剂或相同剂量 SASP 保留灌肠作为一线治疗方案，如无效，可改用激素保留灌肠每晚 1 次，15d 为 1 个疗程，间隔 15d 再灌肠 1 个疗程，坚持半年到 1 年复发率明显降低。如无效则口服激素。

左半结肠炎：口服 + 局部应用 5-ASA 联合治疗优于单一治疗。

全结肠炎：根据直肠症状，最好选择口服 5-ASA 联合局部使用 5-ASA 或糖皮质激素。

中度溃疡性结肠炎：可用上述剂量水杨酸制剂治疗，不佳者改用激素。

重度溃疡性结肠炎：一开始应使用较大剂量的激素。

未用过口服激素者可口服泼尼松 40~60mg/d；也可直接静脉给药。已用过口服激素者，静脉滴注甲泼尼松龙 40mg/d，或氢化可的松 300~400mg/d，1 个疗程一般 10~14d。病情控制后改为口服泼尼松 40mg/d，而后逐渐减量至停药，疗程半年。如大剂量激素治疗 7~10d 无效，可考虑使用环孢素（每天 2~4mg/kg），持续静脉滴注，用药期间严密监测血药浓度。也可考虑使用 AZA 或 6-MP，欧美推荐的目标剂量为 1.5~2.5mg/（kg·d），亚裔人种剂量宜偏低，如 1mg/（kg·d）。对合并有高热、白细胞增多、腹膜炎体征或中毒性巨结肠的患者，可给予广谱抗生素治疗，多选用第三代头孢菌素和甲硝唑。此外，加强对症支持。抗胆碱能药、止泻药、非甾体类消炎药和阿片类药有促发结肠扩张的危险，应停用。

对于慢性活动性或激素依赖型溃疡性结肠炎患者，免疫抑制剂往往有效。该类药物发挥作用的时间在 3~6 周，最大作用在 3 个月，治疗时间一般不超过 1~2 年。

（2）缓解期的治疗：除初发病例、轻症远段结肠炎患者症状完全缓解后，可停药观察外，所有患者完全缓解后均应继续维持治疗。维持治疗的时间尚无定论，可能是 3~5 年甚至终生用药，诱导缓解后 6 个月内复发者也应维持治疗。目前已公认糖皮质激素无维持治疗的效果，在症状缓解后应逐渐减量，过渡到用氨基水杨酸维持治疗。SASP 的维持治疗剂量一般用于控制发作，多用 2~3g/d，并同时口服叶酸。亦可用与诱导缓解相同剂量的 5-ASA 类药物。6-MP 或 AZA 等用于上述药物不能维持或对糖皮质激素依赖者。

3. 克罗恩病的治疗　分为以下几种情况。

（1）活动期的治疗：轻度克罗恩病可以用 SASP 4~6g/d 或 5-ASA 制剂 4g/d，分 3~4 次服用。对 SASP 无效或不能耐受者也可试用甲硝唑或环丙沙星口服。若无反应可口服激素治疗，泼尼松 40~60mg/d，症状控制后逐渐减量。

中度克罗恩病可用上述剂量水杨酸制剂和/或抗生素治疗，反应不佳者改用激素；中度小肠病变推荐应用布地奈德/泼尼松和/或抗生素治疗，不推荐应用 5-ASA。

重度克罗恩病应口服泼尼松（40~60mg/d）进行治疗，临床症状缓解后逐渐减量直至停药。如无反应改为静脉给药。若大剂量激素治疗无改善，可同时使用 AZA 或 6-MP。生物制剂英夫利昔单抗诱导缓解有效。并发感染或脓肿时，应给予合适的抗生素或必要的引流治疗。

慢性活动性或激素依赖性克罗恩病，如不能立即手术，应考虑免疫调节药治疗。硫唑嘌呤或 6-巯基嘌呤是一线选择药物，特别适用于有瘘管的患者。

（2）维持治疗：单用泼尼松和 SASP 往往无效，主张使用 5-ASA 或免疫抑制药维持治疗。前者不良反应小，但缓解效果有限，后者有效维持缓解，但因毒性而作为二线用药。

（3）特殊类型克罗恩病治疗：如口腔病变，可采用氢化可的松或硫糖铝的凝胶局部用药。如累及胃、十二指肠，可用 PPI、H$_2$RA、硫糖铝等使症状部分或完全缓解，中至重度患者可用激素或免疫抑制药。如肛周出现急性化脓性感染、肛周或直肠旁脓肿时，应进行外科引流。而非化脓性慢性瘘管以抗生素、免疫抑制药或英夫利昔单抗等内科治疗为主。

（六）治疗管理

选择溃疡性结肠炎治疗方案主要取决于病变的范围及病情的严重程度。

急性期的治疗糖皮质激素优于水杨酸制剂，但对直乙状结肠炎和左半结肠炎者局部应用 5 - ASA 制剂和皮质激素有相同的疗效甚至更优。严重的溃疡性结肠炎患者应静脉滴注皮质激素，严重而又难治的患者可静脉滴注环孢素诱导缓解，慢性急性发作的全结肠炎药物治疗短期无效者仍应手术治疗。泼尼松初始剂量为 0.75 ~ 1.00mg/（kg·d），再增大剂量对提高疗效不会有多大帮助，反会增加不良反应。达到症状完全缓解开始逐步减量，每周减 5mg，减至 20mg/d 时每周减 2.5mg 至停用，快速减量会导致早期复发。注意药物相关不良反应并做相应处理，宜同时补充钙剂和维生素 D。

轻中度溃疡性结肠炎患者选用 SASP 和 5 - ASA 治疗，一般选用 SASP，如有磺胺过敏或 SASP 有不良反应则选用 5 - ASA；位于左半结肠患者，多用灌肠治疗；重症患者除积极支持疗法外，常用激素治疗；6 - MP 等免疫抑制药由于不良反应大，国内目前应用甚少；病史超过 10 年者，痛变机会较多，因而倾向于手术治疗，溃疡穿孔、癌变是手术指征。临床上，UC 的治疗时常会将氨基水杨酸制剂与硫唑嘌呤类药物合用，但氨基水杨酸制剂会增加硫唑嘌呤类药物骨髓抑制的不良反应，应特别注意。

治疗过程中需要严密监测 AZA 的不良反应。不良反应以服药 3 个月内常见，又尤以 1 个月内最常见。但是，骨髓抑制可迟发，甚至有发生在 1 年及以上者。用药期间应全程监测定期随诊。最初 1 个月内每周复查 1 次全血细胞，第 2 ~ 3 个月内每 2 周复查 1 次全血细胞，之后每月复查全血细胞，半年后全血细胞检查间隔时间可视情况适当延长，但不能停止；最初 3 个月每月复查肝功能，之后视情况复查。欧美的共识意见推荐在使用 AZA 前检查硫嘌呤甲基转移酶基因型，对基因突变者避免使用或减量严密监测下使用。但硫嘌呤甲基转移酶基因型检查预测骨髓抑制的特异度很高，但敏感度低（尤其在汉族人群），应用时要充分认识此局限性。

缓解期的患者应以 SASP 或 5 - ASA 制剂维持治疗为主，维持剂量减半，维持时间为半年到一年。长期服用 5 - ASA 制剂维持治疗可减低复发率。

五、酒精性肝病

（一）疾病定义和流行病学

酒精性肝病是因长期大量饮酒所致的肝损害，主要包括酒精性脂肪肝、酒精性肝炎、酒精性肝纤维化和酒精性肝硬化。初期通常表现为脂肪肝，进而可发展成酒精性肝炎、肝纤维化和肝硬化；严重酗酒时可诱发广泛肝细胞坏死甚至肝衰竭。根据流行病学调查资料，酒精所造成的肝损伤有阈值效应，即达到一定饮酒量或饮酒年限，肝损害风险会大大增加。

（二）病因及发病机制

影响酒精性肝损伤进展或加重的因素较多，目前国内外研究已经发现的危险因素主要包括：饮酒量、饮酒年限、酒精饮料品种、饮酒方式、性别、种族、肥胖、肝炎病毒感染、遗传因素、营养状况等。

酒精性肝病主要是乙醇及其衍生物在代谢过程中直接或间接诱导的炎症反应，氧化应激、肠源性内毒素、炎性介质和营养失衡（尤其是蛋白质 - 热量营养不良）等多种因素相互作用的结果。

"二次打击"学说：酒精因素作为初次打击，通过氧化应激促使反应性氧化物增加，而诱发肝脂肪聚集。在氧化应激相关的脂质过氧化及炎性细胞因子的作用下，使脂肪变的肝细胞发生第二次打击，造成炎症、坏死和纤维化。

（三）临床表现

1. 临床症状 酒精性肝病并无特定的症状和体征，酒精性脂肪肝是短期（数天）持续饮酒后一种反应，没有任何症状。在酒精性肝病的早期症状变化很大，包括恶心、呕吐、上腹部不适、虚弱、消瘦及乏力。严重的酒精性肝炎症状多继发于门脉高压，如消化道出血、腹水和肝性脑病。终末期酒精性肝病的临床表现与其他原因肝脏损伤类似。有些慢性嗜酒者严重的肝脏疾病可伴有肝外表现，包括外周神经病变、痴呆、心肌病和营养不良。

体检可发现肝、脾肿大和门脉高压的征象（如腹水、水肿和黄疸），晚期肝病患者常可见蜘蛛痣（皮肤上分枝状扩张的红色毛细血管，中心的浅表小动脉分支呈放射状排列，形状像蜘蛛腿样），肝掌是晚期肝病患者的另一非特异性表现，表现为小鱼际皮肤明显发红。酒精性肝硬化比其他原因肝硬化更常见。

2. 临床分型 分为以下几种情况。

（1）轻症酒精性肝病：肝生物化学指标、影像学和组织病理学检查基本正常或轻微异常。

（2）酒精性脂肪肝：影像学诊断符合脂肪肝标准，血清 ALT、AST 或 GGT 可轻微异常。

（3）酒精性肝炎：是短期内肝细胞大量坏死引起的一组临床病理综合征，可发生于有或无肝硬化的基础上，主要表现为血清 ALT、AST 升高和血清 TBil 明显增高，可伴有发热、外周血中性粒细胞升高。重症酒精性肝炎是指酒精性肝炎患者出现肝功能衰竭的表现，如凝血机制障碍、黄疸、肝性脑病、急性肾功能衰竭、上消化道出血等，常伴有内毒素血症。

（4）酒精性肝硬化：有肝硬化的临床表现和血清生物化学指标的改变。

（四）治疗原则

酒精性肝病的治疗原则包括戒酒和营养支持，减轻酒精性肝病的严重程度，并改善已存在的继发性营养不良，同时对症治疗酒精性肝硬化及其并发症。

1. 戒酒 是治疗酒精性肝病的最重要的措施。戒酒可逆转酒精性脂肪肝和减轻酒精性肝炎的程度。对有黄疸、腹水和胃肠道出血的酒精性肝硬化患者，戒酒可显著延长生存期。戒酒过程中应注意防治戒断综合征。

2. 营养支持 酒精性肝病患者多伴有蛋白质－热量营养不良，且与疾病的严重程度和病死率相关，故需要良好的营养支持，应在戒酒的基础上提供高蛋白、低脂饮食，并注意补充 B 族维生素、维生素 C、维生素 K 及叶酸。

（五）药物治疗

（1）糖皮质激素可改善重症酒精性肝炎（有脑病者或 Maddrey 指数 >32）患者的生存率。

（2）美他多辛可加速酒精从血清中清除，有助于改善酒精中毒症状和行为异常。

（3）腺苷蛋氨酸治疗可以改善酒精性肝病患者的临床症状和生物化学指标。多烯磷脂酰胆碱对酒精性肝病患者有防止组织学恶化的趋势。甘草酸制剂、水飞蓟素类、多烯磷脂酰胆碱和还原性谷胱甘肽等药物有不同程度的抗氧化、消炎、保护肝细胞膜及细胞器等作用，临床应用可改善肝生物化学指标。双环醇治疗也可改善酒精性肝损伤。但不宜同时应用多种消炎保肝药物，以免加重肝负担及因药物间相互作用而引起不良反应。

（4）酒精性肝病患者肝常伴有肝纤维化的病理改变，故应重视抗肝纤维化治疗。目前有多种抗肝纤维化中成药或方剂，今后应根据循证医学原理，按照药物临床试验管理规范（GCP）进行大样本、随机、双盲临床试验，并重视肝组织学检查结果。以客观评估其疗效和安全性。

（5）积极处理酒精性肝硬化的并发症（如门静脉高压、食管胃底静脉曲张、自发性细菌性腹膜炎、肝性脑病和肝细胞肝癌等）。

（六）治疗管理

目前，有多种方法可用于评价酒精性肝病的严重程度及近期存活率，主要包括 Child－Pugh 分级、凝血酶原时间－胆红素判别函数（Mad－drey 判别函数）以及终末期肝病模型（MELDF）积分等，其中 Maddrey 判别函数有较高价值，其计算公式为：4.6 × 凝血酶原时间（PT）差值（秒）＋血清胆红素（TBil）（mg/dl）。

（郑　英）

第五节　泌尿系统疾病的药物治疗

一、急性感染后肾小球肾炎

（一）定义

急性感染后肾小球肾炎（急性肾炎）是一种常见的肾脏病，急性起病，以血尿、蛋白尿、高血压、水肿、少尿及氮质血症为常见的一组临床综合征，又称之为急性肾炎综合征。多见于链球菌感染后，偶可见于其他细菌和病原微生物感染之后。其诊断标准：①起病前 1~3 周有感染病史。②有血尿、蛋白尿、水肿、高血压，甚至少尿及氮质血症。③血清 C_3 下降（发病 8 周内可恢复正常）。

（二）病因及发病机制

急性肾炎的常见病因包括 β 溶血性链球菌的 A 组 1、4、12、29 型等"致肾炎菌类"所致的上呼吸道感染（扁桃体炎）或皮肤感染（脓疱疮）。

链球菌致肾炎菌株的某些成分作为抗原，进入机体激发抗体产生，结果是循环中或在原位形成的抗原－抗体复合物沉积于肾小球毛细血管壁上，激活补体，引起肾损害。

（三）临床表现

感染 1~3 周后起病，轻者呈亚临床型（仅尿常规异常及血清 C_3 一过性降低）；重者呈现急性肾功能衰竭。多数有自愈倾向，临床一般在数月内痊愈。

1. 尿异常　几乎全部患者均有肉眼或镜下血尿或红细胞管型尿。可伴有轻、中度蛋白尿，少数患者（小于 20% 患者）可呈肾病综合征范围的大量蛋白尿。

2. 高血压　约 80% 患者在病初水、钠潴留时，出现轻、中度高血压，利尿后血压逐渐恢复正常。少数患者出现严重高血压、高血压脑病、急性左心衰竭。

3. 水肿　约 80% 患者出现水肿，典型者为晨起眼睑水肿，一般不重。水肿严重者可表现为全身凹陷性水肿。

4. 肾功能　为一过性肾功能异常。极少数呈现急性肾衰竭或肾病综合征为首发症状。

5. 全身表现　患者常有疲乏、厌食、恶心、呕吐（与氮质血症不完全成正比）、嗜睡、头晕、视物模糊（与高血压程度及脑缺血、脑水肿有关）及腰部钝痛（因肾实质肿大，撑胀肾包膜，牵扯感觉神经末梢所致）。

（四）治疗原则

急性肾小球肾炎属自限性疾病，主要采取对症治疗，主要环节为预防和治疗水、钠潴留，控制循环血容量，从而达到减轻症状（水肿、高血压），预防致死性并发症（心力衰竭、脑病、急性肾功能衰竭），以及防止各种加重肾脏病变的因素，促进肾脏在组织学及功能上的修复。

1. 休息　必须卧床休息，一般多为 3~6 个月，直至肉眼血尿、水肿消失，血压恢复正常后可逐步增加活动。

2. 饮食　进食富含维生素的低钠饮食（小于 3g/d）。肾功能正常者蛋白质摄入量应保持正常，约 1g/（kg·d）。肾功能不全者应限制蛋白质摄入，并给予优质蛋白（富含必需氨基酸的动物蛋白）。水肿重且尿少者，应控制摄入水量。明显少尿者，量出为入，即补液量为前日尿量加不显性失水 500ml。

（五）药物治疗

1. 对症治疗　主要包括利尿、降压等。

（1）利尿：通常使用噻嗪类利尿药如氢氯噻嗪每次 25mg，3 次/d，必要时用髓襻利尿药如呋塞米 20~60mg/d。

（2）降压：利尿后血压控制仍不理想者，可选用降压药。

（3）纠正心力衰竭：在利尿、降压治疗效果欠佳时可考虑，硝酸甘油 5mg 加入 5% 葡萄糖注射液 100~150ml 缓慢静脉滴注，以减轻心脏前后负荷，控制心力衰竭，上述药物均需依患者的血压调整滴速。必要时可用洋地黄制剂。

2. 感染灶治疗　当病灶细菌培养阳性时，应使用青霉素 80 万~120 万 IV 肌肉注射，2 次/d，连用 10~14d（过敏者用大环内酯类抗生素）。必要时换用其他抗生素。对扁桃体病灶明显者考虑扁桃体切除。手术时机为肾炎病情稳定（尿沉渣红细胞小于 10 个/HP），且扁桃体无急性炎症为宜，后应用青霉素 2 周。

3. 透析　伴发急性肾衰竭者有透析指征时，应及时给予透析。

（六）治疗管理

急性肾小球肾炎主要监护患者感染是否得到控制，对症治疗（如高血压、水肿等）是否有效，并注意适当休息。

二、慢性肾小球肾炎

（一）疾病定义

慢性肾小球肾炎，简称慢性肾炎，是多种病因、多种病理类型的一组原发性肾小球疾病。临床特点是病程长，可以有一段时间的无症状期，呈缓慢进行性病程，基本表现是水肿、高血压、蛋白尿、血尿和不同程度的肾功能损害。药物治疗个体差异较大，预后较差。一般为青年男性多见，起病缓慢，病情迁延。其诊断标准为：①有蛋白尿、水肿，间或有血尿、高血压和肾功能损害。②病程持续达一年以上。③除外继发性和遗传性肾炎。

（二）病因及发病机制

慢性肾炎的病因大多不明。极少部分为急性链球菌感染后迁延一年以上所致，大部分则与急性肾炎无关，而是由其他病理类型决定病情的迁延发展，起病即属慢性肾炎。

大部分是免疫复合物激活补体，引起组织损伤，也可通过"旁路系统"激活补体，从而引起一系列的炎症反应导致肾小球肾炎。非免疫介导的肾脏损害在慢性肾炎的发生发展中亦起很重要的作用，包括肾内动脉硬化、肾血流动力学代偿性改变、高血压对肾小球结构与功能的影响以及肾小球系膜的超负荷状态引起的系膜区增殖和硬化。

（三）临床表现

1. 水肿　多为眼睑水肿和/或下肢凹陷性水肿，一般无体腔积液。

2. 高血压　多为持续中等血压增高，尤以舒张压增高明显，常伴有眼底视网膜动脉变细、纤曲和动、静脉交叉压迫现象，少数可见絮状渗出物和/或出血。

3. 蛋白尿　尿蛋白定量在（1~3g）/24h 之内。

4. 血尿　为肾单位性血尿，尚可出现肉眼血尿。多见于增生性或局灶硬化性为主要病理改变者。

5. 肾功能损害　慢性进行性损害，进展速度与病理类型有关，也与治疗情况和有无加速病情发展的许多因素（如感染、劳累、血压升高）存在有关。

（四）治疗原则

慢性肾炎的治疗应以防止和延缓肾功能进行性恶化，改善和缓解临床症状及防治严重并发症为主要目的，争取解除可逆性损害肾脏的因素。

限制蛋白摄入可使肾功能受损的进程延缓。无肾功能减退者，蛋白质摄入量以 0.8g/（kg·d）为宜。肾功能不全者，一般蛋白质摄入量应限制在 0.5~0.8g/（kg·d），其中高生物效价的动物蛋白应占 1/3 或更多，如鸡蛋、牛奶、瘦肉等。低蛋白饮食时，可适当增加碳水化合物，同时适当辅以必需氨基酸，以补充体内必需氨基酸的不足，满足机体基本能量的需要，防止负氮平衡。

（五）药物治疗

1. 积极控制高血压 慢性肾炎时，剩余和有病变的肾单位处于代偿性高血流动力学状况，全身性高血压无疑会加重病变，导致肾小球进行性损害，故应积极控制高血压。抗高血压药物在慢性肾炎患者中的使用特点及注意事项介绍如下。

（1）血管紧张素转化酶抑制药（ACEI）和血管紧张素Ⅱ受体拮抗药（ARB）：在降低全身性高血压的同时，可降低肾小球内压，减少蛋白尿，抑制系膜细胞增生和细胞外基质的堆积，以减轻肾小球硬化，延缓肾衰竭。应用中应注意防止高钾血症，有肾功能不全者如 Scr > 265μmol/L 应慎用或不用此类药物。

（2）钙离子拮抗药：具有与 ACEI 十分相似的延缓肾衰竭的作用，但无明显减少蛋白尿的作用。此外钙离子拮抗药能减少氧消耗，抗血小板聚集，通过细胞膜效应减少钙离子在间质沉积和细胞膜过度氧化，以达到减轻肾损害及稳定肾功能作用。适用于肾动脉狭窄、老年人等高危人群。

（3）β受体拮抗药：对肾素依赖性高血压有较好的疗效。某些β受体拮抗药，脂溶性低，自肾排泄，故肾功能不全时应调整剂量和延长用药时间。

（4）α受体拮抗药：对小动脉和小静脉均有扩张作用。因其主要不良反应为直立性低血压和过敏，故应从小剂量开始逐步增至治疗剂量。

（5）利尿药：对有明显水钠潴留或使用 ACEI 者可加用利尿药，以加强降压效果。但应注意电解质紊乱、高凝状态的出现和加重高脂血症的可能。按其分类和作用特点可进一步分为：①噻嗪类利尿药，适用于轻度水肿患者，常用氢氯噻嗪每次 25mg，每日 3 次，长期服用应防止低钾、低钠血症。②潴钾利尿药，适用于低钾血症，常用螺内酯每次 20mg，1 或 2 次。单独使用利尿作用不显著，可与噻嗪类利尿剂合用。长期使用需防止高钾血症，肾功能不全患者应慎用。③袢利尿药，适用于中、重度水肿患者，常用呋塞米每日 20～120mg，分次口服或静脉注射。应用袢利尿药时需谨防低钠血症及低钾、低氯血症性碱中毒。

（6）右旋糖酐或代血浆：常用不含钠的右旋糖酐 40（低分子右旋糖酐）或淀粉代血浆（706 代血浆，分子量 2.5 万～4.5 万），每次 250～500ml 静脉滴注，隔日 1 次。随后加襻利尿药可增强利尿效果。但对少尿（尿量 <400ml/d）患者应慎用或避免使用。

根据患者具体情况，上述各类降压药可单用，也可 2 种以上联合应用。传统的观点要求将血压降到 18.7/12.0kPa（140/90mmHg）。目前认为对于尿蛋白超过 1g/24h 的肾病患者，血压必须严格控制至 125/75mmHg（16.62/9.97kpa）才能有效延缓肾损害进展。尿蛋白量也是影响肾病预后的一个因素。肾实质性高血压且肾功能尚可者应首选 ACEI 治疗。

2. 抗凝血和血小板解聚药物 抗凝血和血小板解聚药物对某些类型的肾炎（如 IgA 肾病）有良好的稳定肾功能、减轻肾脏病理损害的作用。对有明确高凝状态和易发生高凝状态的病理类型如膜型肾病、系膜毛细血管增生性肾炎可长期应用。

3. 其他 ①避免感染、劳累等加重病情的因素。②慎用或免用肾毒性和诱发肾损伤的药物，如氨基糖苷类抗生素、磺胺药及非甾体消炎药（NSAID）等。③对伴有高脂血症、高血糖、高尿酸血症等应予以相应处理。④一般不主张应用激素和细胞毒药物。

（六）治疗管理

1. 疗效监测 监测患者的血压是否达标，如有需要可根据血压水平加用利尿剂等进行联合降压的治疗方案，以使血压控制在目标值；同时关注血色素水平是否经治疗后逐步提升，否则需要考虑其他如感染、慢性失血、叶酸缺乏等因素。

2. 不良反应管理 采用 ACEI/ARB 治疗期间应密切监测血肌酐及血清钾水平的变化，在用药后的头两个月内，应每 1～2 周检测 1 次；若无异常，以后可适当延长监测时间；若发现血肌酐或血清钾异常增高，需及时处理，血肌酐较基础值升高大于 30% 时应停药。

3. 用药宣教 由于该类患者用药种类较复杂，数量较多，难免存在药物间的相互作用等；因此进行必要的药物知识介绍非常重要。在提高患者对疾病治疗药物认知的同时，提高药物治疗的依从性和安全性。

三、肾病综合征

（一）定义

肾病综合征（nephrotic syndrome，NS）是肾小球疾病的常见表现，但并非单一疾病，而是由很多病因引起的一种临床症候群。诊断标准：①大量蛋白尿（大于 3.5g/d）。②血浆清蛋白小于 30g/L。③不同程度的水肿。④高脂血症。前两条为肾病综合征诊断的必备条件。

（二）病因及发病机制

肾病综合征根据病因分为原发性和继发性。前者诊断主要依靠排除继发性肾病综合征。

继发性肾病综合征的病因常见为糖尿病肾病、肾淀粉样变、系统性红斑狼疮、新生物、药物及感染引起的肾病综合征。一般小儿应着重除外遗传性、感染性疾病及过敏性紫癜等继发性肾病综合征；中青年应着重除外结缔组织病、感染、药物引起的继发性肾病综合征；老年则应着重考虑排除代谢性、肿瘤有关的肾病综合征。

引起原发性肾病综合征的病理类型以微小病变肾病（MCD）、肾小球局灶节段性硬化（FSGN）、膜型肾病（MN）、系膜毛细血管增生性肾炎（MsCGN）、系膜增生性肾炎（MsPGN）五种临床病理类型最为常见。其中儿童及少年以微小病变肾病较多见；中年以膜型肾病多见。其他较少见的病因有急性及急进性肾炎。

（三）临床表现

患者常因感染（扁桃体炎、咽炎或一般上呼吸道感染）、受凉、劳累起病。起病过程可急可缓，亦有隐匿性起病者。呈全身性、体位性、可凹性水肿，程度轻重不一，严重者常呈胸、腹腔积液，甚至纵隔水肿，常伴少尿。可有程度不一的高血压或循环血容量不足的表现：体位性低血压、脉压小、脉搏细弱、口渴等。尿蛋白超过 3.5g/d，血浆蛋白含量显著降低，清蛋白下降尤为明显。血浆胆固醇明显增高伴三酰甘油及低密度脂蛋白浓度升高。临床过程可自然或经治疗而缓解，但易反复发作加重。

（四）治疗原则

NS 的临床治疗首先必须明确其原发病因（乙肝相关性肾炎、系统性红斑狼疮性肾炎、过敏性紫癜性肾炎、高血压肾病、糖尿病肾病及肿瘤等继发性因素都可能表现为 NS），并根据原发病的情况采取针对性的治疗措施。而对于原发性肾病综合征治疗，治疗关键在于减少尿蛋白，改善肾小球滤过膜屏障功能，同时纠正病理生理异常，延缓肾功能恶化进程，保护肾功能。NS 患者水肿时应低盐饮食（小于3g/d），但应注意长期低盐引起的细胞内缺钠情况。NS 伴严重水肿、体腔积液、体位性低血压及晕厥倾向者均应卧床休息。

（五）药物治疗

1. 病因治疗　肾病综合征除对症治疗外，最主要的是使用糖皮质激素和免疫抑制药对病因的治疗。该类药物在肾病综合征治疗中的使用原则及注意事项介绍如下。

（1）糖皮质激素：激素可以通过抑制炎症反应、抑制免疫反应、抑制醛固酮和抗利尿激素分泌、影响肾小球基底膜通透性等综合作用而发挥其利尿、消除尿蛋白的疗效。使用原则和方案一般是：①起始足量，常用药物为泼尼松 1mg/（kg·d），口服8周，必要时可延长至12周；局灶节段性肾小球硬化患者应延长至 3~4 个月。②缓慢减量，足量治疗后每 2~3 周减原用量的 10%，当减至 20mg/d 左右时症状易反复，应更加缓慢减量。③长期维持，最后以最小有效剂量（10mg/d）再维持半年左右。可采取全日量顿服或在维持用药期间两日量隔日一次顿服，以减轻激素的不良反应。水肿严重、有肝功能损害或泼尼松疗效不佳时，可更换为泼尼松龙（等剂量）或甲泼尼龙（4mg 甲泼尼龙相当于 5mg 泼尼松）口服或静脉滴注。地塞米松半衰期长，不良反应大，现已少用。

根据患者对糖皮质激素的治疗反应，可将其分为"激素敏感型"（用药 8~12 周内 NS 缓解）、"激素依赖型"（激素减量到一定程度即复发）和"激素抵抗型"（激素治疗无效）三类，其各自的进一步治疗也有所区别。

（2）免疫抑制药：可用于"激素依赖型"或"激素抵抗型"患者，协同激素治疗。若无激素禁忌，一般不作为首选或单独治疗用药。①环磷酰胺，是国内外最常用的细胞毒药物，在体内被肝细胞微粒体羟化，产生有烷化作用的代谢产物而具有较强的免疫抑制作用。应用剂量为 2mg/（kg·d），分 1 次或 2 次口服；或一次 200mg，隔日静脉注射 1 次。累积量达 6~8g 后停药。主要不良反应为骨髓抑制及中毒性肝损害，并可出现性腺抑制（尤其男性）、脱发、胃肠道反应及出血性膀胱炎。②环孢素，选择性抑制辅助性 T 细胞及细胞毒效应 T 细胞，已作为二线药物用于治疗激素及细胞毒药物无效的难治性 NS。常用量为 3~5mg/（kg·d），分 2 次空腹口服，服药期间需监测并维持其血浓度谷值为 100~200ng/ml。服药 2~3 个月后缓慢减量，疗程半年至一年。不良反应有肝肾毒性、高血压、高尿酸血症、多毛及牙龈增生等。停药后易复发。③麦考酚酸吗乙酯（mycophenolate mofetil，MMF），在体内代谢为霉酚酸，后者为次黄嘌呤单核苷酸脱氢酶抑制药，抑制鸟嘌呤核苷酸的经典合成途径，故选择性抑制 T、B 淋巴细胞增殖及抗体形成达到治疗目的。常用量为 1.5~2.0g/d，分 2 次口服，共用 3~6 个月，减量维持半年。近年一些报道表明，该药对部分难治性 NS 有效，相对不良反应较少。尽管尚缺乏大宗病例的前瞻性对照试验的研究结果，但已受到重视。因其价格较高，目前仍作为二线用药。已有偶见严重贫血和个例（多见于肾功能损伤者）应用后导致严重感染的报道，应引起足够重视。④他克莫司（tacrolimus），又称 FK506，为具有大环内酯结构的免疫抑制药物，可与体内 FK506 结合蛋白（FKBPs）结合形成复合物，抑制钙调磷酸酶（calcineurin），从而抑制 T 细胞钙离子依赖型信息传导，抑制细胞毒性淋巴细胞的生成。该药物作为强抗排异药物，用于肝、肾等器官移植患者。国内已试用于难治性 NS，常用诱导剂量为 4~6mg/d，分 2 次空腹服用，持续半年；常用维持剂量为 2~4mg/d，分 2 次空腹服用，维持时间为半年。血液浓度应维持在 5~10ng/ml。至今无大规模病例治疗 NS 的循证医学结果，但初步的治疗结果已显示良好的降尿蛋白疗效。尽管其不良反应相对较轻，但可引起感染、消化道症状（如腹泻、恶心、呕吐）、肝功损害、高血糖和神经毒性（如头痛、失眠、震颤）等不良反应，应予以重视。⑤雷公藤总苷，一次 10~20mg，3/d 口服，有降尿蛋白作用，可配合激素应用。国内研究显示该药具有抑制免疫、抑制肾小球系膜细胞增生的作用，并能改善肾小球滤过膜通透性。主要不良反应为性腺抑制、肝功能损害及外周血白细胞减少等，及时停药后可恢复。本药不良反应较大，甚至可引起急性肾衰竭，用时要小心监护。

2. 其他治疗　如下所述。

（1）水肿处理：NS 临床常伴有水肿表现，但利尿药物的使用需要根据患者的血容量情况而定。NS 患者可表现为血容量增多、正常或减少等各种情况，如果患者本身已经存在有效血容量不足的情况，给予利尿剂治疗不仅不能达到利尿消肿的目的，而且还可能由于肾动脉供血不足而造成急性肾损伤的发生。因此这类患者必须在补充血容量、提高血浆渗透压的基础上，才能应用利尿药。常用低分子右旋糖酐，一次 250~500ml 静脉滴注，随后加袢利尿药可增强利尿效果。

（2）减少尿蛋白：对有肾小球内高压存在的大量蛋白尿者应用 ACEI 制剂，有可能通过降低肾小球内高压而减少尿蛋白。

（3）抗凝血治疗：血液的高凝血状态也是 NS 患者常伴有的一个症状。其机制主要是由于低蛋白血症引起的血浆纤维蛋白原水平的显著升高，以及高脂血症会增加血液黏度。因此对于 NS 患者需要常规使用抗凝药物，尤其是针对血清蛋白小于等于 20g/L，血胆固醇大于等于 12mmol/L 的患者。当然相对于长期大剂量使用抗凝血药预防治疗的效果，给予抗血小板药物可能更为安全和方便，而且其还能增加血小板膜的稳定性，抑制血小板释放血管活性物质及生长因子，可达到抑制肾小球局部炎症反应的目的，延缓肾功能损害的进展。

（4）高脂血症的处理：一般采用食物和药物控制，多推荐 HMC-CoA 还原酶抑制药。

（5）抗感染：感染灶多隐匿，临床症状亦不明显，故当有不适、乏力时，应仔细搜寻感染灶，并及时选用非氨基糖苷类的抗菌药物：如氨苄西林，或第三代头孢类抗菌药物。

（6）伴急性肾衰竭的治疗：血液透析，加强利尿，碳酸氢钠口服碱化尿液以减少管型形成，积极治疗基础疾病。

（六）治疗管理

1. 疗效监测　NS 患者利尿要避免过度和过猛，以免造成血容量不足，加重血液高黏倾向，诱发血栓、栓塞并发症。定期检测尿蛋白和血清蛋白水平，观察激素等的治疗效果，如出现病情反跳需及时调整方案。

2. 不良反应管理　长期应用激素的患者可出现感染、药物性糖尿病、骨质疏松等不良反应，少数病例还可能发生股骨头无菌性缺血性坏死，需加强监测，及时处理。

3. 用药宣教　由于此病使用激素治疗的周期较长，易反复，因此加强患者用药教育，使其了解激素在该疾病治疗中的重要地位，从而提高其服药依从性显得尤为重要。由于 NS 患者口服激素的治疗周期相对较长，因此常见患者由于无法接受激素所导致的不良反应如水牛背、满月脸以及糖脂代谢异常等原因而停止用药或自行调整方案。因此需要特别提醒患者按时、按量的使用激素。必要时可动员家属监督患者是否按时、正确服用药物。需重视由于依从性不足引起疾病复发的可能。

四、肾衰竭

肾衰竭是指肾脏功能部分或全部丧失的病理状态。按其发作之急缓分为急性和慢性两种。

（一）急性肾衰竭

1. 定义　急性肾衰竭（acute renal failure，ARF）是指以肾小球滤过率在短期内（数小时至数周）急剧下降、代谢产物潴留、水电解质及酸碱平衡紊乱为特征的临床综合征。根据病因不同分为肾前性、肾性和肾后性 ARF。狭义的 ARF 是指急性肾小管坏死（acute tubular necrosis，ATN），临床上最常见的原因是肾缺血和/或肾毒性损伤。根据尿量的多少，ARF 分为少尿型（少于 400ml/d）和非少尿型（大于 400ml/d）。典型的 ATN 病程演变一般经过三个阶段，即少尿期、多尿期和恢复期。根据分解代谢的不同，ARF 又分为高分解代谢型和非高分解代谢型，前者一日血尿素氮上升大于 8.9mmol/L、血肌酐上升大于 177μmol/L。

2. 病因及发病机制　急性肾功能衰竭的原因按其病理位置可分为肾前性、肾后性和肾实质性。肾前性原因主要是指由于各种原因导致的肾血压过低所致的急性肾衰竭，如血容量不足、心排血量不足及全身血管扩张。肾后性原因主要是指包括尿路结石、前列腺疾患、肿瘤及其他致尿路梗阻性疾病。而肾实质性疾病所致急性肾功能衰竭主要指包括急性间质性病变、肾小球和肾小血管疾患，以及急性肾小管坏死等原因所致的肾功能急剧下降。

目前主要认为与肾组织缺血和中毒关系密切，但机制尚未完全明了，还有以下几种学说：①肾小管阻塞学说。②反漏学说。③肾血流动力学改变学说。④弥散性血管内凝血。

3. 临床表现　根据临床表现和病程的共同规律，一般分为少尿期、多尿期、恢复期三期。

1）少尿期：

（1）尿量减少

a. 少尿（每日尿量少于 400ml）或无尿（每日尿量少于 100ml）。

b. 少尿时间根据致病原因不同、病情轻重而不同，一般为 1~2 周，但可短至数小时或长达 3 个月以上。

c. 非少尿型患者在氮质血症期内每天尿量持续在 500ml 以上，甚至超过 1 000ml。

（2）进行性高氮质血症。

（3）水、电解质紊乱和酸碱平衡失调

a. 水过多：表现为稀释性低钠血症、水肿、高血压急性心力衰竭、脑水肿等。

b. 高钾血症：是常见的死因之一。

c. 低钙血症、高磷血症。

d. 低钠血症和低氯血症。

e. 代谢性酸中毒。

（4）心血管系统表现：主要包括有高血压、心力衰竭、心律失常、心包炎等。

2）多尿期：尿量进行性增多是肾功能开始恢复的一个标志。

（1）每日尿量成倍增长。

（2）肾功能并不立即恢复，当肾小球滤过率明显增加时，血氮质逐渐下降。

（3）易发生低钾血症等电解质紊乱。

（4）多尿期持续时间为 1~3 周或更长。

3）恢复期：

（1）一般情况良好。

（2）血尿素氮和肌酐接近正常。

（3）肾小球滤过功能多在 3~12 个月内恢复正常；若肾功能不恢复，可能提示肾遗留有永久性损害。

4. 治疗原则　一般包括去除可逆的病因，纠正水与电解质代谢紊乱，防治并发症，必要时及时进行血液净化治疗。

5. 药物治疗　如下所述。

（1）少尿期治疗：控制液体入量，以"量出为入"为原则（可按前日尿量加 500ml 计算）；注意代谢性酸中毒及高钾血症的监测与处理，前者可以口服或静脉滴注碳酸氢钠，后者多采取普通胰岛素与葡萄糖溶液静脉滴注，和/或 10% 葡萄糖酸钙 10ml 静脉注射，和/或钙型或钠型降钾离子交换树脂口服或保留灌肠等。

ARF 开始血液净化治疗的指征为：①利尿药（如呋塞米 20~400mg/d）难以控制的容量负荷过重（肺水肿、脑水肿和高血压等）。②药物治疗难以控制的高钾血症。③肾功能严重受损，血肌酐水平迅速升高（48h 升高至基线值的 300% 以上）。血液净化治疗，包括血液透析、腹膜透析和连续性血液净化等。对于高分解代谢型的 ARF 患者，应尽早进行血液净化治疗。

蛋白质摄入量宜控制至 0.6~0.8g（kg·d），并补充足够的热量 30~35kcal/（kg·d）。已进行血液净化治疗的患者则应适当增加蛋白质的摄入量。

（2）多尿期治疗：重点是维持水、电解质和酸碱平衡，控制氮质血症和防止各种并发症。

（3）恢复期：无需特殊治疗，需随访肾功能。

6. 治疗管理　急性肾功能衰竭的疗效管理主要是需要关注患者的肾功能是否在短期内得到显著好转，而患者尿量的改变是评估治疗疗效的一个重要参考指标。

（二）慢性肾衰竭

1. 定义　慢性肾衰竭（chronic renal failure，CRF）是指慢性肾疾病（chronic kidney disease，CKD）患者肾小球滤过率下降，导致体内代谢产物蓄积，水、电解质和酸碱平衡紊乱及全身各脏器损害的综合征。CRF 分为四期：肾功能代偿期（GFR 50~80ml/min）、肾功能失代偿期（GFR 20~50ml/min）、肾衰竭期（GFR 10~20ml/min）和尿毒症期（GFR <10ml/min）。

2. 病因及发病机制　CRF 的常见病因包括：①原发性肾疾病：如肾小球肾炎、慢性肾盂肾炎、小管间质性疾病、遗传性肾炎、多囊肾等。②继发于全身疾病的肾病变：如系统性红斑狼疮性肾病、糖尿病性肾病、高血压性肾小动脉硬化、多发性骨髓瘤性肾病、高尿酸血症肾病、各种药物及重金属所致肾疾病等。

慢性肾衰进行性恶化的机制尚未完全清楚，目前主要有下述学说：①健存肾单位学说。②矫枉失衡学说。③肾小球高压和代偿性肥大学说。④肾小管高代谢学说。⑤尿毒症毒素学说等。

3. 临床表现　如下所述。

（1）一般情况：尿毒症面容、乏力、食欲减退、体重减轻等。

（2）消化系统：厌食、恶心、呕吐、顽固性呃逆、口有尿臭味等。

（3）血液系统：贫血、出血倾向、血小板减少等。

（4）心血管系统：血压升高、心力衰竭、心律失常；重者发生尿毒症性心包炎甚至心脏压塞。

（5）神经、肌肉系统：头痛、烦躁不安、记忆力减退、四肢烧灼感、麻木等。

（6）呼吸系统：Kussmaul 呼吸、尿毒症性肺炎、胸膜炎、胸腔积液等。

（7）皮肤：皮肤瘙痒、皮疹、色素沉着、皮肤有尿素霜等。

（8）骨骼：主要为肾性骨营养不良，包括纤维性骨炎、尿毒症性骨软化症、骨质疏松症和骨硬化症。

（9）内分泌系统：血浆红细胞生成素降低，血浆 1，25 - $(OH)_2D_3$ 降低，胰岛素、胰高血糖素以及甲状旁腺素等降解减少。

（10）代谢失调：体温过低、糖类代谢异常、高脂血症、高尿酸血症等。

（11）水、电解质、酸碱平衡失调：失水或水过多、失钠或钠过多、高钾血症、高磷血症、高镁血症、低钙血症以及代谢酸中毒等。

4. 治疗原则　主要防治并发症，强调一体化治疗。

营养治疗通常从肾功能失代偿期开始给予患者优质低蛋白饮食治疗，推荐蛋白质摄入量一般为 0.6~0.8g/（kg·d）；如肾功能严重受损（GFR ≤ 30ml/min）或蛋白摄入较低 [0.4~0.6g/（kg·d）]，则应补充必需氨基酸制剂（0.1~0.2g/d）或复方 α - 酮酸（一次 4~5 粒，3 次/d）。患者必须摄入足够热量，一般为 30~35kcal/（kg·d）。已接受血液透析或腹膜透析治疗的患者应适当增加蛋白质的摄入量。

5. 药物治疗　如下所述。

（1）控制高血压：降压药物宜选用既可有效控制高血压，又有保护靶器官（心、肾、脑等）作用的药物。主张联合用药，如 ACEI（如福辛普利 10mg，1 次/d 或 2 次/d）或 ARB（如厄贝沙坦 150mg，1 次/d）加利尿药（如氢氯噻嗪 20mg，1 次/d；或托拉塞米 10mg，1 次/d）、长效 CCB（如苯磺酸氨氯地平 5mg，1 次/d）加 ACEI 或 ARB 等，若血压仍未达标，可以加用 β 或/和 α 受体拮抗药（如卡维地洛 20mg，2 次/d）及血管扩张药等，也可选用复方制剂如氯沙坦氢氯噻嗪片，或厄贝沙坦氢氯噻嗪片，一次 1 片，1 次/d；血肌酐大于 265μmol/1，或 GFR < 30ml/min 的患者应谨慎使用 ACEI 或 ARB，务必密切监测肾功能和血钾。已经接受血液净化治疗的患者可以选用 ACEI 或 ARB。

（2）纠正肾性贫血：血红蛋白小于 100g/L 的患者即可开始使用重组人促红素（rhEPO）治疗，一般初始用量为一次 2 000~3 000IV，每周 2 次，皮下注射或静脉注射。直至血红蛋白上升至 120g/L 为达标。在维持达标的前提下，其后每月调整用量，适当减少 rhEPO 用量。在应用 rhEPO 时，同时应补充铁剂（口服硫酸亚铁或富马酸亚铁等，或静脉补充铁剂）、叶酸、维生素 B_{12} 类药物。

（3）钙磷代谢紊乱和肾性骨病的治疗：当 GFR < 30ml/min 时，除限制磷摄入外，可应用磷结合剂口服，以口服碳酸钙较好，每次 0.5~2.0g，3 次/d，餐中服用。对明显高磷血症（血磷大于 2.26mmol/L）或血清钙磷乘积大于 65mg²/dl² 者，则应暂停应用钙剂，以防转移性钙化的加重；此时可短期服用氢氧化铝制剂（每次 10~30ml，3 次/d），或使用碳酸镧等磷结合剂，将血磷控制在小于 1.75mmol/L 或钙磷乘积小于 65mg²/dl² 时，再服用钙剂。对明显低钙血症患者，可口服骨化三醇，0.25μg/d，连服 2~4 周；如血钙和症状无改善，可将用量增加至 0.5μg/d；对血钙正常的患者，则宜隔日口服 0.25μg。凡口服钙及活性维生素 D_3 的患者，治疗中均需要监测血钙、磷、甲状旁腺激素浓度，使透析前患者血全段甲状旁腺激素（iPTH）保持在 35~110pg/ml（正常参考值为 10~65pg/ml）；使透析患者血钙磷乘积尽量接近目标值的低限（Ca×P < 55mg²/dl² 或 4.52mmol²/L²），血 iPTH 保持在 150~300pg/ml，以防止生成不良性骨病。对已有不良性骨病的患者，不宜应用骨化三醇或其类似物。

（4）纠正代谢性中毒：主要是补充碳酸氢钠，轻者 1.5~3.0g/d，分三次服用；中、重度患者 3~15g/d，必要时可静脉输入。可将纠正酸中毒所需之碳酸氢钠总量分 3~6 次给予，在 48~72h 或更长时间后基本纠正酸中毒。对有明显心衰的患者，要防止碳酸氢钠输入过多，输入速度宜慢，以免加重心脏负荷。

（5）水钠代谢紊乱的防治：水肿者应限制盐和水的摄入，也可根据需要应用襻利尿药（如呋塞米、托拉塞米等），呋塞米每次 20～100mg，2～3d/次，噻嗪类利尿剂及潴钾利尿剂对 CRF 患者（Scr>220μmol/L）疗效甚差，不宜应用。对并发急性左心衰竭患者，常需及时给予血液透析或持续性血液滤过治疗。

（6）高钾血症的防治：首先应积极预防高钾血症的发生。当 GFR<25ml/min（或 Scr>309.4～353.6μmol/L）时，即应适当限制钾的摄入。在限制钾摄入的同时，还应注意及时纠正酸中毒。对已有高钾血症的患者，应采取更积极的措施：①积极纠正酸中毒，除口服碳酸氢钠外，必要时（血钾>6mmol/L）可静脉给予（静脉滴注或静脉注射）碳酸氢钠 10～25g，根据病情需要 4～6h 后还可重复给予。②给予袢利尿药：最好静脉注射呋塞米 40～80mg，必要时可将剂量增至一次 100～200mg，静脉注射。③应用葡萄糖-胰岛素溶液输入（葡萄糖 4～6g，加胰岛素 1 单位）。④口服降钾树脂（如聚苯乙烯磺酸钙，每次 5～20g，3 次/d），增加肠道钾排出，还能释放游离钙。⑤对严重高钾血症（血钾>6.5mmol/L），且伴有少尿、利尿效果欠佳者，应及时给予血液透析治疗。

（7）促进尿毒症性毒素的肠道排泄：口服吸附剂，如药用炭、包醛氧化淀粉（每次 5g，3 次/d）等，也可选用大黄制剂口服或保留灌肠。

尿毒症期的患者应接受血液净化治疗。糖尿病肾病所致 CRF 患者的血肌酐≥530.4μmol/L、GFR≤15ml/min 时即可考虑进行血透或腹透治疗。

6. 治疗管理　如下所述。

（1）疗效监测：对于肾衰竭患者，需要对营养、血压、血色素、钙磷代谢、酸碱平衡以及水钠钾等电解质平衡进行综合评估，以努力改善肾衰竭患者的机体内环境，使其保持相对稳定为最终目标。

（2）不良反应管理：对于肾衰竭患者，由于服药种类较多，应密切观察药物可能引起的不良反应；同时，可动员家属监督患者是否按时、正确服用药物。

（3）用药宣教：由于该类患者用药种类较复杂，数量较多，难免存在药物间的相互作用等；因此进行必要的药物知识介绍非常重要，在提高患者对疾病治疗药物认知的同时，还能提高药物治疗的依从性和安全性。

（李　敏）

第六节　中枢神经系统用药

一、镇静催眠药

（1）这类药物长期服用可引起依赖性，应多种药物交替服用或间歇服用。
（2）巴比妥类药物为肝药酶诱导药，可使自身和其他多种药物代谢加快，作用减弱。
（3）这类药物有停药反应，应缓慢减量。
（4）肝、肾功能不全者，有用药过敏史者，禁用或慎用巴比妥类，老年人忌大剂量使用。
（5）巴比妥类和其他中枢抑制药合用时，因协同作用可出现过度抑制。中毒时使用硫酸钠导泻，禁用硫酸镁。

二、抗精神病药

（1）使用这类药物常见锥体外系反应和抗胆碱能症状，可合用抗震颤麻痹药及对症处理。
（2）定期进行血常规、肝功能及血药浓度监测。
（3）老年人、儿童、孕妇慎用。
（4）吩噻嗪类与抗酸药、噻嗪类利尿药、奎尼丁、肾上腺素、抗胆碱能药、锂盐、镇静催眠、麻醉药、三环抗抑郁药等合用时，因药物相互作用，产生严重后果，需引起高度重视。

三、抗抑郁药

（1）原则上应使用单药，联合用药应谨慎。这类药物起效较慢，一般在用药 2～3 周后才出现疗效。

（2）服用单胺氧化酶抑制药时，忌食富含酪胺的饮食，否则易出现高血压危象。

（3）老年人剂量减半。青光眼、严重高血压、尿潴留患者及孕妇禁用。

（4）三环类与 MAOI，中枢兴奋药、哌替啶、抗组胺药作用引起严重后果，应慎用；三环类药物与吗啡合用增强其镇痛作用；抗抑郁药与拟肾上腺素药合用，明显增加升压作用，严重时可发生高血压危象。

四、抗焦虑药

（1）尽量避免大剂量，长时间用药，以免成瘾。易出现戒断症状，停药时应缓慢减量。

（2）司机、老年人、高空作业人员、胃溃疡患者慎用，重症肌无力患者禁用。

（3）与巴比妥类、乙醇、吩噻嗪类合用，中枢抑制作用增强；与异烟肼合用，代谢延缓，剂量要酌情减少；与口服避孕药合用，可增加这类药物的毒性反应，应避免合用。

五、抗癫痫药

（1）这类药物疗程长，治疗指数低，需进行血药浓度监测，实现个体化给药。定期进行血、尿、肝功能检查。

（2）治疗过程中需要更换药物时，应逐渐减量替换。一般临床上采用谨慎的单一用药，效果优于联合用药。

（3）抗癫痫药既可降低避孕药药效，又有致畸作用，孕妇慎用。

（4）苯妥英钠为肝药酶诱导药，与其他需在肝代谢的药物合用时，能降低这些药物的作用。抗癫痫药与其他各类药物之间的相互作用广泛而复杂，个体差异较大，临床很难掌握适当的剂量，最好的办法是进行血药浓度监测，尽量避免联合用药，实现用药个体化。

六、中枢神经兴奋药

（1）这类药物临床上作用时间短暂，需考虑联合用药或交替用药。由于这类药物安全范围较窄，静脉给药时必须密切注意观察。

（2）这类药物过量造成的惊厥可用巴比妥或地西泮对抗，对于因过度兴奋而转入呼吸抑制，可采取人工呼吸抢救。

（3）本类药物不用于呼吸肌麻痹引起的外周性呼吸抑制。禁用于呼吸骤停患者。

七、抗震颤麻痹药

（1）左旋多巴禁用于精神病、溶血性贫血、孕妇、闭角型青光眼、心血管疾病、肝肾疾病、严重内分泌疾病。有消化道溃疡、精神病史者慎用。

（2）吩噻嗪类、利血平类、维生素 B_6 与多巴胺合用，可降低其疗效。单胺氧化酶抑制药可加强多巴胺作用。

（陈　芳）

第七节 内分泌及代谢性疾病的药物治疗

一、糖尿病

(一) 定义及流行病学

糖尿病是由于胰岛素分泌缺陷以及各种不同程度的外周胰岛素抵抗所致的以高血糖为特征的代谢性疾病。近30年来,我国糖尿病患病率显著增加。糖尿病的流行病学调查结果显示,我国20岁以上的成年人糖尿病患病率为9.7%,其中2型糖尿病占90%以上,1型糖尿病约占5%,妊娠期糖尿病的患病率接近5%,其他类型糖尿病仅占0.7%。

(二) 病因及发病机制

详见表5-11。

表5-11 糖尿病的分型及发病机制

糖尿病的类型	病因与机制
1型糖尿病(胰岛素依赖型)	遗传上的易感人群在环境因素作用下发生自身免疫反应引起胰岛B细胞破坏,导致绝对的胰岛素缺乏或分泌不足,血液中能检测到自身抗体
2型糖尿病(非胰岛素依赖型)	易感基因;高热量饮食、精神紧张、缺少运动、肥胖;周围组织胰岛素抵抗;肝糖原增加;胰岛素释放延迟;胰岛素分泌不足
其他特殊类型糖尿病	基因变异引起的胰岛细胞功能缺陷、胰岛素作用缺陷、胰腺疾病(胰腺炎、胰腺创伤、囊性纤维化和血色素沉积症)、内分泌疾病(库欣综合征、肢端肥大症)、营养不良引发的继发性糖尿病
妊娠期糖尿病	易感基因;妊娠导致的一定程度的胰岛素抵抗

(三) 临床表现

1. 型糖尿病症状特点 如下所述。

(1) 任何年龄均可发病,但常见于30岁以前。

(2) 起病急,病情重,多有典型的"三多一少"症状,即多饮、多食、多尿和消瘦。

(3) 血糖显著增高,常出现酮症酸中毒。

(4) 胰岛素水平很低,胰岛功能基本丧失,需要终生应用胰岛素治疗。

(5) 成年人晚发自身免疫性糖尿病发病年龄多在20~48岁,易出现大血管病变。

2. 型糖尿病症状特点 如下所述。

(1) 多见于中老年,一般有家族遗传性。

(2) 起病缓慢,病情相对平稳,无症状的时间可达数年至数十年。

(3) 多数人肥胖、食欲好、精神体力与常人无异,偶有疲乏无力,个别人可出现低血糖。

(4) 多在体检时发现。

(5) 随着病程延长,血糖逐渐升高,可出现糖尿病慢性并发症。

3. 糖尿病的主要并发症 如下所述。

(1) 糖尿病慢性并发症:微血管病变是糖尿病视网膜病变、肾病和神经病变的发病基础;大血管病变会导致冠心病、高血压,周围血管病变、糖尿病足病和脑血管疾病。①糖尿病性心脏病:造成心脏代谢紊乱,心功能减退,出现易倦、乏力、心慌气短、心绞痛,严重者发生急性心力衰竭、休克、心律失常甚至猝死。②糖尿病眼病:常见视网膜病变、白内障、视神经损伤、继发性青光眼,眼部并发症往往导致失明,早发现早治疗十分关键。③糖尿病足病:是一种慢性致残性并发症,一旦发生很难得到有效治疗,往往需要截肢,严重时可致死。

(2) 糖尿病急性并发症:糖尿病酮症酸中毒、高渗性高血糖状态、低血糖症、乳酸酸中毒。

（3）糖尿病并发感染：糖尿病患者易发生细菌和真菌感染，最常见的是黏膜皮肤的真菌感染以及足部的细菌感染。

（四）治疗原则

糖尿病治疗的近期目标是控制血糖，防止出现急性并发症。远期目标是通过良好的代谢控制达到预防慢性并发症，提高糖尿病患者的生活质量和延长患者寿命。世界权威机构对糖化血红蛋白（HbA1c）有明确的控制目标，国际糖尿病联盟（International Diabetes Federation）IDF、美国糖尿病学会（Amerlcan Diabetes Association）ADA 及我国指南均建议控制在 7% 以下，美国临床内分泌专家协会（Amerlcan Association of Clinical Endocrinologists）AACE 则建议控制标准为小于 6.5%。此外，还应使患者的血压、血脂、血液流变学指标控制在正常水平，没有急性代谢性并发症，体重稳定，能保持较正常的工作生活能力。建立完善的糖尿病教育管理体系，为患者提供生活方式干预和药物治疗的个体化指导。

（五）药物治疗

1. 治疗药物分类　目前糖尿病的治疗药物包括口服降糖药物、胰岛素制剂以及胰高糖素样多肽 1（glucagon – like peptide, GLP – 1）受体激动药等。

2. 药物治疗方案　如下所述。

（1）1 型糖尿病的药物治疗：1 型糖尿病患者需终生使用胰岛素治疗，根据病情和疗效可选择常规治疗（基础胰岛素或预混胰岛素）和强化治疗（餐时 + 基础胰岛素）。胰岛素的剂量必须个体化，大多数患者应该接受皮下注射（每天 3 或 4 次），根据血糖水平每 3 ~ 4d 调整一次，每次调整 1 ~ 4IU，直至血糖达标。

（2）2 型糖尿病的药物治疗：2 型糖尿病可分为肥胖和非肥胖两种类型，肥胖的 2 型糖尿病患者在饮食、体育运动、控制体重的基础上，可选用能够增加胰岛素敏感性的药物如二甲双胍、α 糖苷酶抑制药、吡格列酮、DPP – Ⅳ抑制药等。

非肥胖患者可首先选用磺酰脲类药物，逐渐加入二甲双胍或 α 糖苷酶抑制药，口服降糖药物用至较大剂量仍无法控制血糖的患者应加用或改用胰岛素制剂。症状严重者可先使用胰岛素治疗，待血糖控制后根据胰岛功能判断是否改用口服降糖药物。各种磺酰脲类药物不宜联合应用，也不宜与非磺酰脲类促泌药合用，还应注意与其他药物之间的相互作用。

（3）肝肾功能不全时糖尿病的药物治疗：糖尿病伴有肝功能不全患者在选择降糖药时应慎用口服降糖药，以免因药物消除减慢引起药物不良反应，加重肝负担，使肝功能进一步受损。应选择胰岛素治疗，待肝功能恢复后，改用口服降糖药。

肾功能不全时，应选用不经肾脏排泄、而主要在肝代谢经胆道排泄的药物治疗，如格列喹酮。瑞格列奈绝大部分经胆汁排泄，且不易引起低血糖反应，故轻、中度肾功能不全时仍可应用。对胰岛素治疗患者，可因胰岛素在肾脏的降解减少而需减少胰岛素用量，也可因肾功能不全产生胰岛素抵抗而需增加胰岛素用量，需密切监测患者血糖变化调节剂量。双胍类药物和多数磺酰脲类药物主要经肾排泄，应禁用。

（4）老人和儿童糖尿病的药物治疗：老年糖尿病的治疗需在控制血糖的同时防止低血糖反应。因此可设定相对宽松的治疗目标，即将空腹血糖控制在 8mmol/L 以下，餐后 2h 血糖控制在 12mmol/L 以下。对较长时间饮食和运动疗法未能达到治疗效果的老年 2 型糖尿病患者，可口服药物治疗。在选择口服降糖药物时应注意：①老年人伴有心肾肝功能不良者，忌用二甲双胍。②有心功能不全者避免使用噻唑烷二酮类药物。③避免选用作用强且持续时间长的磺酰脲类降糖药，防止低血糖。④可选择 α 糖苷酶抑制药，小剂量作用温和或半衰期短的胰岛素促分泌剂及 DPP – Ⅳ抑制药，可根据血糖变化逐渐加量。

儿童 1 型糖尿病一经确诊常需终生依赖外源性胰岛素替代治疗。由于患儿胰岛残余 β 细胞功能有差异，治疗要注意个体化。儿童 2 型糖尿病的治疗原则上可先用饮食和运动治疗，观察 2 ~ 3 个月，若血糖仍未达标者，可使用口服降糖药或胰岛素治疗以保证儿童的正常发育。在多数情况下（特别是对于肥胖患者）二甲双胍作为首选药物。与磺酰脲类药物相比，二甲双胍不易发生低血糖，同时可降低三酰甘油和胆固醇水平。

（5）妊娠时糖尿病的药物治疗：糖尿病妇女计划怀孕前，应开始接受强化胰岛素治疗，直至妊娠结束。妊娠期间总体重增加宜在12kg左右。妊娠期发病的糖尿病患者也应采用胰岛素治疗。妊娠时患者应选用人胰岛素短效制剂，必要时加用中效制剂，忌用口服降糖药。保持血糖水平接近正常又不引起低血糖对胎儿的正常发育非常重要。绝大多数患者在分娩后即可停用胰岛素，个别患者需小剂量胰岛素长期治疗。

（6）糖尿病急性并发症的药物治疗：糖尿病酮症酸中毒是糖尿病特别是1型糖尿病患者最常见的急性并发症。其治疗常采用短效胰岛素静脉滴注，既能有效地抑制酮体生成，又避免血糖、血钾和血浆渗透压降低过快带来的各种危险。治疗开始时，以0.1IV/（kg·h）（成人5~7IV/h）胰岛素加入生理盐水中持续静脉滴注，通常血糖可下降2.8~4.2mmol/（L·h），如在第一小时内下降不明显，且脱水状态已基本纠正，胰岛素剂量可加倍，每1~2h测定血糖，根据血糖下降情况进行调整，使血糖下降速率稳定在上述范围内。对于重症患者，补液也十分重要，不仅能纠正失水、恢复肾灌注，还有助于血糖下降和酮体的清除。血糖>13.9mmol/L时补给生理盐水，当血糖降至13.9mmol/L以下时补5%葡萄糖或糖盐水。注意应在治疗的同时补钾，避免低钾血症的发生。对于重度酸中毒者，当血pH值降至6.9~7.0时，用5%碳酸氢钠0.5~1.0ml/kg，稀释成1.5%等渗溶液静脉滴注，pH值上升至7.0时，停止补碱。

非酮症高渗透性高血糖状态多见于老年2型糖尿病患者，患者失水严重，积极补液至关重要，对预后起决定性作用。首选生理盐水，当血糖低至13.9mmol/L时，可开始输入5%葡萄糖液并加入胰岛素（GLU：RI＝3~4g：1IV）。同时注意根据酮症酸中毒治疗方案补钾，纠正水、电解质紊乱。

（7）糖尿病并发症及慢性并发症的药物治疗：糖尿病合并高血压时，血压控制目标为130/80mmHg（17.29/10.64kpa）以下，以降低心血管病变及微血管并发症发生的危险性。药物治疗首选ACEI和ARB。为达到降压目标，通常需要多种降压药联合应用，使用β受体拮抗药和噻嗪类利尿药时，应注意药物对糖代谢的不良影响。2型糖尿病并发以总胆固醇或低密度脂蛋白胆固醇增高为主的血脂异常者，宜选用他汀类药物，以三酰甘油升高为主的可选用贝特类药物。烟酸类调血脂药可升高血糖，应禁用。对糖尿病肾病患者，限制蛋白质摄入量、严格控制高血压、预防和治疗尿路感染是治疗的主要措施，降血糖药物的选用同前述肾功能不全时糖尿病的治疗。

（六）治疗管理

1. 疗效监测　HbA1c是长期控制血糖最重要的评估指标（正常值4%~6%），也是指导临床治疗方案调整的重要依据之一。患有血红蛋白异常性疾病的患者，HbA1C的检测结果不可靠，应以空腹和/或餐后静脉血浆血糖为准。

自我血糖监测的频率取决于治疗的目标和方式：①血糖控制差或病情危重者应每天监测4~7次，直到病情稳定，血糖得到控制。当病情稳定或已达血糖控制目标时可每周监测1~2d。②使用胰岛素治疗者在治疗开始阶段每日至少监测血糖5次，达到治疗目标后每日监测2~4次；使用口服药和生活方式干预的患者达标后每周监测血糖2~4次。

2. 糖尿病教育和管理　糖尿病患者一旦确诊就必须接受糖尿病教育，教育和指导应该是长期的、随时随地进行的，特别是当血糖控制较差需要调整治疗方案或因出现并发症需要进行胰岛素治疗时。教育的内容应包括：疾病的自然进程；糖尿病的临床表现；糖尿病的危害，包括急慢性并发症的防治，特别是足部护理；个体化的治疗目标；个体化的生活方式干预措施和饮食计划；规律运动和运动处方；饮食、运动与口服药、胰岛素治疗或其他药物间的相互作用；自我血糖监测、尿糖监测和胰岛素注射等具体操作程序；血糖结果的意义和应采取的相应干预措施；发生紧急情况时如疾病、低血糖、应激和手术时的应对措施；糖尿病妇女受孕必须做到有计划，并全程监护。

3. 医学营养治疗　营养治疗的目标是达到并维持理想的血糖水平，减少心血管疾病的危险因素，包括控制血脂异常和高血压，提供均衡营养的膳食，减轻胰岛β细胞负荷，维持合理体重。

膳食中由脂肪提供的能量不超过饮食总能量的30%，饱和脂肪酸摄入量小于10%饮食总能量，不宜摄入反式脂肪酸，单不饱和脂肪酸在总脂肪摄入中的供能比宜达到10%~20%，适当提高多不饱和脂肪酸摄入量（小于10%总能量摄入），食物中胆固醇摄入量小于300mg/d。

膳食中碳水化合物所提供的能量应占总能量的50%~60%，低血糖指数食物有利于血糖控制，蔗糖引起的血糖升高幅度与同等数量的淀粉类似，不超过总能量的10%，适量摄入木糖醇和非营养性甜味剂是安全的，每日定时进三餐，碳水化合物均匀分配。

肾功能正常的糖尿病个体，推荐蛋白质的摄入量占供能比的10%~15%，有显性蛋白尿的患者蛋白摄入量宜限制在0.8g/（kg·d），从GFR下降起，即应实施低蛋白饮食，推荐蛋白摄入量0.6g/（kg·d），并同时补充复方α-酮酸制剂。

食盐摄入量限制在每天6g以内，高血压患者更应严格限制摄入量。不推荐糖尿病患者饮酒。

二、甲状腺疾病

（一）甲状腺功能亢进症

1. 定义和流行病学　甲状腺功能亢进症（Hyperthyroidism）简称甲亢，是多种原因引起甲状腺功能增高，甲状腺激素（包括三碘甲状腺原氨酸T_3和甲状腺素T_4）合成、释放入血过多，引起氧化过程加快、代谢率增高的一种常见内分泌疾病。甲亢分为多种类型，其中以Graves病（毒性弥漫性甲状腺肿，弥漫性甲状腺肿伴甲亢）最为常见。本病常有明显家族性，多见于女性，男女之比为1：（3~4），以20~40岁的中青年为多见。一般临床上所说的甲亢主要是指Graves病，本节着重阐述Graves病的药物治疗。

2. 病因及发病机制　Graves病主要是在遗传基础上因精神刺激等应激因素而诱发自身免疫反应所致，其甲亢和甲状腺肿大是抗促甲状腺激素（TSH）受体自身抗体作用于甲状腺的结果。Graves病的免疫异常还表现在：甲状腺和眼球后组织有淋巴细胞和浆细胞浸润；甲状腺组织有IgG、IgM、IgA沉着；周围血液循环中淋巴细胞绝对值和百分比增高，常伴有淋巴结、胸腺和脾脏淋巴组织增生；患者或其家属发生其他自身免疫性疾病者较多见；皮质激素和免疫抑制剂可缓解Graves病的甲亢和眼征。Graves病眼征的病因仍不清楚，可能与免疫机制有一定关联，因2/3有活动性Graves病眼征的患者血清中可检出突眼性免疫球蛋白（OIgG）。

3. 临床表现　易激动、焦虑烦躁、多言多动、失眠，怕热、多汗、皮肤温暖和潮湿，双手震颤，甲状腺肿大，双眼突出（亦可单侧突出），睑裂增宽、凝视。多食易饥，体重明显下降，肌肉软弱无力。大便次数增多以及低热、心悸、气促、心动过速，亦可出现心律失常，心脏扩大，严重者可发生心力衰竭。

4. 治疗原则　本病的治疗目的在于控制甲亢症状，使血清中甲状腺激素水平降至正常，促进T淋巴细胞免疫监护的正常化。

（1）内科治疗：①抗甲状腺药物治疗，以硫脲类和咪唑类药物为主。②β受体阻滞药辅助对症治疗，起迅速控制症状的作用。③生活治疗，以适当休息、给予足够的营养和热量、避免精神刺激和过度劳累为主。

（2）放射性核素[131]I碘治疗：中度甲亢，年龄在25岁以上；甲状腺次全切除后又复发的甲亢患者；对抗甲状腺药物过敏者，或患者不能坚持长期服药者；同时患有其他疾病，如肝、心、肾等疾病，不宜手术治疗者。

放射性[131]碘治疗禁忌证：①妊娠或哺乳妇女。②年龄在25岁以下者（相对禁忌）。③有重度肝、肾功能不全者。④血白细胞数减少。⑤重度甲亢患者及甲亢危象。⑥重度浸润性突眼症。

治疗不良反应：绝大部分患者在10~20年内可发展为永久性甲状腺功能减退症，须终身服用左甲状腺片。

（3）手术治疗：甲状腺次全切除手术，即手术切除部分甲状腺组织。

三种疗法各有利弊，应根据患者的具体情况选择治疗方案。内科治疗可以保留甲状腺产生激素的功能，但是疗程长、治愈率低，复发率高；¹³¹I 和甲状腺次全切除都是通过破坏甲状腺组织来减少甲状腺激素的合成和分泌，疗程短，治愈率高，复发率低，但是甲减的发生率显著增高。

5. 药物治疗 如下所述。

（1）轻度及中度甲亢的药物治疗：采用丙硫氧嘧啶（PTU）300～400mg/d 或甲巯咪唑 30～45mg/d，分 3～4 次口服，多数患者 4～8 周后症状明显减轻，部分患者恢复较慢，需 3 个月症状方缓解。至症状完全消失，T_3、T_4 恢复正常，即可逐渐减量，每 4 周左右减药一次，每月减少 PTU 50～100mg 或甲巯咪唑 5～10mg，直至最小维持量，每日用 PTU 50mg 或甲巯咪唑 5mg 左右维持治疗 1 年半到 2 年。在减药期开始时，可适当加服小剂量甲状腺制剂，以稳定下丘脑 - 垂体 - 甲状腺轴的反馈机制，避免甲状腺肿和突眼加重。

抗甲状腺药物作用缓慢，不能迅速控制甲亢的多种症状，尤其是交感神经兴奋性增高的表现。因此，在治疗初期，可联合应用 β 受体阻滞药普萘洛尔 10～20mg，每日 2～3 次，以改善心悸、心动过速、多汗、震颤及精神紧张等症状。普萘洛尔还适用于甲亢危象和甲状腺手术或放射性碘治疗前的准备，对急性甲亢性疾病也有一定效果，对患有支气管哮喘、房室传导阻滞、心功能不全患者禁用，妊娠者慎用或不用。

放射性碘治疗一般建议每克甲状腺组织一次给予¹³¹I 3.0MBq（80uCi），治疗后 2～4 周症状减轻，6～12 周甲状腺功能恢复至正常，约 80% 患者可一次治愈，未治愈者 6 个月后可进行第二次治疗。

（2）甲亢危象的药物治疗：甲亢危象是甲亢最为凶险的并发症，发展快，病死率较高，一旦诊断成立，应立即抢救。首先应迅速减少甲状腺激素释放、合成和转化。可口服或胃管内注入 PTU 首剂 600mg，继以 200mg，q6h，或用甲巯咪唑 20～40mg，qd 或分次口服，待病情好转后改用一般剂量。服用 PTU 1h 后用大剂量碘抑制甲状腺激素的释放，静脉滴注碘化钠 0.5～1.0g，或复方碘溶液（含碘 5%，碘化钾 10%），首次服 30～60 滴，以后每 6～8h 服 5～10 滴，以后视病情逐渐减量，并在 2 周内逐渐停用。应注意不能单用碘剂，必须与抗甲状腺药物同时应用，对碘剂过敏者，可试用锂盐。

为降低周围组织对甲状腺激素的反应，可用普萘洛尔 30～50mg，每 6～8h 口服 1 次，对有哮喘或心功能不全者，可用利血平或胍乙啶。

为纠正危象时可能存在的相对肾上腺皮质功能不全的应激反应，可用肾上腺皮质激素，如地塞米松 2mg，q6h 或氢化可的松 200～300mg/d 静脉滴注，病情好转即减量或停用。

（3）浸润性突眼的药物治疗：突眼初期 3 个月内使用糖皮质激素疗效较好，如泼尼松 80～100mg/d 或 1mg/（kg·d），症状好转后逐渐减量，一般于 1 个月后见效，逐渐减至维持量 5～10mg/d。严重病例可选用甲泼尼龙 0.5～1.0g 静脉滴注，隔日一次，连用 2 或 3 次后，继以泼尼松口服 4 周左右，症状好转后逐渐减至维持剂量。其他可供选用的免疫抑制药有环磷酰胺、甲氨蝶呤、硫唑嘌呤、环孢素等。稳定甲状腺功能在正常范围，有助于病情的恢复，可用甲状腺片 40～120mg/d 与抗甲状腺药物合用，以调整下丘脑 - 垂体 - 甲状腺轴功能。

（4）妊娠期甲亢的治疗：通常妊娠不会加重甲亢，一般不必终止妊娠。治疗时应注意：①由于自妊娠 12～14 周起，胎儿甲状腺有聚碘功能，故禁忌用放射性¹³¹I 治疗，应以药物治疗。②不可将甲状腺功能控制在非妊娠时正常水平，而应维持在稍高于正常水平，以免发生甲状腺功能减退和流产。③抗甲状腺药物可自由通过胎盘，抑制胎儿合成甲状腺激素，促使胎儿 TSH 增高，可引起胎儿甲状腺肿大及甲状腺功能减退，故抗甲状腺药物的剂量不宜过大，应尽可能采用最小的有效维持剂量，PTU 通过胎盘的能力相对较小，故在妊娠早期并发甲亢时应作为首选。④由于抗甲状腺药物可从乳汁分泌，故产后如需继续服药，则不宜哺乳。⑤普萘洛尔可使子宫持续收缩而引起胎盘及胎儿发育不良、心动过缓、早产及新生儿呼吸抑制等，故应慎用或不用。⑥妊娠期一般较少采用手术治疗。如计划手术治疗，宜于妊娠中期（即妊娠 4～6 个月）施行。碘化物能通过胎盘，可引起胎儿甲状腺肿和甲状腺功能减退，出生时可引起新生儿窒息死亡，故妊娠期甲亢手术前，应做碘剂快速准备，一般不超过 10d，以减少对胎儿的影响。手术后患者每日宜补充左甲状腺素（L-T_4）以防流产。

6. 治疗管理 如下所述。

1）抗甲状腺药物应用指导：抗甲状腺药物应按病情轻重决定剂量。一般长疗程治疗分初始期、减量期及维持期。

（1）初始阶段：PTU 150～450mg/d，和甲巯咪唑（他巴唑）10～45mg/d，分2或3次口服。

（2）减量阶段：减量时每2～4周减药一次，每次PTU减50～100mg，甲巯咪唑减5～10mg，2次/d或3次/d。

（3）维持阶段：能够维持甲状腺功能正常的最小剂量维持治疗1年半到2年。

2）抗甲状腺药物不良反应管理：

（1）粒细胞减少和粒细胞缺乏：常见于初用药后1～3个月或再次用药后1个月内。应定期检查白细胞（每1～2周1次，共3个月），如白细胞低至3×10^9/L或中性粒细胞低于1.5×10^9/L时应停止治疗。应注意有无发热、咽痛、肌痛、虚弱和感染症状，一旦发现上述表现查白细胞。

（2）药疹：多为轻型，一般药疹可用抗组胺药治疗，必要时停药或改用其他抗甲状腺药物。若发生剥脱性皮炎，应立即停药并作相应处理。

（3）肝功能损害：药物可引起胆汁淤积性黄疸或自身免疫性肝细胞损害，严重时须停药。肝、肾功能不良者，剂量应酌减。

（4）PTU：可诱发机体产生抗中性粒细胞胞质抗体（ANCA），多数患者无临床表现，部分可呈ANCA相关性小血管炎，有多系统受累表现，如发热、肌肉关节痛及肺和肾损害。

（5）一般不良反应：有头痛、关节痛、唾液腺肿大、淋巴结肿大及胃肠道症状。可对症处理或适当减少用量。

3）药物相互作用：

（1）磺胺类、对氨基水杨酸、保泰松、巴比妥类、酚妥拉明、妥拉唑林、维生素B_{12}、磺酰脲类等都有抑制甲状腺功能和引起甲状腺肿大的作用，与硫脲类、咪唑类药物合用时须注意。

（2）用硫脲类、咪唑类药物前不宜使用碘剂。因碘化物尚能抑制甲状腺激素的释放，使甲状腺内激素的储存量增多，如再使用硫脲类、咪唑类药物，就会明显延长疗程、增加药量，降低缓解率。

（二）甲状腺功能减退症

1. 疾病定义和流行病学 甲状腺功能减退症（hypothyroidism）简称甲减症，是指由于不同原因引起的甲状腺激素合成、分泌或生物效应不足所致的一种内分泌疾病。各种年龄均可发生，以女性居多。按起病年龄分为三型，起病于胎儿或新生儿者，称呆小病（cretinism）；起病于儿童者，称幼年型甲减；起病于成年者，称成年型甲减。病情严重时均可出现黏液性水肿（myxedema），引发昏迷者称黏液水肿昏迷（myxedema coma）。

2. 病因及发病机制 如下所述。

1）甲状腺不肿大

（1）甲状腺先天发育异常，多有家族倾向。

（2）放射性碘或甲状腺手术治疗后。

（3）颈部放射线外照射治疗后，如淋巴瘤治疗后。

2）甲状腺肿大

（1）甲状腺激素合成障碍。

（2）由于母亲体内的碘化物或抗甲状腺制剂传递给胎儿致病。

（3）碘缺乏：每日摄碘量<25μg或由天然致甲状腺肿物质如木薯等所致。

（4）药物：硫脲类抗甲状腺药、对氨基水杨酸、碘化物、保泰松及锂盐等引起。

（5）慢性淋巴细胞性甲状腺炎。

3. 临床表现 患者常出现体温偏低、畏寒、少汗、表情呆滞、记忆力减退、反应迟钝、动作缓慢、少言懒语；面色苍白带黄、面容虚肿以眼眶周围明显；头发干稀、眉毛外侧脱落；唇厚舌大、声音低哑、语言欠清晰；皮肤干、粗、厚，呈非凹陷性水肿；心率减慢、心音低钝、脉弱；常有腹膨隆、肠胀气、便秘等。

4. 治疗原则 应根据引起甲状腺功能减退的病因，进行相应的处理。长期应用甲状腺制剂是主要和有效的治疗方法。

除抗甲状腺药及甲状腺次全切除术后引起的暂时性的甲状腺功能减退，其他原因导致的甲状腺功能减退，应长期服用甲状腺制剂。当有妊娠或遇有应激情况时亦不可停药。气候寒冷时适当增加药量，因为寒冷刺激可以增加 TSH 的分泌，促使甲状腺分泌甲状腺激素增多以适应环境的改变。甲状腺功能减退患者对安眠镇静药较敏感，应慎用。

5. 药物治疗 如下所述。

（1）基本治疗：治疗的目标是将血清 TSH 和甲状腺激素水平恢复到正常范围内，临床症状和体征消失。左甲状腺素片（L-T$_4$）替代治疗，需终生服药，剂量按照体重计算为 $1.6 \sim 1.8 \mu g/$（$kg \cdot d$）；儿童需要剂量较高，大约 $2.0 \mu g/$（$kg \cdot d$）；老年患者则需要较低的剂量，大约 $1.0 \mu g/$（$kg \cdot d$）；妊娠时的替代剂量需要增加 $30\% \sim 50\%$；甲状腺癌术后的患者需要剂量大约 $2.2 \mu g/$（$kg \cdot d$）。

根据患者年龄、体重和心脏状态不同，所需的起始剂量及维持剂量不同：①小于 50 岁，既往无心脏病史患者则可尽快达到完全替代剂量。②50 岁以上患者为了避免因服用药物而致心脏负荷加重，服用 L-T$_4$ 前需行常规心脏检查，年老体弱及心功能较差的患者起始剂量应小（$25 \sim 50 \mu g/d$），并缓慢增加剂量（每 $1 \sim 2$ 周增加 $25 \mu g$），防止诱发和加重心脏病。③补充甲状腺素后 $4 \sim 6$ 周才起效，所以治疗初可每 $4 \sim 6$ 周测定激素指标，调整 L-T$_4$ 剂量。治疗达标后，则可半年至 1 年复查相关指标。

（2）黏液性水肿昏迷的治疗：黏液性水肿昏迷最重要的治疗措施是去除诱因、防止其复发。对老年患者应控制甲减，减少并发症等。处理措施：①T$_3$ 静脉注射，每 4h $10 \mu g$，直至清醒后可改为口服；或 L-T$_4$ 静脉注射 $300 \sim 400 \mu g$，以后每日 $50 \sim 100 \mu g$，至患者清醒后改为口服。②如无注射液可予片剂鼻饲或经胃管给药，清醒后改为口服。③给予氢化可的松 $200 \sim 400 mg/d$ 持续静脉滴注，待患者清醒且血压稳定后减量。④在治疗期间根据患者需要补液，注意保温、供氧、保持呼吸道通畅，必要时可行气管切开、机械通气等。

6. 亚临床甲减的处理 亚临床甲减的处理措施：①当血清 TSH 在 $4.0 \sim 10.0 mIV/L$ 时不主张给予替代治疗，可定期监测血清 TSH 浓度变化。②当血清 TSH $>10 mIV/L$ 及高胆固醇血症应行激素替代治疗，治疗的方法及目标同临床甲减。③由于 L-T$_4$ 过量可导致房颤和骨质疏松等不良反应，故在治疗过程中应注意定期监测血清 TSH 浓度。

三、骨质疏松症

（一）疾病定义和流行病学

骨质疏松症（osteoporosis，OP）是一种以骨量低下，骨微结构损坏，导致骨脆性增加，易发生骨折为特征的全身性骨病。骨质疏松症属骨骼退化性疾病，可发生于不同的年龄和性别，多见于绝经后妇女和老年男性，且伴随年龄增长，患病风险增加。

目前全世界患骨质疏松的人数超过 2 亿人，其患病率已跃居常见病、多发病的第七位。我国是世界上老年人口绝对数量最多的国家，骨质疏松导致的骨折，特别是髋部骨折严重威胁着老年人的生命安全，而且骨质疏松症及骨质疏松性骨折的治疗和护理，需要投入巨大的人力和物力，费用高昂，造成沉重的家庭、社会和经济负担。

（二）病因及发病机制

骨质疏松症的发病机制尚不明确，目前认为与激素调控、营养状态、物理因素、免疫状况及遗传因素有关。骨质疏松症根据病因不同，可分为原发性、继发性及特发性 3 大类。

（三）临床表现

许多患者早期常无明显的症状，往往在骨折发生后经 X 线或骨密度检查时才发现已有骨质疏松，其经典的临床表现包括：

1. **疼痛** 患者可有腰背疼痛或周身骨骼疼痛，负荷增加时疼痛加重或活动受限，严重时翻身、起坐及行走有困难。

2. **脊柱变形** 骨质疏松严重者可出现身高缩短、驼背、脊柱畸形和伸展受限。胸椎压缩性骨折会导致胸廓畸形，影响心肺功能；腰椎骨折可能会改变腹部解剖结构，导致便秘、腹痛、腹胀、食欲减低和过早饱胀感等。

3. **骨折** 骨质疏松症患者易发生脆性骨折，常见部位为胸、腰椎、髋部、桡、尺骨远端和肱骨近端。发生过一次脆性骨折后，再次发生骨折的风险明显增加。骨折后需长期卧床，不仅会引起废用性骨质疏松和肌肉萎缩，而且容易发生肺炎、压疮及泌尿系统感染。

（四）治疗原则

采取预防措施，阻止骨吸收加速，防止骨组织的穿孔性变化，比发病后再进行治疗的意义更大。提高骨峰值及降低骨丢失率，是预防骨质疏松症的根本途径。除遗传因素外，青春期坚持户外运动、摄入足量的钙，避免大量吸烟、饮酒及浓咖啡等，均有利于提高骨峰值。而补充雌激素，提高钙摄入量，应用骨吸收抑制剂，则可降低骨丢失率。

（五）药物治疗

1. **治疗药物分类** 根据 2011 年版中国指南，具备以下情况之一者，需考虑药物治疗：

（1）确诊骨质疏松症患者（骨密度：T 值 ≤ -2.5），无论是否有过骨折。

（2）骨量低下患者（骨密度：-2.5 < T 值 ≤ -1.0）并存在一项以上骨质疏松危险因素，无论是否有过骨折。

（3）无骨密度测定条件时，具备以下情况之一者，也需考虑药物治疗：①已发生过脆性骨折。②OSTA筛查为"高风险"。③FRAX 工具计算出髋部骨折概率 ≥ 3% 或任何重要的骨质疏松性骨折发生概率 ≥ 20%（暂借用国外的治疗阈值，目前还没有中国人的治疗阈值）。

常见骨质疏松症的治疗药物一般分为骨吸收抑制剂、骨形成促进剂和促进骨矿化的营养素，常见抗骨质疏松药物见表 5 - 12。

表 5 - 12　常见骨质疏松症的治疗药物

分类	作用机制	代表药物
双膦酸盐类	与骨骼羟磷灰石有高亲和力的结合，特异性结合到骨转换活跃的骨表面上抑制破骨细胞的功能，从而抑制骨吸收	阿仑膦酸钠、依替膦酸钠、伊班膦酸钠、利塞膦酸钠、唑来膦酸
降钙素类	抑制破骨细胞的生物活性和减少破骨细胞的数量，从而阻止骨量丢失并增加骨量，同时能明显缓解骨痛	鲑鱼降钙素、鳗鱼降钙素
雌激素类	抑制骨转换，阻止骨丢失，是防治绝经后骨质疏松症的首选药物	雌二醇、尼尔雌醇、7 - 甲异炔诺酮（替勃龙）
甲状旁腺激素	通过刺激成骨细胞增生分化、直接抑制成骨细胞凋亡、延长成骨作用时间，促进衬骨细胞向成骨细胞转化及刺激成骨细胞产生 IGF-1 和转化生长因子发挥骨合成作用	rhPTH（1 - 34）
选择性雌激素受体调节药类（SEKMs）	选择性地作用于雌激素的靶器官，表现出类雌激素的活性，抑制骨吸收，但不刺激乳腺和子宫	雷洛昔芬
活性维生素 D 及其类似物	促进骨形成和矿化，并抑制骨吸收	1，25 - 双羟维生素 D（骨化三醇）、1 - 羟基维生素 D（骨化醇）
维生素 K$_2$（四烯甲萘醌）	可抑制骨吸收，改善钙平衡，促进骨钙分泌，加速骨形成	维生素 K
锶盐	作用于成骨细胞和破骨细胞。具有抑制骨吸收和促进骨形成的双重作用	雷奈酸锶

2. 药物治疗方案 如下所述。

（1）原发性 I 型骨质疏松症：即绝经后骨质疏松症，是由于绝经后雌激素减少，使骨吸收亢进引起骨量丢失，因此，应选用骨吸收抑制药如雌激素、双膦酸盐类、降钙素和钙制剂等。

雌激素制剂：激素补充治疗应遵循的原则包括：①明确的适应证和禁忌证（保证利大于弊的基础）。②绝经早期开始用（小于 60 岁），收益更大风险更小。③应用最低有效剂量。④治疗方案个体化。⑤局部问题局部治疗。⑥坚持定期随访和安全性监测（尤其是乳腺和子宫）。⑦是否继续用药应根据每位妇女的特点每年进行利弊评估。

双膦酸盐类：多数国家的防治指南推荐阿仑膦酸盐和利塞膦酸盐作为绝经后骨质疏松症治疗的一线药物。该类药物不能与食物、牛奶或饮料同服。如果早餐前未服药，则当日停服，不能在餐后补用。低钙血症和维生素 D 缺乏者不能使用或纠正后再用。阿仑膦酸钠 10mg/d，早餐前至少 30min 温开水送服，必须连续用药，停止治疗后 3～6 个月内抑制骨转换的作用消失。依替膦酸二钠 400mg/d，每 3 个月中连服 14d，间歇期服钙剂，以避免对骨矿化的不良影响。治疗期间应补充足量的钙剂和适量的维生素 D。

降钙素类：适合有疼痛症状的骨质疏松症患者。①鲑鱼降钙素 50～100IV 肌肉注射，1 次/d，连续 7 次后改为每周 1 次；鼻喷剂每喷 1 次为 50IV，每日 1 或 2 次，疗程视病情而定。②鳗鱼降钙素则每次 10IV，肌肉注射，每周 2 次，连续 4 周后疼痛明显减轻，停药后仍维持一段无痛期，疗程不定。

（2）原发性 II 型骨质疏松症：病因为增龄老化所致调节激素失衡使骨形成低下，应用骨形成促进药，如活性维生素 D、蛋白同化激素、钙制剂、氟化剂等。

目前应用最广泛的制剂有骨化三醇，无须经肝、肾羟化，每日口服 0.25～0.50μg；阿法骨化醇在肝迅速代谢为有活性的骨化三醇，0.5～1.0μg/d，长期服用（3～6 个月以上）。长期应用应定期监测血钙和尿钙水平。在治疗骨质疏松症时，可与其他抗骨质疏松药物联合应用。

其他治疗方案还包括：①苯丙酸诺龙 25mg 肌肉注射，每周或每 3 周 1 次。②口服维生素 K_2 15mg，3 次/d。

（3）继发性骨质疏松症：去除病因是治疗继发性骨质疏松症的关键。

皮质激素性骨质疏松应积极采取手术切除或减少糖皮质激素用量等方式纠正高皮质醇血症。去除病因后，仍需补充钙剂和维生素 D，以增加肠钙吸收。

糖尿病性骨质疏松则应及时使用胰岛素或口服降糖药控制糖尿病的发展。在糖尿病长骨治疗的基础上，补充钙剂、维生素 D 和适当的微量元素可纠正患者的负氮平衡。雌激素可用于绝经期糖尿病患者。双膦酸盐类和氟化物均可改善糖尿病性骨矿代谢紊乱，对于并发尿钙过多者，可加用噻嗪类利尿药。

甲状腺功能亢进性骨质疏松应以治疗甲亢为主，每日补充钙剂 4～8g，维生素 D 2 000IV。此外，如骨痛明显伴高血钙可加用降钙素，鲑鱼降钙素 100IV，每晚 1 次，肌肉注射，根据病情逐渐减量至 50IV 隔日 1 次。鳗鱼降钙素 10IV/d，肌肉注射，1 个疗程 3～6 个月。

（六）治疗管理

1. 疗效监测 临床上抗骨质疏松药物的疗效判断应包括是否能提高骨量和骨质量，最终降低骨折风险。一般每 6～12 个月系统地观察中轴骨骨密度的变化。骨转换生化标志物可以在药物治疗后 1～6 个月发生明显变化，用于评估骨吸收抑制剂或骨形成促进剂的作用效果。但由于骨转换生化标志物可能存在变异、不同测量方法测得的结果也有差别。因此对于评价患者个体的疗效，需要充分考虑到骨密度最小有意义的变化值（LSC），同时也要尽可能采用相同的采血时间和测量方法。如何评价和计算 ISC，可以参考国际临床骨密度测量协会的网站。

2. 联合用药指导 联合使用骨质疏松症治疗药物，应评价潜在的不良反应和治疗获益，此外，还应充分考虑药物经济学的影响。根据药物作用机制和各种药物特点，对联合用药可提出以下建议：①同时联合方案，钙剂及维生素 D 作为骨质疏松症的基础治疗药物，可以与骨吸收抑制剂或骨形成促进剂联合使用。通常情况下，对于骨吸收抑制剂及骨形成促进剂，不建议同时应用相同作用机制的药物来治疗骨质疏松症。有研究显示，同时应用双膦酸盐及甲状旁腺激素制剂，不能取得加倍的疗效。②序贯联合方案，尚无明确的证据指出各种抗骨质疏松药物序贯应用的禁忌。可根据个体情况酌情选择。有研究表明序贯应用骨形成促进药和骨吸收抑制药，能较好维持疗效，临床可行。

3. 辅助用药指导　建议摄入适当的骨健康基本补充剂（钙剂和维生素 D）。新《指南》推荐绝经后妇女和老年人平均每日应补充的元素钙剂量为 500 ~ 600mg。维生素 D 成年人推荐剂量为 200IV（5μg）/d，老年人因缺乏日照以及摄入和吸收障碍常有维生素 D 缺乏，故推荐剂量为 400 ~ 800IV（10 ~ 20μg）/d。

四、痛风

（一）疾病定义和流行病学

痛风（gout）是由于嘌呤代谢紊乱导致血尿酸增加而引起组织损伤的一种疾病，主要包括急性发作性关节炎、痛风石形成、痛风石性慢性关节炎、尿酸盐肾病和尿酸性尿路结石，重者可出现关节残疾和肾功能不全。

痛风的发病受种族、饮食、饮酒、职业、环境和受教育程度等多因素影响，随着人类生活水平逐渐提高，其患病率不断攀升。目前，痛风已经影响到全球1%以上成人的健康。在我国，近年来痛风的患病率呈上升趋势，我国普通人群患病率约1.14%，其中台湾和青岛地区是痛风高发区。痛风的发生与性别和年龄相关，多见于中老年人，约占90%，发病高峰年龄为 40 ~ 50 岁，患病率随年龄而增加，且男性高于女性。

（二）病因及发病机制

高尿酸血症是痛风最重要的生化基础。按高尿酸血症形成原因可分为原发性和继发性痛风，其中原发性痛风约占90%，且有一定的家族遗传倾向。

痛风的致病机制见图 5 - 3。

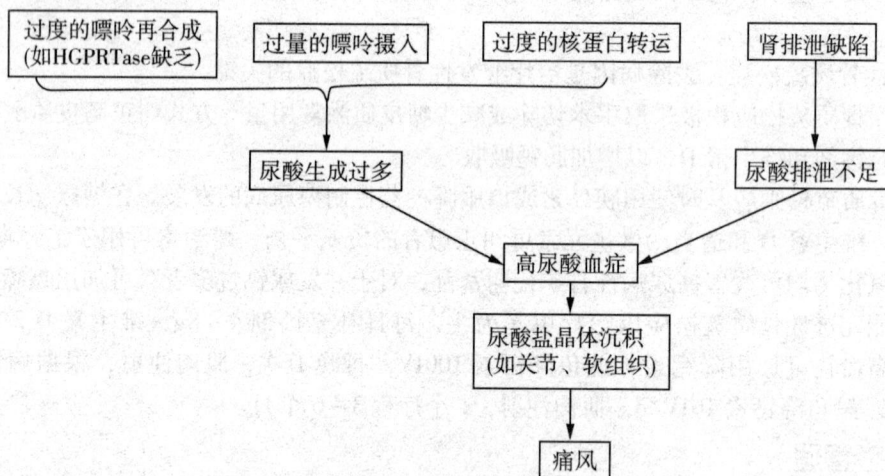

图 5 - 3　痛风的致病机制

（三）临床表现

1. 痛风性关节炎　痛风性关节炎是痛风最常见的、最初的临床表现。患者一般起病急、发病关节有明显的红、肿、热、痛，夜间尤为显著，最常见于手足小关节，以第一跖趾关节为最常见好发部位，以后涉及踝、膝、腕等关节。易反复发作，如大关节受累则可存在关节积液，最终造成关节畸形。关节周围与身体其他部位皮下均可见到结节状突出之痛风石，并可溃破。

2. 痛风性肾病　痛风性肾病包括急性高尿酸肾病、慢性高尿酸血症肾病和尿酸性肾结石。急性高尿酸肾病表现为短期内出现血尿酸浓度迅速增高，尿中有结晶、血尿、白细胞尿，最终出现少尿、无尿，诱发急性肾功衰竭，甚至危及生命；慢性高尿酸血症肾病早期表现为蛋白尿和镜下血尿，后逐渐发展为夜尿增多，尿比重下降，最终可由氮质血症发展为尿毒症；尿酸性肾结石有20% ~ 25%并发尿酸性尿路结石，患者可有肾绞痛、血尿及尿路感染症状。

（四）治疗原则

痛风并非不治之症，关键是早预防、早发现、早治疗。早期治疗一般预后良好，到晚期尿酸广泛弥漫性地在组织中沉积，或发生肾功能不全，则预后不佳。

因此，痛风的药物治疗原则一般是尽快终止急性关节炎发作，防止关节炎复发，纠正高尿酸血症，防止因尿酸盐沉积于肾脏、关节等所引起的并发症，防止尿酸结石形成和肾功能损害。坚持长期用药，将血液中尿酸浓度控制在正常水平是治疗成功的关键。此外，还需同时治疗伴发的高脂血症、糖尿病、高血压、冠心病、脑血管病等。

此外痛风的治疗还需要合理的饮食控制，充足的水分摄入，规律的生活节奏，适当的体育活动以及定期的健康检查。

（五）药物治疗

1. 治疗药物分类 常用抑制尿酸生成、促尿酸排泄和镇痛消炎的药物。

2. 药物治疗方案 应按临床分期进行，并遵循个体化原则。

（1）急性期的治疗：治疗药物应及早、足量使用，见效后逐渐减停。暂缓使用降尿酸药物，以免引起血尿酸波动，延长发作时间或引起转移性痛风。同时卧床休息、抬高患肢，避免负重。①非甾类消炎药：通常开始使用足量，症状缓解后减量。最常见的不良反应是胃肠道症状，也可能加重肾功能不全，影响血小板功能等。活动性消化道溃疡者禁用。②秋水仙碱：及早使用，口服给药 0.5mg/h 或 1mg/2h。若消化道对秋水仙碱不能耐受，也可静脉给药，单一剂量不超过 2mg，24h 总量 4mg。秋水仙碱治疗剂量与中毒剂量十分接近，除胃肠道反应外，可有白细胞减少、再生障碍性贫血、肝细胞损害、脱发等，肝肾功能不全者慎用。③糖皮质激素：通常用于秋水仙碱和非甾类抗炎药无效或不能耐受者。ACTH 25 单位静脉滴注或 40~80 单位肌肉注射，必要时可重复；或口服泼尼松每日 20~30mg，3~4d 后逐渐减量停服。

（2）间歇期和慢性期的治疗：旨在控制血尿酸在正常水平。使用降尿酸药物，包括促尿酸排泄药和抑制尿酸生成药。为防止用药后血尿酸迅速降低诱发急性关节炎，应从小剂量开始，逐渐加至治疗量，生效后改为维持量，长期服用，使血尿酸维持在 327μmol/L（5.5mg/dl）以下。此外为防止急性发作，也可在开始使用降尿酸药物的同时，预防性服用秋水仙碱 0.5mg，每日 1~2 次，或使用非甾体消炎药。单用一类药物效果不好、血尿酸大于 535μmol/L（9.0mg/dl）、痛风石大量形成者可两类降尿酸药物合用。

（3）肾脏病变的治疗：除积极控制血尿酸水平外，碱化尿液，多饮多尿，十分重要。在使用利尿药时应避免使用影响尿酸排泄的噻嗪类利尿药、呋塞米、依他尼酸（利尿酸）等，可选择螺内酯（安体舒通）等。碳酸酐酶抑制药乙酰唑胺兼有利尿和碱化尿液作用，亦可选用。降压可用 ACEI，避免使用减少肾血流量的 β 受体阻滞药和钙拮抗药；其他治疗同各种原因引起的慢性肾损害。对于尿酸性尿路结石，大部分可溶解、自行排出，体积大且固定者可体外碎石或手术治疗。对于急性尿酸性肾病，除使用别嘌醇积极降低血尿酸外，应按急性肾衰竭进行处理。对于慢性肾功能不全可行透析治疗，必要时可做肾移植。

（4）无症状高尿酸血症的治疗：对于血尿酸水平在 535μmol/L（9.0mg/dl）以下，无痛风家族史者一般无需用药治疗，但应控制饮食，避免诱因，并密切随访。反之应使用降尿酸药物。如果伴发高血压病、糖尿病、高血脂症、心脑血管病等，应在治疗伴发病的同时，适当降低血尿酸。

（六）治疗管理

1. 降尿酸用药指导 凡确诊有痛风石的痛风患者、频繁发作的痛风（每年发作 ≥2 次）患者以及痛风并发慢性肾病（2 期或以上）或曾经有尿路结石的患者均建议采用降尿酸治疗。其最低治疗目标是将血清尿酸水平降低到 6mg/dl 以下，降到 5mg/dl 以下则更理想。目前推荐别嘌醇或非布索坦为一线降尿酸用药。别嘌醇的起始计量不要超过 100mg/d，如果合并慢性肾病（4 期或以上）则不超过 50mg/d。

可每2~5周增加一次剂量，直到血清尿酸达到目标治疗水平，最大剂量不超过900mg/d。如果痛风已经发作则需要考虑联合使用降尿酸药物和抗炎药物。如果尿酸水平顽固性增高，则可以考虑联用黄嘌呤氧化酶抑制药（别嘌醇或非布索坦）和促进尿酸排泄的药物（如丙磺舒），其中丙磺舒是促进尿酸排泄的最佳选择。

2. 痛风患者饮食管理　目前建议将食物分为三类。

（1）避免食用：富含高嘌呤的动物内脏、果糖含量高的甜食饮料和汽水。痛风发作期间避免饮酒，非发作期间也需严格限酒。

（2）限制食用：牛肉、羊肉、猪肉、嘌呤含量高的海鲜（沙丁鱼和贝壳类）、自然很甜的果汁、食盐和酒（尤其是啤酒）。

（3）鼓励食用：低脂乳制品和蔬菜。

（门　闯）

参考文献

［1］程德云，陈文彬．临床药物治疗学．第4版．北京：人民卫生出版社，2012.

［2］李兆申．现代消化病药物治疗学．北京：人民军医出版社，2005.

［3］侯世科，刘振华，刘晓庆．抗菌药物临床应用指南．北京：科学技术文献出版社，2012.

［4］陈吉生．新编临床药物学．北京：中国中医药出版社，2013.

［5］陈琼．中药制剂技术．北京：中国农业大学出版社，2009.

［6］梅全喜，曹俊岭．中药临床药学．北京：人民卫生出版社，2013.

［7］王河，汪安江，朱萱．胃食管反流病药物治疗进展．世界华人消化杂志，2011.

［8］杨世杰．药理学．第2版．北京：人民卫生出版社，2012.

［9］杨宝峰．药理学．第8版．北京：人民卫生出版社，2013.

［10］杨明，倪健．中药药剂学．上海：上海科学技术出版社，2008.

［11］陈新谦，金有豫，汤光．新编药物学．第17版．北京：人民卫生出版社，2011.

［12］阚全程．医院药物高级教程．北京：人民军医出版社，2015.

［13］李大魁，张石革．药学综合知识与技能．北京：中国医药科技出版社，2013.

［14］雍德卿．新编医院制剂技术．第2版．北京：人民卫生出版社，2004.

［15］张玉．临床药物手册．第2版．北京：人民卫生出版社，2012.

［16］孙淑娟，康东红．内分泌疾病药物治疗学．北京：化学工业出版社，2010.

［17］姜远英．临床药物治疗学．第3版．北京：人民卫生出版社，2011.

［18］袁洪．心血管疾病治疗药物学．长沙：湖南科学技术出版社，2009.

［19］蔡宝昌，罗兴洪．中药制剂新技术与应用．北京：人民卫生出版社，2006.

［20］李泛珠．药剂学．北京：中国中医药出版社，2011.

［21］袁伟杰．现代肾病药物治疗学．北京：人民军医出版社，2001.

［22］崔福德．药剂学．第7版．北京：人民卫生出版社，2011.

［23］王吉耀．内科学．北京：人民卫生出版社，2005.